Yoga im modernen Sportunterricht

AF625585

Allgemeiner Hinweis:

Aus Gründen der besseren Lesbarkeit wird bei Personenbezeichnungen die männliche Sprachform verwendet. Gemeint ist sowohl die männliche als auch die weibliche und die diverse Form.

Das vorliegende Buch wurde sorgfältig erarbeitet. Dennoch erfolgen alle Angaben ohne Gewähr. Weder die Autorin noch der Verlag können für eventuelle Nachteile oder Schäden, die aus den im Buch vorgestellten Informationen resultieren, Haftung übernehmen.

Sollte diese Publikation Links auf Websiten Dritter enthalten, so übernehmen wir für deren Inhalte keine Haftung, da wir uns diese nicht zu eigen machen, sondern lediglich auf deren Stand zum Zeitpunkt der Erstveröffentlichung verweisen.

Mit **Videos** und **Kopiervorlagen** zum Download

MONA BEKTEŠI

Yoga im modernen Sportunterricht

FERTIGE STUNDENBILDER ZUR EINFACHEN UMSETZUNG

DIDAKTIK METHODIK PRAXIS

Meyer & Meyer Verlag

Yoga im modernen Sportunterricht

Bibliografische Information der Deutschen Bibliothek
Die Deutsche Bibliothek verzeichnet diese Publikation in der Deutschen Nationalbibliografie; detaillierte bibliografische Details sind im Internet über <http://dnb.ddb.de> abrufbar.

Alle Rechte, insbesondere das Recht der Vervielfältigung und Verbreitung sowie das Recht der Übersetzung, vorbehalten. Kein Teil des Werkes darf in irgendeiner Form – durch Fotokopie, Mikrofilm oder ein anderes Verfahren – ohne schriftliche Genehmigung des Verlages reproduziert oder unter Verwendung elektronischer Systeme verarbeitet, gespeichert, vervielfältigt oder verbreitet werden.

© 2022 by Meyer & Meyer Verlag, Aachen

Auckland, Beirut, Dubai, Hägendorf, Hongkong, Indianapolis, Kairo, Kapstadt,
Manila, Maidenhead, Neu-Delhi, Singapur, Sydney, Teheran, Wien
Member of the World Sport Publishers' Association (WSPA)

Gesamtherstellung: Print Consult GmbH, München

MIX
Papier | Fördert gute Waldnutzung
FSC® C084279

ISBN 978-3-8403-7821-8
E-Mail: verlag@m-m-sports.com
www.dersportverlag.de

Inhalt

Vorwort

Yoga ist eine großartige Methode, sich selbst besser kennenzulernen. Besonders im Kontext Schule, der für viele Jugendliche durch Druck, Konkurrenz, Überforderung und Stress gekennzeichnet ist, gibt Yoga Schülern, aber auch (Sport-)Lehrern, wunderbare Werkzeuge mit an die Hand, die die eigene Komplexität erfahrbarer machen und die Selbstwirksamkeit stärken können.

Statt ausschließlich Leistungssteigerung als Ziel anzuvisieren, steht die Selbstwahrnehmung im Fokus der Yogapraxis. Eine Praxis, die über die Verbindung von Atmung und Bewegung, Kopf und Körper gleichermaßen kräftigt, entspannt und flexibler macht.

Mona Bekteši schlägt gekonnt einen Bogen vom modernen Yoga hin zur Methodik und Didaktik im heutigen Sportunterricht. Äußerst präzise und detailliert widmet sie sich dem Aufbau und der genauen Ausrichtung der einzelnen Yogapositionen sowie deren Wirkungsweise. Im umfangreichen Praxisteil werden die einzelnen Haltungen zu kreativen Sequenzen verbunden, die immer wieder in Bezug zum Sportunterricht gesetzt werden.

Ein großartiges Yogabuch, dem es gelingt, die Vielfalt des Yoga im Sportunterricht zugänglich zu machen und gleichzeitig allen, die Yoga unterrichten möchten, eine wunderbar praxisorientierte Anleitung bietet. Ein Buch, das definitiv Lust macht, tiefer in die Yogalehre einzusteigen.

Nicole Reese

Yogalehrerin, Autorin, Studioinhaberin Yoga Elements Hamburg

1 Einleitung

Yoga im Sportunterricht? Ja. Yoga bringt eine neue, andere Facette in das Fach Sport. Konkurrenz tritt in den Hintergrund und so öffnet sich Jugendlichen ein Raum zur Selbstentdeckung.

Als Sportlehrer vermitteln Sie die wunderbare Erfahrung von Bewegungskompetenzen und dynamischen Körperaktionen. Yoga steuert dazu einen über 3.000 Jahre bewährten Bewegungs-, Gedanken- und Selbsterkennungsschatz bei.

Die Sehnsucht, auch schon junger Menschen, nach körperlicher und mentaler Gesundheit, nach Ausgleich, nach Kontemplation und Selbsterfahrung in Körper und Geist hat das genau darauf ausgerichtete Yoga zu einer weltweiten und sehr aktuellen Erfolgsgeschichte gemacht. Denn es bietet ein unerhört reiches, mehrperspektivisches Bewegungsrepertoire und eine dahinterstehende, heilende Philosophie, die die Yogapraxis, so fordernd sie auch sein kann, erholsam und läuternd macht.

Es wurde deshalb inzwischen Spitzensportlern – etwa in der deutschen Fußballnationalmannschaft – , Soldaten und jeder Art hochbeanspruchter Menschen angeboten. Es ist aber aufgrund der genannten Eigenschaften gerade auch für Schule und Sportunterricht prädestiniert, weil es für Reflexionen öffnet, zu denen junge Menschen fraglos fähig sind, von denen aber ihr Alltag sie stark ablenkt.

Durch Yoga werden Reflexion, Bewegung, Selbsterkenntnis und die Erfahrung der eigenen Vielschichtigkeit erlebbar, allein etwa das Beobachten des eigenen Atems, das Spüren seiner Verbindungsleistung zwischen Psyche und Körper, bedeutet für viele eine Bereicherung ihres Selbstbildes.

Yoga im Sportunterricht einzusetzen, trägt auch immer dichteren Beobachtungen Rechnung, nach denen Jugendliche unbeweglicher werden, in Teamsportarten manchmal demotivierende Erfahrungen machen müssen und in Einzeldisziplinen vom Mut verlassen werden. Yoga bietet hier umfassenden Aufbau und bewegt zugleich die ganze Klasse.

Es erleichtert die heute so wichtige Differenzierung, weil es Schüler ermutigt, ihren Körper und ihre individuellen Möglichkeiten zu spüren, zu schätzen und zu eigener Freude einzusetzen. Sie entwickeln ein Bewusstsein für das Ineinandergreifen körperlicher und geistiger Bewegung, sie entwickeln die soziale und nicht zuletzt die erzählerische (autopoetische) Dimension ihrer sportlichen Aktivität, die sich zu einem positiven Selbst- und Gesellschaftsbild fügt.

Sie geben Ihren Schülern also ein durchaus wirkungsvolles, positiv besetztes Instrument zur Lebensgestaltung an die Hand, das sogar ein kleines, überall und jederzeit unauffällig einsetzbares Übungsarsenal bereithält, das zu Sammlung, Beruhigung und Stärkung verhilft. [1]

Das vorliegende Buch möchte Sie einladen, Yoga in Ihren Sportunterricht in den Sekundarstufen 1 und 2 aufzunehmen und adressatengerecht zu vermitteln. Es unterstützt Sie dabei, anspruchsvolle, abwechslungsreiche Yogastunden zu unterrichten, in denen die Schüler Raum zur eigenen Entfaltung haben, sich mit ihrem Atem verbinden, ihren eigenen Körper auf ungewohnte Weise wahrnehmen und die wohltuende Ruhe am Ende der Praxis erleben, damit sie gestärkt in den Alltag zurückkehren.

In einem Theorieteil stelle ich Ihnen zunächst kurz das Konzept des Yoga vor.

Sie erfahren die Gründe für seinen Einsatz im Sportunterricht, und wie es sich mit Gewinn einbringen lässt. Das didaktisch-methodische Konzept im Theorieteil zeigt Ihnen auf, wie Yogastunden durchgeführt werden und was bei der Planung eigener Stunden beachtet werden sollte.

Der Praxisteil enthält fertige Stundenskizzen zu essenziellen Schwerpunkten der Yogapraxis. Fotos illustrieren die Übungen; kurze Filme (QR-Code) verdeutlichen den Ablauf der Sequenzen. Diese befinden sich auf den Seiten 236-241. Darüber hinaus werden Erarbeitungsphasen, Partner-, Gruppen- und Thai-Yoga-Übungen angeboten.

Wie Jugendliche mit Beeinträchtigung am Unterricht teilnehmen können, ist Gegenstand eines eigenen Unterkapitels. Auch zu Bewertungsmöglichkeiten finden Sie detaillierte Vorschläge.

Ich wünsche Ihnen und Ihren Lerngruppen gute Erfahrungen und freudvolle Bewegung.

Mona Bekteši

1 Vgl. Bekteši (2020).

1.1 Hinweise zur Benutzung

Dieses Buch möchte Sportlehrer einladen, Yoga in ihren Sportunterricht aufzunehmen. Es ist als Anleitung zur praktikablen Umsetzung von Yogastunden gedacht. Auch wenn Sie kein Yogalehrer sind, können Sie mithilfe des Buchs Yoga unterrichten. Es unternimmt den Versuch, das Wichtigste für das Unterrichten von Yogastunden in kurzer, prägnanter Form darzulegen.

In Kap. 2 und 3 finden sich theoretische Hinweise und Übungs- und Reflexionsanregungen.

Um die wichtigen Grundlagen des Yogaunterrichts eingängig darzulegen und leicht nutzbar zu machen, steht das sogenannte *AMSEL-Prinzip* im Zentrum. Mit diesem fünfschrittigen Muster, das Sie in einem ersten Überblick in Kap. 3 kennenlernen, können Sie sich sicher bewegen. In Kap. 4 wird es en détail vorgestellt. Jede Stunde, gleich welchen Schwerpunkts, enthält diese fünf Schritte.

Das Buch schlägt 11 Doppelstunden vor, die aufeinander aufbauen und die Sie in Kap. 5 finden. Innerhalb dieses Buchs bleibt viel Raum für die variationsreiche Gestaltung der Doppelstunden, seien es Variationen in Form von Erarbeitungsphasen und oder Gruppen- und Partner-Yogahaltungen sowie Thai-Yoga-Übungen.

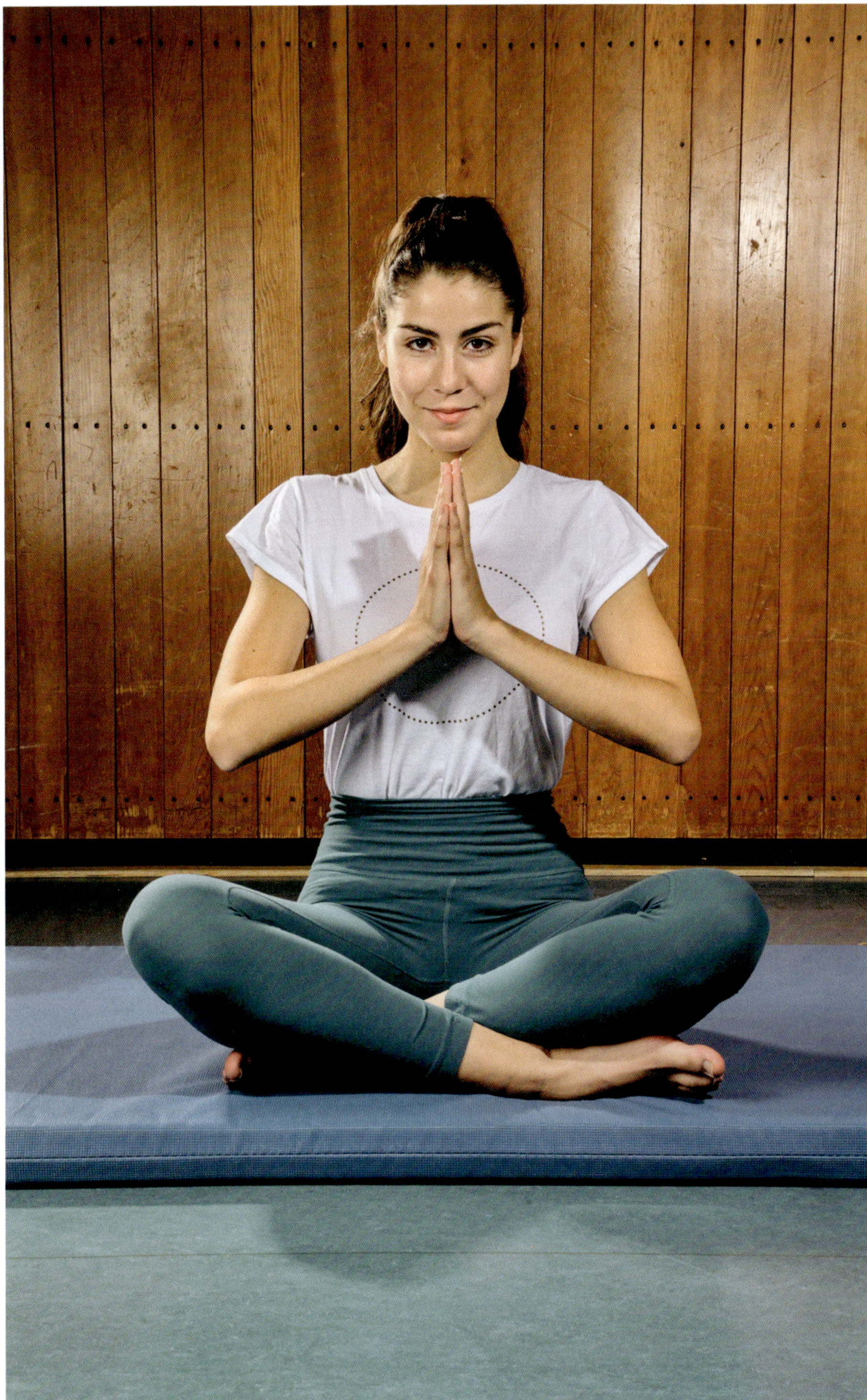

2 Yoga als Trendsport, Training und Gesundheitsförderung

Yoga ist Trendsportart, Training und Gesundheitsförderung in einem. Yoga baut Kraft und Beweglichkeit auf, löst Verspannungen und bringt Körper und Seele ins Gleichgewicht. Es setzt auf der körperlichen, mentalen und emotionalen Ebene an und strebt einen Zustand der physischen wie psychischen Ruhe an.

Streng genommen ist Yoga kein Sport, sondern eine traditionelle Bewegungslehre aus Indien, die sich mittlerweile in der gesamten westlichen Welt großer Beliebtheit erfreut.

Aufgrund unserer zum Teil ungesunden Lebensweise spielen körperorientierte Formen des Yoga eine große Rolle und tragen zur Prävention, Gesunderhaltung und Rehabilitation bei. Yoga hat einen medizinischen, vor allem aber orthopädischen Nutzen: Es stärkt nahezu die gesamte Muskulatur, – vor allem die Rumpfmuskulatur –, trägt zu einer gesunden Haltung bei und gleicht muskuläre Dysbalancen aus. Wirbelsäule und alle Gelenke werden funktionsgerecht mobilisiert. Dies fördert die Beweglichkeit unseres Körpers und wirkt Verspannungen entgegen. Das Herz-Kreislauf-System wird in dynamischen Abfolgen trainiert.

Charakteristisch für Yoga ist die Verbindung von Atmung und Bewegung. Yoga bedeutet aus dem Sanskrit entlehnt „Verbindung". Die Körperübungen, im Yoga *Asanas* genannt, finden im Einklang mit der Atmung statt. So entsteht ein meditativer Rhythmus, ganz gleich, ob die Yogapraxis fordernd oder eher ruhig ist. Yoga wird so zu einer Strategie im Umgang mit Stress und Überlastung in unserer hektischen Welt und unterscheidet sich so maßgeblich von rein gymnastischer Bewegung.

Über den Atem haben wir die Möglichkeit, direkt auf das vegetative Nervensystem einzuwirken. Mithilfe von Atemübungen, *Pranayama* genannt, können wir das parasympathische Nervensystem aktivieren und gleichzeitig das sympathische System beruhigen. Der Blutdruck wird gesenkt. Der Spiegel beruhigender Botenstoffe im Gehirn erhöht sich, während gleichzeitig Stresshormone abgebaut werden.

Damit trägt Yoga zu einer größeren Stressresilienz und einer positiveren Emotionsregulation bei. Wer Yoga übt, lernt Atemtechniken kennen, die als Strategie mit positiven Auswirkungen auf unser Stresserleben überaus erfolgreich sind.

Yoga strebt also aus seiner einzigartigen Verbindung von Atmung und Bewegung einen Ausgleich auf verschiedenen Ebenen an. Ziel der Yogapraxis ist es, nach dem altindischen Gelehrten Patanjali, der einen der wichtigsten Yogatexte verfasste, einen Zustand zu etablieren, in dem die Gedanken zur Ruhe kommen: *Yoga Citta Vritti Nirodhaha.*

Dieser Zustand kann besser in einem Körper erreicht werden, der sich in einem Gleichgewicht befindet und der frei von Verspannungen und Anspannungen ist.

Dazu tragen Körperhaltungen bei, die stabil und angenehm sind. Oder, um es mit einem weiteren Sutra von Patanjali zu sagen, *Sthira Sukham Asanam*:[2] Jede Yogahaltung ist stabil und leicht zugleich. In der Asana des *Baumes* steht man fest geerdet und stabil mit einem Bein auf dem Boden, während Schultern, Arme und Nacken leicht im Sinne von gelockert sind. Die Arme sind aktiv, aber nicht verkrampft.

Um diesen Zustand zu erreichen, benötigt es neben Übung, jene Muskelkraft und Beweglichkeit, die sukzessive in der Yogapraxis aufgebaut wird.

Im Yoga gibt es viele verschiedene Stile. Dabei spielt in der westlichen Welt *Hatha Yoga* als System eines körperorientierten Übungswegs eine große Rolle. *Ha* bedeutet *Sonne* und *Tha Mond*, die als Symbole von Polarität verbunden werden. Hatha Yoga beinhaltet Bewegungsabläufe, Pranayama und Entspannungstechniken. Dieses Buch orientiert sich am sogenannten *Vinyasa Yoga*, einer Unterform des Hatha Yoga.

Im Vinyasa Yoga stehen kreative und abwechslungsreiche Abfolgen im Mittelpunkt, die variabel an die Bedürfnisse der Schüler angepasst werden. Die Abfolge von Bewegungen ist mit der Atmung kombiniert. Dadurch entstehen atemsynchrone Bewegungen.

Vielleicht ist Ihnen die Abfolge des *Sonnengrußes* bekannt, der dieses Prinzip von Atmung und Bewegung in bester Weise repräsentiert. Einatmend fließen wir in die eine Asana, ausatmend in die nächste. Wie in unseren natürlichen Bewegungen beim Gehen sind die Bewegungen miteinander fließend verbunden.

Der Grundgedanke hierbei ist, dass die Bewegung dem Atem folgt und dass wir die Atmung bewusst führen. Im Vinyasa Yoga ist die Atemtechnik der *Ujjayi-Atmung* das Brückenglied zwischen Körper und Geist. Die Atmung erinnert an das Meeresrauschen und unterstützt die Praxis insofern, als sie einen Ankerpunkt darstellt, der gleichzeitig Orientierung und Intensivierung bedeutet.

2 Vgl. Sriram (2006).

Reflexionsübung

Versuchen Sie eine Annäherung an das Konzept des Yoga: Notieren Sie, was Sie als Sportlehrer unter Yoga verstehen und inwiefern Yoga Ihren Sportunterricht bereichern könnte.

2.1 Yoga im Sportunterricht

Yoga ist als mehrperspektivisches Bewegungsangebot bei Jugendlichen und jungen Erwachsenen sehr beliebt und in aller Munde. Yoga stellt eine gesunde, motivierende Alternative im Reigen der klassisch vermittelten Sportarten im Sportunterricht dar. Gerade auch für Jugendliche, denen die klassischen Ballspiele, Leichtathletik und Turnen sehr schwerfallen und die vor diesem Hintergrund ein einseitiges Selbstbild (des Defizitären) entwickeln.

Yogastunden ermöglichen Körpererfahrungen jenseits von Leistungsgedanken im eigentlichen Sinne. Das Rekreations- und Entspannungspotenzial des eigenen Körpers wird bewusst wahrgenommen. Yoga öffnet den Blick auf die Beschaffenheit und das Potenzial des eigenen Körpers. Diese Reflexion wird zur Quelle der Erholung.

Gleichwohl stellt Yoga auch eine intensive Körperertüchtigung dar, die den starken Ansprüchen des Schullebens Antworten bieten kann und zu Resilienz führt. Der eigene Körper wird durch die Yogapraxis stärker, beweglicher und damit auch leistungsfähiger.

Yoga im Sportunterricht bietet Jugendlichen neue Bewegungserfahrungen und ermöglicht es ihnen, wesentliche motorische, mentale und sozial-affektive Kompetenzen zu erweitern, die auch anderen Sportarten dienlich sind.

Der Gleichgewichtssinn, eine der zentralen Grundvoraussetzungen für sportliche Aktivitäten und Erfolge, spielt im Yoga eine große Rolle und wird vor allem in Standhaltungen gefördert und ausgebildet. Diese kommen in jeder Stunde vor. Ein funktionierendes Gleichgewicht ist unabdingbar für eine funktionale Groß- und Feinmotorik, die im Yoga fortwährend durch die Ansteuerung größerer und kleinerer Muskelgruppen entwickelt wird.

Mit zunehmender Erfahrung lässt sich so die Koordinationsfähigkeit verbessern. Für funktionale, korrekte und damit sichere Übergänge zwischen den einzelnen Asanas spielt Bewegungsgenauigkeit genau wie in der korrekten Ausführung einzelner Asanas eine zentrale Rolle.

In den für Yoga charakteristischen fließenden Abfolgen, wie den *Sonnengrüßen*, stimmen die Schüler Atmung und Bewegung aufeinander ab und erweitern ebenso wie in Partner- und Gruppenübungen, in denen sie lernen, ihre Bewegungen aufeinander abzustimmen, ihre Rhythmisierungsfähigkeit.

Ebenso trainieren die Jugendlichen im dynamischen Vinyasa Yoga ihre Orientierungsfähigkeit im Raum. Sie erlangen überdies Einsicht in die methodische Aneignung von Bewegungsabfolgen und verinnerlichen neue Bewegungsmuster, die die Kopplungsfähigkeit etwa dann steigern, wenn asynchrone Bewegungen umgesetzt werden.

Schüler lernen in den verschiedenen Asanas, gezielt ihre Muskulatur anzusteuern und ihre Kraft zu dosieren. Muskeln werden aufgebaut und gestärkt. Yoga strebt weniger intensiven Muskelaufbau, sondern mehr die Leistungsfähigkeit der Muskulatur an, um den gesamten Bewegungsspielraum zu ermöglichen.

Nach und nach erfolgt eine Kräftigung der Muskeln, die eine Erhöhung der Knochendichte bewirkt. Muskuläre Dysbalancen werden durch den funktionalen Muskelaufbau ausgeglichen, sodass eine Korrektur der Haltung erfolgt. Eventuellen Beschwerden im Bereich der Muskulatur, Gelenke und Sehnen kann entgegengewirkt werden.[3]

Yogahaltungen wirken gezielt auf die Elastizität des Bewegungsapparats und fördern so die gesundheitsfördernde Beweglichkeit und muskuläre Leistungsfähigkeit, die mit zunehmender Übungspraxis ausgebaut wird. Der Wechsel von statistischen und dynamischen Phasen bewirkt eine verbesserte intra- und intermuskuläre Koordination.

Hier ist besonders die Beweglichkeit der Rumpf- und Hüftmuskulatur zu erwähnen, die durch die langen Phasen des Sitzens im Schulalltag strapaziert wird. In dynamischen Phasen des Unterrichts wird kurzzeitig im anaeroben Bereich trainiert, was zu einer Stärkung der Ausdauer führt.

Yoga ist ein Weg zur behutsamen Selbstermächtigung, zu einem verantwortungsvollen Umgang mit dem eigenen Körper und der eigenen Gesundheit. Beim Yoga nehmen Jugendliche ihren Körper und ihre Bedürfnisse bewusst wahr. Sie erhalten die Möglichkeit, für sich zu erkennen, wie es ihnen geht, wo ihre Stärken und Interessen liegen. Diese bewusste Selbstwahrnehmung resultiert in einer stärkenden Selbstkonstruktion.

Mit den Atemtechniken lernen sie ein wichtiges, lebenslang nutzbares Instrument zur Steuerung des vegetativen Nervensystems kennen. Sie erfahren Möglichkeiten, das eigene Stresserleben zu kanalisieren und gegebenenfalls zu reduzieren. Dies macht sie zu resilienten Individuen mit erweiterten Fähigkeiten, sich dem Schullalltag und seinen Herausforderungen kompetent zu stellen, sowie den Erfolg der eigenen Handlungen einzuschätzen, eine produktive Form der Auseinandersetzung mit Schwierigkeiten zu finden und schließlich einen guten Umgang mit den eigenen Ressourcen zu entwickeln. So erleben sie Selbstregulation, Selbstwirksamkeit und Rekreation.

Der behutsame Umgang mit sich, aber auch mit anderen, nimmt einen wichtigen Teil in der Yogapraxis ein. In den vertrauensbildenden Maßnahmen von Partner- und

3 *Vgl. Meyer (2017).*

Gruppenübungen erfahren die Jugendlichen gegenseitig Halt und Unterstützung. Sie lernen dabei gegenseitige Akzeptanz und schulen sich in Empathie.

In den Arbeitsphasen begeben sie sich gemeinsam auf die Suche nach Lösungen der ihnen gestellten Aufgaben, müssen dabei im Team kritikfähig und sozial agieren sowie ihre Reflexions- und Kooperationsfähigkeit unter Beweis stellen. Schüler haben teil an ihrer eigenen physischen und psychischen Gesundheit und wirken mit an der Konstruktion eines vernünftigen Umgangs mit eigenen und fremden Ressourcen.

Insofern leistet Yoga im Sportunterricht einen wichtigen Beitrag zum Training des eigenen Körpers, zur Entwicklung mentaler Stärke und zum Aufbau einer solidarischen Klassengemeinschaft. Yoga fördert schlussendlich die Enkulturation Jugendlicher, da es die Persönlichkeitsentwicklung junger Menschen unterstützt.

Reflexionsübung

Notieren Sie Ihre Motivation für den Einsatz von Yoga im Sportunterricht in Ihren Lerngruppen.

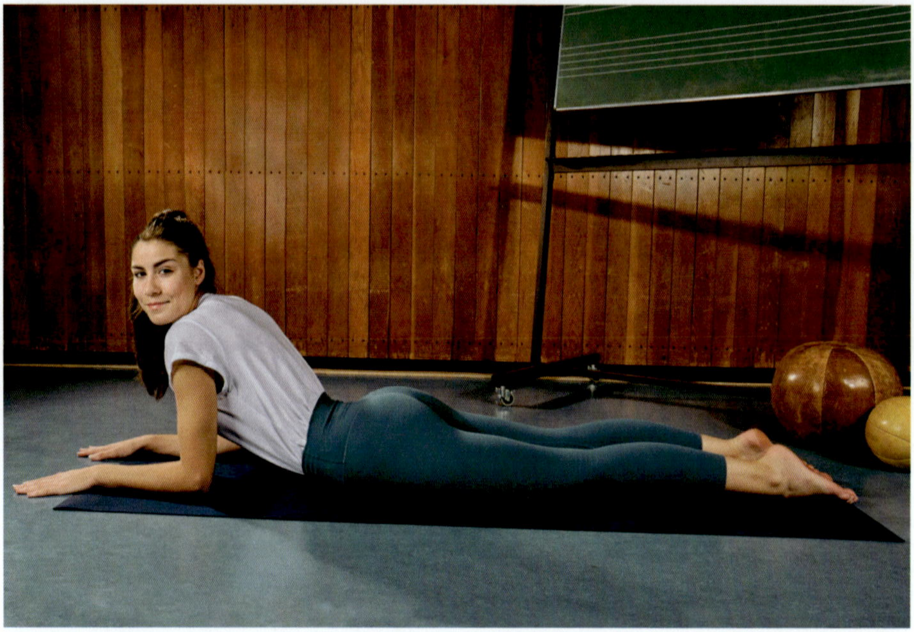

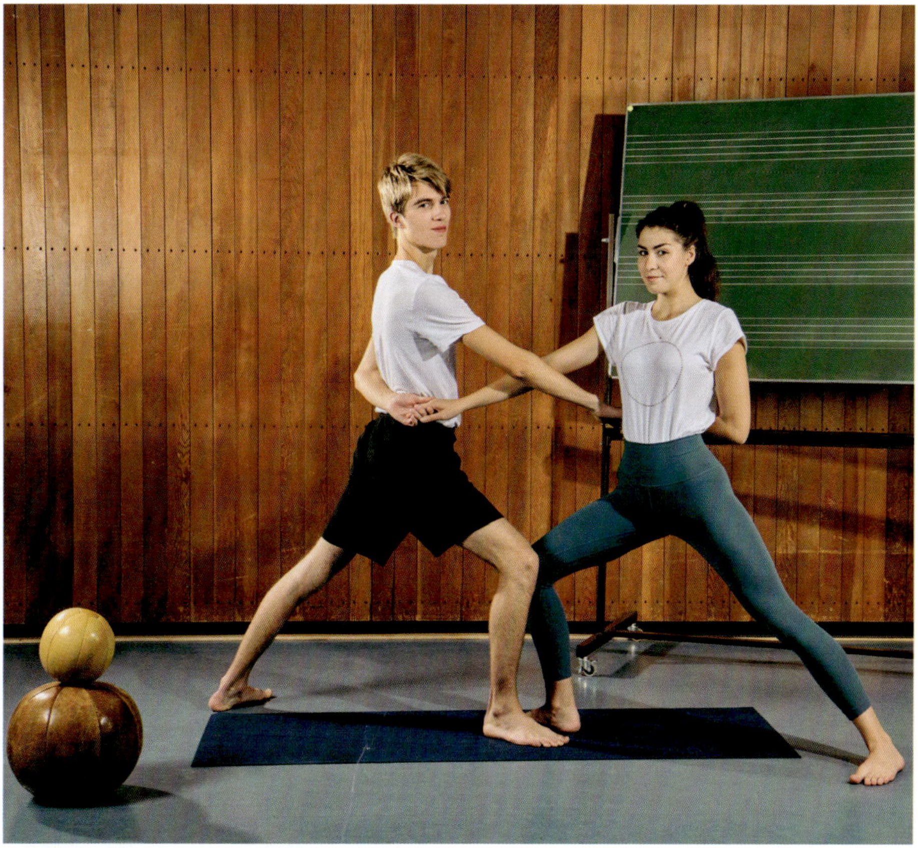

3 Didaktisch-methodisches Konzept

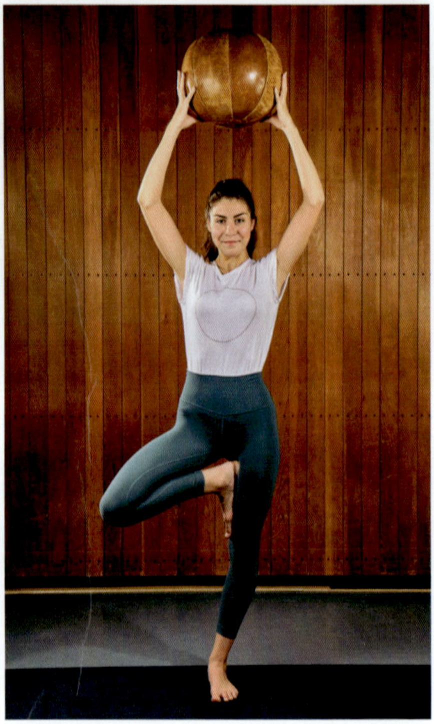

Yoga ist ein innerer Lehrer. Er ist vernehmbar, wenn man ihm zuhört. Man erfährt viel über den eigenen Körper, die eigenen inneren Zustände und eigene Möglichkeiten, sich zu bewegen und zu entspannen. Man lernt neue Bewegungen kennen und spürt seinen Körper an Stellen, die man vorher nicht einmal wahrgenommen hat. Das ist Grund genug, Yoga den Schülern in der Sekundarstufe 1 und 2 nahezubringen.

Die Yogapraxis vermittelt den Schülern einen Einblick in eine gesundheitsbewusste Bewegungsweise, die die Wahrnehmung des eigenen Körpers schult. Nicht ihre Gelenkigkeit soll im Mittelpunkt stehen, sondern die Begegnung mit sich selbst.

Sie machen die Erfahrung, wie der eigene Körper sukzessive kräftiger, koordinierter und beweglicher wird. Und sie erfahren, dass sie nach der Yogapraxis meistens entspannter und gelassener sind. Und wenn alles gut läuft, haben Ihre Schüler nicht nur mehr über ihren Körper erfahren, sondern auch mehr über sich selbst.

In diesem Kapitel erfahren Sie, wie Sie Yoga im Sportunterricht sinnvoll und motivierend einsetzen können. Es folgen Hinweise über wesentliche didaktische Prinzipien und Zielsetzungen, die Grundlagen für die sich im Praxisteil anschließenden Doppelstunden bilden.

Es folgen Hinweise zur Vermittlung verschiedener Asana-Gruppen genauso wie methodische Überlegungen zur Gestaltung des Unterrichts. Das Kapitel endet mit Überlegungen zur Leistungsprüfung.

3.1 Didaktische Prinzipien

Für das Unterrichten von Yoga spielen fünf wesentliche Prinzipen eine Rolle:

1. Die wichtigste Rolle übernehmen Sie selbst. Sie sind das *Modell* für Ihre Schüler. Um Yoga unterrichten zu können, bedarf es Ihrer eigenen Übungspraxis und Ihres vertieften Verständnisses der einzelnen Asanas und Abfolgen, die Sie vermitteln wollen. Denn Sie demonstrieren Ihren Schülern die Haltungen und Bewegungen von einer Asana in die nächste. So unterstützen Sie die Schüler beim Aufbau der eigenen Praxis und bei dem befreienden Gefühl, in bewegter Meditation zu fließen.

2. In diesem Buch spielt das *AMSEL-Prinzip* eine zentrale Rolle. Es wird im Einzelnen in Kap. 4 erläutert. Alle Yogastunden haben einen ähnlichen Aufbau und folgen einer Choreografie. Sie beginnen mit einer Phase des **A**nkommens, münden in die Phase der **M**obilisierung und wärmen den Körper auf. In einem nächsten Schritt wird das Herz-Kreislauf-System in **S**chwung gebracht, um dann den Körper langsam am Boden wieder in die **E**ntspannung zu führen, bevor er in der Schlussentspannung im sogenannten *Savasana* **L**eichtigkeit erfährt.

   Ich nenne das das AMSEL-Prinzip. Es besteht aus fünf Komponenten:

AMSEL-Prinzip

- Im Körper **A**nkommen
- den Körper **M**obilisieren
- den Körper in **S**chwung bringen
- den Körper **E**ntspannen
- im Körper **L**eichtigkeit erfahren

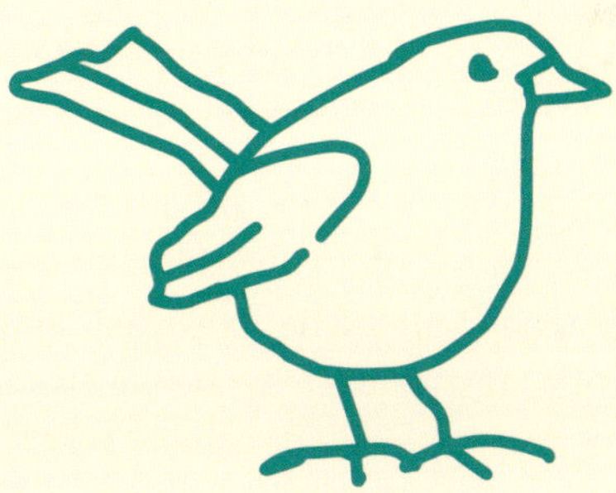

Jeder der hier konzipierten Doppelstunden liegt das AMSEL-Prinzip zugrunde. Um Ihnen den Einstieg ins Unterrichten zu erleichtern, sind die Phasen **A**, **M**, **E** und **L** in jeder Stunde identisch. Dies ermöglicht den Schülern und Ihnen Orientierung. Die Phase **S** beinhaltet die *Sonnengrüße*, die in jeder Stunde vorkommen und um eine themenzentrierte Abfolge erweitert werden. Zu jeder Doppelstunde gibt es im

Praxisteil eine Einführung, einen Überblick über den Ablauf der Stunde, mögliche Erarbeitungsphasen sowie Partner- und Gruppen-Asanas. Das AMSEL-Prinzip lädt Sie ein, eigene Yogastunden zu gestalten (vgl. hierzu Kap. 3.9).

3. Die eben erwähnten Abfolgen setzen in der Phase „den Körper in **S**chwung bringen" anatomische Schwerpunkte, wie beispielsweise Standhaltungen oder Drehungen. Hier setzt ein weiteres wichtiges Prinzip des didaktischen Konzepts an: Sie haben grundsätzlich zwei Wege, um diese Abfolgen zu unterrichten:

Links-rechts-Prinzip

Im Links-rechts-Prinzip führen Sie jede Asana zunächst auf der einen und dann auf der anderen Seite aus. Die einzelnen Asanas halten Sie dann für 3-5 Atemzüge. Dazwischen kehren Sie immer wieder in die Berghaltung zurück. Dieser Ansatz bietet den Schülern Orientierung und einen vertieften Blick auf die Asana. Sie haben hier viel Zeit, um zu korrigieren und Modifikationen anzubieten. Gleichzeitig können so die Wirkung der Asana und eventuelle Unterschiede in der Ausführung der Asana auf der rechten und linken Seite erfahren werden.

Flussprinzip

Das Flussprinzip entspricht dem Vinyasa Yoga und präsentiert die Bewegungsabfolge fließend von einer Asana zur nächsten. Hier wechselt man erst nach der gesamten Abfolge die Seite. Sie erhalten hierbei jeweils in den einzelnen Kapiteln Hinweise, wie Sie die Übergänge von einer Asana zur anderen gestalten können. Das Flussprinzip ist anspruchsvoller als das Rechts-links-Prinzip. Gegebenenfalls üben Sie die neu in der Stunde hinzukommende Asanas vorher einzeln mit der Klasse, bevor das Flussprinzip angewendet wird. Dies ist abhängig von Vorerfahrungen der Lerngruppe sowie von der Tagesverfassung. Die einzelnen Abfolgen im Fluss finden Sie als Film im Downloadbereich.

4. Ein weiteres Prinzip ist das des *kumulativen Aufbaus*. Die einzelnen Stunden bauen aufeinander auf und wiederholen gleichzeitig bereits Bekanntes, um ein vertieftes Verständnis und eine individuell erfahrbare Entwicklung zu ermöglichen. Das bedeutet, dass in jeder Stunde die erworbenen Asanas aus den Vorstunden wiederholt und gefestigt und um neue erweitert werden. Zu den neuen Asanas finden sich in den jeweiligen Kapiteln Hinweise.

Zum Aufbau der Stunden finden Sie in Kap. 4 Hinweise. Der Aufbau der Stunden folgt dabei dem Prinzip vom Einfachen zum Komplexen. In den ersten Stunden geht es um die Festigung des grundlegenden Ablaufs einer Stunde und um das Erlernen einfacherer Asanas. In den Folgestunden werden jeweils Asanas mit einem größeren Anspruch eingeübt, sodass sich die Kräftigung, Koordinationskompetenz, die Beweglichkeit und die Reflexionsfähigkeit der Schüler stetig entwickeln.

5. Hierbei kommt ein weiteres Prinzip zum Tragen: *Sthira Sukham Asanam*, das bereits in Kap. 2 genannt wurde. Vermitteln Sie dieses Prinzip von Anfang an und verdeutlichen Sie den Schülern, dass es nicht um Gelenkigkeit um den Preis der Entspannung geht, sondern um eine gesundheitsförderliche Praxis frei von Verletzungen. Es geht im Yoga immer um die ausgewogene Mischung von Stabilität und Leichtigkeit. Öffnen Sie den Schülern die Augen für die Nützlichkeit dieser Balance für die gesamte Lebensführung. Denn nicht nur auf der Matte sollen Stabilität und Beweglichkeit erfahrbar werden. Auch im Leben gilt es, einen Ausgleich zwischen diesen beiden Polen zu finden. Einerseits benötigen wir für ein zufriedenes Leben Stabilität, andererseits gilt es, sich für ein erfülltes Dasein Beweglichkeit in Körper und Geist zu bewahren. Yoga rekurriert immer auf das ganze Leben. Im Prinzip *Sthira Sukham Asanam* spiegelt sich das sehr deutlich wider. Dieses Prinzip nur körperlich zu formulieren, griffe also zu kurz. Zu einer gesunden Praxis gehört auch der reflexive Blick auf den eigenen Körper und die eigenen Kräfte. Vermitteln Sie Ihren Lerngruppen daher von Beginn an, dass sie jederzeit eine Auszeit in der Haltung des *Kindes* einnehmen können, um den Atem zu beruhigen. Nach anstrengenden Sequenzen ruht die gesamte Klasse einige Atemzüge im *Kind* aus.

Reflexionsübung

Welche der hier vorgestellten Prinzipien erachten Sie für Ihre Gruppe zum Anfang als die wichtigsten?

Erörtern Sie für sich die Gründe und Ziele der ausgewählten Prinzipien.

3.2 Didaktische Zielsetzungen

Im Unterricht erwerben die Schüler folgende Kompetenzen:

- Die Schüler erlangen multiperspektivische Kenntnisse der Lehre des Yoga. Sie erfassen Yoga dabei als Trainingsmöglichkeit und Gesundheitsförderung. Gesundheit erfahren sie in diesem Zusammenhang als Einheit körperlichen, emotionalen und sozialen Wohlbefindens. Sie erweitern ihr Spektrum an motorischen Fähigkeiten und fördern ihr individuelles Konzentrationsvermögen.
- Sie lernen die spezifischen Atemtechniken des Yoga und die Synchronisation von Atmung und Bewegung kennen. Sie erfahren dabei, dass der eigene seelisch-emotionale Zustand durch die Synchronisation von Atmung und Bewegung positiv beeinflusst werden kann. Dadurch erlernen sie Strategien zur Steuerung des vegetativen Nervensystems und können sie zur Entspannung selbstständig und bewusst anwenden.

- Die Schüler lernen im Unterricht Varianten der grundlegenden Bewegungsabfolgen des *Sonnengrußes* kennen und können diese kompetent umsetzen. Im Verlauf der eigenen Praxis können Sie die *Sonnengrüße* um andere Asanas erweitern.
- Die Schüler können grundlegende Asanas im Stehen, Sitzen, in Bauch- und Rückenlagen sowie Dreh- und Umkehrhaltungen korrekt einnehmen und kennen die Spezifika der jeweiligen Asanas. Dadurch erweitern sie im Verlauf der Sequenz ihr eigenes Bewegungsrepertoire und ihre Bewegungserfahrungen. Sie entwickeln sukzessive ein differenziertes Verständnis von Ausrichtung und Wirkung der Asanas und gewinnen damit einen Einblick in gesundheitsförderliche Bewegungen. Komplexere Asanas werden als Herausforderung angenommen. Dabei erweitern die Schüler ihren Gleichgewichtssinn, ihre Muskelkraft sowie ihre Dehnbarkeit. Sie erlangen die Fähigkeit zur Selbstkorrektur. Außerdem entwickeln sie zunehmend ein Verständnis ihrer individuellen Leistungsfähigkeit und einen Blick auf die eigene körperliche Beschaffenheit. Sie lernen dabei, eigene körperliche Grenzen zu akzeptieren.
- Sie kennen den typischen Verlauf einer Yogastunde und können die einzelnen Phasen voneinander abgrenzen. Sie beherrschen das grundlegende Fachvokabular und erhalten einen grundlegenden Einblick in wichtige Prinzipien der Yogapraxis, wie *Sthira Sukham Asanam* und *Yoga Citta Vritti Nirodhaha*.
- Um die Eigenverantwortung zu fördern, führen Sie bekannte Abfolgen in Partner- oder Gruppenarbeit durch und leiten die Asanas und die Übergänge korrekt an. Mit zunehmender Erfahrung leiten die Schüler diese Abfolgen auch vor der Gruppe an.
- Nach und nach gestalten die Schüler in Gruppen- oder Partnerarbeit eigene Bewegungsabfolgen zu bestimmten Phasen des Unterrichts bzw. zu vorgegebenen Themen auch unter Zuhilfenahme von Unterstützung. Asanas werden dabei zielführend, sinnstiftend und kreativ zu einer Thematik miteinander kombiniert. Dies geschieht zunehmend freier und mit geringerer Unterstützung. Sie erlangen so Einsichten in die methodische Aneignung von Bewegungsfolgen. Sie sind in der Lage, diese Abfolge anderen innerhalb einer Gruppe zu präsentieren.
- In den Partner- und Gruppenphasen agieren die Schüler partnerschaftlich miteinander und schulen ihre Kooperationsfähigkeit. Sie können den eigenen Bewegungsablauf kritisch reflektieren und Alternativen gestalten. Im Körperkontakt bei Partner-Asanas respektieren sie die Intimsphäre des Partners und gehen behutsam miteinander um. Sie können sich gegenseitig kriterienorientierte und konstruktive Rückmeldungen geben. Insgesamt entwickeln sie in der Auseinandersetzung mit den Prinzipien und Techniken des Yoga ein von Toleranz und gegenseitigem Respekt getragenes Sozialverhalten.

Reflexionsübung

Welche Zielsetzungen sind mit Blick auf Ihre Lerngruppen die zentralen?

3.3 Die Vermittlung der Asanas

- Das Prinzip des *Lernens am Modell* wurde eingangs schon erwähnt. Natürlich sind Sie hier das Modell; Sie sind es ja gewöhnt. Lassen Sie uns dennoch einen genaueren Blick darauf werfen. Anders als bei der Demonstration kurzer, typischer Bewegungsfolgen wie etwa dem Sprungwurf oder dem Schmetterball, fließen Sie gemeinsam mit der Klasse durch einen ganzen Flow. Freilich kann es sinnvoll sein, die Abfolgen zu unterbrechen und einzelne Asanas, Übergänge und Abfolgen zu demonstrieren. Der Flow ist dennoch das Ziel. Das bedeutet, dass Sie die Lerngruppe durch Ihre Worte und Ihre Körperhaltung dorthin führen. Demonstrieren Sie die korrekte Ausführung der Asanas langsam und weisen Sie auf die wichtigsten Details hin. Dabei können Sie die Asana selbst ausführen und auf wichtige Details hinweisen. Alternativ können Sie einen Schüler bitten, die Asana zu demonstrieren.

- Achten Sie darauf, dass alle Schüler Sie gut sehen können. Gegebenenfalls müssen Sie Ihre Matte im Verlauf der Yogastunde verlassen, um sicherzustellen, dass alle Schüler Sie sehen. Je vertrauter die Schüler mit der Yogapraxis sind, desto weniger werden Sie sie im Blick haben müssen. Merken Sie während der Praxis, dass die Schüler Schwierigkeiten beim Ausführen der Asanas haben, gehen Sie wieder zur Demonstration über.

- Im Praxisteil finden Sie zu jeder neuen Asana wesentliche Anweisungen unter Berücksichtigung anatomischer Details. Sie finden dort auch den sogenannten *zweiten Blick*, der Verfeinerungen zeigt. Der zweite Blick kann Ihnen auch bei der Korrektur bzw. Differenzierung hilfreich sein. Des Weiteren finden Sie Hinweise darauf, wie lange die Asanas gehalten werden können und wie sie verletzungsfrei zu verlassen sind. Schließlich erhalten Sie noch Erläuterungen zur Wirkung der jeweiligen Asana.

Wenn Sie Asanas das erste Mal zeigen, bleiben Sie zunächst bei den grundlegenden Anweisungen und vertiefen Sie mit dem zweiten Blick erst im weiteren Verlauf der Praxis. Zu Ihrer Orientierung sind alle Asanas bebildert.

- Es ist von Vorteil, wenn Sie Ihre Klasse spiegeln, damit die Schüler genau wissen, wie sie den Fuß, das Knie etc. zu bewegen haben. Am Anfang fällt das Spiegeln häufig schwer. Es ist leichter, die Begriffe links und rechts durch Merkmale im Raum zu ersetzen, wie zum Beispiel: „Dreht euch zur Tür."

- Demonstrieren Sie auch Übergänge und Abfolgen genau: Sie können dazu auch die Videos verwenden. Dabei ist es wichtig, dass Sie genau vermitteln, worauf beim Ausführen der Asanas zu achten und wie der Übergang zu gestalten ist. Bei komplexeren Übergängen, zum Beispiel aus dem Vierfüßlerstand zum Boden, wiederholen Sie den Übergang mehrmals, auch um auf mögliche Gefahren zu verweisen.

- Bieten Sie Alternativen an, wenn Sie bemerken, dass Schüler die Asana bzw. den Übergang nicht fehlerfrei umsetzen können. Ein Beispiel dafür ist der Übergang aus dem *herabschauenden Hund* in den Ausfallschritt. Verweisen Sie darauf, dass der Fuß zunächst auf die Mitte der Matte gesetzt werden kann, bevor der Fuß mit Unterstützung einer Hand nach vorne gesetzt wird. Bemerken Sie (einzelne) Schüler in Schwierigkeiten, geben Sie ihnen spezielle Hinweise (vgl. Kap. 3.7).

- Weisen Sie in jeder Haltung zunächst auf den Bodenkontakt hin, damit sich ein stabiles Fundament etabliert. Danach vermitteln Sie weitere wichtige Details der Asanas. So geben Sie den Schülern die Möglichkeit, ein Verständnis für die einzelnen Haltungen zu entwickeln, damit sie sich gegebenenfalls selbst korrigieren können. Erst wenn die Schüler die Haltung solide eingenommen haben, lassen Sie sie das Augenmerk auch auf den Atem richten und verweilen dort für ein paar tiefe Atemzüge. Jetzt haben Sie die Möglichkeit, die Schüler zu beobachten und gegebenenfalls auf Details hinzuweisen. Das kann sich auf anatomische Details, wie zum Beispiel Stellung der Wirbelsäule, Fußstellung oder Beckenhaltung, beziehen. Sie können auch Hinweise auf das Prinzip von *Sthira Sukham Asanam* geben, wenn Sie den Eindruck haben, dass die Schüler verkrampfen. Achten Sie besonders auf die neuralgischen Punkte. Dazu erfahren Sie in Kap. 3.4 mehr.

- Im Praxisteil finden Sie Hinweise, wie Sie die Haltungen wieder verlassen und zurück in die Grundhaltung kommen bzw. wie Sie den Übergang in die nächste Asana gestalten. Vermitteln Sie den Schülern, dass Achtsamkeit auch beim Verlassen der Asanas geboten ist, um sich nicht zu verletzen. Dabei ist es sinnvoll, wieder auf das Fundament, das den Körper trägt und auf wichtige Grundprinzipien zu verweisen, etwa den Kopf nicht in den Nacken zu werfen, die Beine nicht zu überstrecken, bei stehenden Vorbeugen die Knie anzubeugen und die Bauchmuskulatur zu aktivieren. Zeigen Sie bei komplexeren Haltungen auch den Weg zurück. Ermahnen Sie die Schüler, keine ruckartigen Bewegungen auszuführen.

Praxisübung

Wenn Sie wenig Erfahrung mit dem Unterrichten von Yogastunden haben, üben Sie die Ansagen für die einzelnen Stunden. Verwenden Sie dafür zum Beispiel zunächst die Videos: Schalten Sie dann den Ton aus und sprechen Sie die Abfolgen selbst.

3.4 Asana-Gruppen anatomisch korrekt üben

Yogahaltungen lassen sich verschiedenen Gruppen zuordnen. Asanas aus einer Gruppe haben spezifische Eigenschaften, die sie von denen anderer Gruppen unterscheiden. Dabei können einzelne Asanas verschiedenen Gruppen zugeordnet werden. Beispielsweise ist der *Halbmond* Standhaltung und Hüftöffner zugleich.

Um verletzungsfrei und anatomisch sinnvoll zu üben, gilt es, innerhalb der Gruppen auf einzelne anatomische Aspekte zu achten, die im Folgenden dargestellt werden. Die einzelnen Asanas und die dazugehörigen Anweisungen werden im Praxisteil jeweils genau porträtiert.

Standhaltungen

- Standhaltungen schulen den Gleichgewichtssinn und steuern die tief liegende Muskulatur an. Im Besonderen werden die Muskeln der Füße und Beine, aber auch des Rumpfs und des Rückens trainiert. Gleichzeitig erfordern die Balanceübungen Durchhaltevermögen. Sie unterstützen eine gesunde, aufrechte Körperhaltung und führen – auch im übertragenen Sinne – zu mehr Standfestigkeit.
- Hier ist es wichtig, darauf zu achten, dass das Gewicht gleichmäßig auf den Standfüßen bzw. auf dem Standfuß liegt, also auf dem vorderen und hinteren Teil sowie auf dem inneren und äußeren Teil des Fußes. Experimentieren Sie in der Berghaltung damit, indem die Schüler das Gewicht nach vorne, nach hinten und zu den Seiten der Füße bringen, um dann die Füße gleichmäßig zu belasten.
- In Standhaltungen gilt es, eine Überstreckung der empfindlichen Kniegelenke zu vermeiden; dazu soll eine Mikrobeuge im Knie beibehalten werden.
- Das Becken sollte im *Berg* für die Gesunderhaltung der Bandscheiben in eine neutrale Position gebracht werden. Dann kann auch die Wirbelsäule in ihren natürlichen Wölbungen aufgerichtet werden. Lassen Sie die Schüler das Becken im Stand einige Male vor- und zurückkippen, um die neutrale Haltung des Beckens zwischen den Polen des geführten Hohlkreuzes und Rundrückens zu erspüren.

- Achten Sie auf entspannte Schultern, indem die Schulterblätter zu den hinteren Rippen gezogen werden, während das Brustbein sanft nach oben gezogen wird. Zu guter Letzt sollen Halswirbelsäule und Kopf in einer Linie gehalten werden.

Stützhaltungen

- Stützhaltungen erfordern viel Kraft, sodass Handgelenke, Schultern und Arme gestärkt sein sollten. Darüber hinaus benötigt man eine starke und aktive Bauchmuskulatur.
- Stützhaltungen erfordern nicht nur Kraft, sondern auch Mut. Die Asana der *Krähe* erfordert beides. Ist sie doch bei ausgeglichenem Verhältnis zwischen Kopf und Torso nicht nur eine Krafthaltung, sondern auch eine mentale Herausforderung.
- Da Jugendliche noch nicht so viel Kraft wie Erwachsene aufgebaut haben, sind Stützhaltungen wohldosiert einzusetzen. In diesem Buch sind sie zurückgenommen, etwa auf das *Brett*, den *herabschauenden Hund* sowie den (schwebenden) *Vierfüßlerstand*. Das *Brett* kann in jeder Stunde durch den *Vierfüßlerstand* ersetzt werden. Bauen Sie die Kraft von Stunde zu Stunde auf. Dies gilt auch für die komplexe Asana des *herabschauenden Hundes*, die bei fehlender Kraft in Handgelenken und Armen schnell zu Frustrationen und Schmerzen führen kann. Halte Sie diesen am Anfang nicht allzu lange und ermöglichen Sie immer wieder Pausen in der Haltung des *Kindes*.

Rückbeugen

- Rückbeugen sind fester Bestandteil jeder Yogastunde und stellen einen Ausgleich zu unserem Alltag mit nach vorne gebeugten Schultern und Rundrücken dar. Sie kräftigen die Rückenmuskulatur und dehnen gleichzeitig die Vorderseite des Körpers. Sie tragen zur Beweglichkeit von Schultern und Wirbelsäule bei und kommen bereits in der Mobilisierung und in den *Sonnengrüßen* in Form des *gestreckten Berges* und des *Kriegers 1* vor.
- Rückbeugen werden im Yoga auch als Herzöffner bezeichnet. Sie öffnen unseren Brustraum weit. Da uns dies verletzlich macht, erfordern sie ein wenig Mut.
- Rückbeugen gibt es in vielen Varianten. Sie können im Stand, im Sitzen oder im Liegen ausgeführt werden. Einige Rückbeugen, wie die *Schulterbrücke*, werden durch die Unterstützung unserer Arme intensiviert.
- Rückbeugen werden vor allem aus der Brustwirbelsäule initiiert und nicht aus der Halswirbelsäule. Überstreckungen des Nackens sind unbedingt zu vermeiden. Für die Öffnung der Brustwirbelsäule werden die Schulterblätter zueinander gezogen.

- Um den unteren Rücken nicht zu verletzen, ist eine behutsame Praxis nötig, die den körperlichen Möglichkeiten der Schüler Rechnung trägt. Damit sich die Wirbelsäule in Rückbeugen in einen C-Bogen dehnen kann, ist eine entspannte Körpermitte wichtig. Für eine gesunde Rückbeuge braucht man entspannte und gedehnte Hüften. Außerdem ist ein geweiteter Schultergürtel Voraussetzung für Rückbeugen.
- Wann immer Sie Rückbeugen üben, ist es wichtig, dass Sie nicht zwischen Vor- und Rückbeugen hin- und herspringen, sondern Vorbeugen erst am Ende einer Rückbeugensequenz einbauen.
- Weisen Sie die Schüler darauf hin, das Gesäß in Rückbeugen locker zu halten und es nicht anzuspannen. Nur so sorgen sie für eine entspannte Lendenwirbelsäule. Für mehr Länge in der Wirbelsäule kippen die Schüler das Becken nach hinten.

Drehungen

- Drehungen sind Balsam für den Körper, vor allem für die Wirbelsäule. Sie öffnen den Brustkorb, die Schulter- und die Nackenpartie. Sie aktivieren die Tiefenmuskulatur im Rücken und tragen zur Gesunderhaltung von Bandscheiben und Facettengelenken bei. Sie helfen uns, eine neue Perspektive auf uns und unseren Körper einzunehmen. Für die Yogapraxis spielen sie eine wichtige Rolle: Sie neutralisieren fordernde Vor- und Rückbeugen, stimulieren den Körper aber auch nach ruhigeren Asanas. Sie bieten Raum für Kreativität, da sich viele klassische Asanas mit Drehungen abwandeln lassen.
- Das Becken sollte in den Drehhaltungen stabil gehalten werden. Dies lässt sich gut in sitzenden Drehungen vermitteln. Die Schüler drücken die Sitzknochen fest in den Boden und führen die Drehung hauptsächlich aus der Brustwirbelsäule aus. Der Kopf kann, muss aber nicht mit in die Drehung genommen werden. Bei Nackenproblemen empfiehlt es sich, das Kinn über dem Brustbein auszurichten.
- Für Drehungen spielt die Atmung eine wichtige Rolle. Vermitteln Sie den Schülern, dass sie einatmend Länge in der Wirbelsäule etablieren und sich mit der Ausatmung in die Drehung begeben. Am besten übt man die Asanas dynamisch, um das Wechselspiel von Drehung und Aufrichtung zu verdeutlichen, bevor die Haltung für 3-5 Atemzüge gehalten wird. Dabei wird die Drehung in jeder Ausatmung intensiviert.
- Üben Sie beide Richtungen gleich lange.

Vorbeugen

- Vorbeugen, seien sie stehend oder sitzend, sehen auf den ersten Blick nicht besonders fordernd und spektakulär aus, doch sie haben es in sich. Gerade für uns Viel- und Langsitzer. Unsere Beinrückseiten sind oft sehr verkürzt und mitunter plagen uns Schmerzen in Rücken- und Schulterpartie. Achten Sie auf eine Mikrobeuge in den Knien.

- In Vorbeugen dehnen wir die gesamte Körperrückseite, angefangen von den Füßen, über die Waden und Oberschenkelrückseiten, die Gesäßmuskulatur sowie die tiefe Hüftmuskulatur und schließlich die Rückenmuskulatur.
- Halten Sie die Schüler dazu an, die Vorbeugen behutsam auszuführen und keinesfalls an den Füßen und Fußgelenken zu zerren. Dies beugt Verletzungen in der Oberschenkelmuskulatur und im Rücken vor. Achten Sie in der Dehnung der Rückseite auf die Einnahme einer korrekten Schulterstellung und besonders darauf, dass der Kopf sich in der Verlängerung der Wirbelsäule befindet. Oftmals versuchen wir, bei fehlender Flexibilität, die Vorbeuge aus den Schultern zu initiieren und den Kopf wie eine Schildkröte vorzuschieben. Es empfiehlt sich, die Bewegung dreimal dynamisch zu üben und dann für circa fünf Atemzüge in der Vorbeuge zu verweilen. Mit jeder Ausatmung sinkt man tiefer in die Vorbeuge.
- Haben Sie Schüler mit Rückenproblemen oder mit Schwierigkeiten, aufrecht zu sitzen, raten Sie ihnen, die Knie entweder stärker gebeugt zu lassen oder sie erhöht zu positionieren. Verweisen Sie darauf, dass bei sitzenden Vorbeugen beide Sitzbeinhöcker Kontakt zum Boden beibehalten sollen.

Hüftöffner

- Eine bewegliche Hüfte ist ein wichtiger Garant für eine gesunde Bewegung unseres ganzen Körpers. Die Hüfte stellt eine wichtige Schnittstelle zwischen Rumpf und Beinen dar und ist für viele sitzende und stehende Asanas im Yoga von großer Bedeutung. Im Yoga wird die Hüfte als Sitz der Emotionen gesehen. Hüftöffner wirken daher nicht nur physisch, sondern sollen auch seelisch öffnen.
- Die Muskeln der Hüfte sind jedoch bei vielen Menschen durch unseren vornehmlich sitzenden Alltag verkürzt. Auch intensiver Sport kann zu einer Verkürzung der Hüftmuskulatur beitragen. Dazu können hüftöffnende Asanas ein Gegengewicht darstellen.
- Da Rücken und Hüfte miteinander verbunden sind, führt verspannte Muskulatur der Hüfte zu Problemen im unteren Rücken. Die Öffnung der tiefen Hüftmuskulatur kann auch positive Auswirkungen auf Verspannungen im unteren Rücken haben und diese lindern.
- Nur wenn wichtige Hüftbeuger wie der Psoas nicht verspannt sind, können wir das Becken aufrichten und haben einen größeren Bewegungsspielraum zwischen Rumpf und Beinen. Um einen Rundrücken zu vermeiden, benötigen wir entspannte Hüftstrecker. Um unsere Knie zu schützen und gesund zu erhalten, sind entspannte Abduktoren und Adduktoren maßgeblich. Auch der Gesäßmuskel muss, vor allem für ein gesundes Iliosakralgelenk, entspannt werden.

Umkehrhaltungen

- In Umkehrhaltungen wie dem *herabschauenden Hund* können wir unsere Welt auf den Kopf stellen und sorgen so für eine neue Perspektive. Umkehrhaltungen lassen sauerstoffreiches Blut ins Gehirn fließen, beruhigen das Nervensystem und sorgen für eine Entlastung des Herzens.
- Da Umkehrhaltungen wie der Schulterstand und der Kopfstand für die Halswirbelsäule eine Gefahr darstellen können, wird in diesem Buch kein Schulterstand und Kopfstand empfohlen. Stattdessen wird die Variante des *einfachen Schulterstandes* geübt.

Neutralisierende Haltungen

- Diese Haltungen wirken, wie der Name schon sagt, neutralisierend und entlastend auf den gesamten Körper und vor allem auf die Wirbelsäule. Insbesondere nach intensiven Vor- und Rückbeugen stellen sie eine Wohltat für den Rücken dar.
- Üben Sie nach intensiven Haltungen oder Abfolgen die Haltung des *Kindes* bzw. die die Abfolge *Katze-Kuh*.

Partner- und Gruppenhaltungen

- In Partner- und Gruppenhaltungen schulen die Jugendlichen ihre Koordination, indem sie sich gemeinsam bewegen und im gleichen Rhythmus atmen. Gleichzeitig erfahren sie bei den Partnerübungen gegenseitigen Halt und lernen, sich zu unterstützen. So werden die Übungen zu vertrauensbildenden Maßnahmen und tragen zu einem sozialen Miteinander bei.
- Partner- und Gruppenübungen können zu allen Asana-Gruppen entwickelt werden.
- Bei den Partnerübungen ist es hilfreich, wenn die Schüler ungefähr dieselbe Größe haben.
- Achten Sie darauf, dass die Schüler vorsichtig miteinander üben und die jeweiligen Grenzen spüren und akzeptieren.

Sitzhaltungen

- In Sitzhaltungen lernen wir, unsere Wirbelsäule aufzurichten und über die geerdeten Sitzbeinhöcker eine Verbindung zum Boden aufzunehmen. Dies ist auch für den Beginn der Praxis wichtig.
- Fordern Sie die Schüler auf, die in Sitzhaltungen Schwierigkeiten haben, das Becken in einer neutralen Position zu halten, sich auf eine gefaltete Decke oder einen Yogablock zu setzen.

- Experimentieren Sie in Sitzhaltungen mit der Beckenstellung, indem Sie das Becken vor und zurück und auch zur Seite kippen lassen, um es dann in die neutrale Haltung zu führen.
- Vergewissern Sie sich, dass Ihre Schüler im einfachen Sitz ohne Schmerzen im Knie sitzen können. Ist das nicht möglich, wählen Sie als Alternative den Stocksitz. Um Meniskusverletzungen zu vermeiden, wird in diesem Buch nur der einfache Sitz und nicht der klassische Lotussitz vermittelt.

Savasanana – die wichtigste Haltung!

- Die Endentspannung *Savasana* dient der Regeneration des gesamten Körpers. Die Wirkung der Yogapraxis kann sich entfalten. Die Tiefenentspannung aktiviert den Parasympathikus, sodass sich das Herz-Kreislauf-System beruhigt und Stresshormone reduziert werden. Rücken- und Schultermuskulatur entspannen, während Hüft- und Flankenmuskulatur gestreckt werden.
- Bei Problemen im unteren Rücken sollte eine gefaltete Decke unter die Knie gelegt werden bzw. sollten die Füße vor dem Gesäß aufgestellt werden.
- Weisen Sie Schüler darauf hin, den Nacken nicht zu überstrecken.

3.5 Ausrüstung, Kleidung und Räumlichkeiten

Um Yoga zu unterrichten, benötigt man nur wenig Ausrüstung. Am wichtigsten ist eine Matte. Das muss nicht unbedingt eine Yogamatte sein. Man kann auch auf den klassischen Sportmatten üben, die in jeder Sporthalle zu finden sind.

Hat sich Yoga im Sportunterricht etabliert, empfiehlt es sich, *rutschfeste* Yogamatten anzuschaffen. Bei verschiedenen Herstellern lässt sich kostengünstige Meterware beziehen, die man selbst einfach und problemlos zuschneiden kann. Die Matten lassen sich einfach mit einer selbst hergestellten Reinigungslösung reinigen.

Reinigungslösung selbst herstellen

Pro Sprühflasche mischt man 200 Milliliter Wasser mit einem Esslöffel Apfelessig und fügt dann je 10 Tropfen desinfizierendes ätherisches Öl (Orangen- oder Teebaumöl) und duftendes Öl nach Wahl (Lavendel-, Zitronengras- oder Rosmarinöl) hinzu.

Für die Lagerung der Yogamatten bietet es sich an, sie aufzuhängen. Kleiderbügel leisten hier gute Dienste. Ist dafür kein Platz, sollten die gereinigten und trockenen (!) Matten eng aufgerollt werden.

Praktisch für den Unterricht sind außerdem noch sogenannte *Yogablöcke* aus Kork, die für verschiedene Asanas eingesetzt werden können: Im einfachen Sitz unterstützen sie die Aufrichtung des Beckens, in Standhaltungen dienen sie als Verlängerung der Arme. Neben Blöcken aus Kork gibt es auch Modelle aus Schaumstoff, von denen ich aber abrate, weil sie nicht genügend Halt bieten. Auch die Yogablöcke können von Zeit zu Zeit mit der Reinigungslösung abgewischt werden.

Des Weiteren sind Decken für die Yogapraxis hilfreich. Gefaltete Decken lassen sich in verschiedenen Asanas gut als Unterstützung einsetzen. In der Entspannungsphase können sich die Schüler zudecken, um nicht auszukühlen. Sollten Sie in der Schule Decken anschaffen wollen, empfehle ich Ihnen feste Wolldecken.

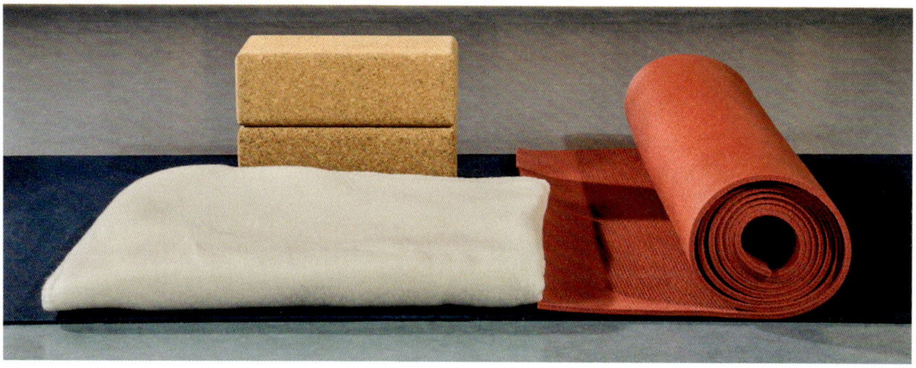

Yoga übt sich am besten in dehnbarer Kleidung und barfuß. Üben die Schüler auf Socken, besteht die Gefahr, dass sie ausrutschen und sich verletzen. Wollen die Schüler nicht barfuß üben, bestehen Sie auf rutschfesten Socken. Für die Anfangs- und Entspannungsphase sind dicke Socken, eine lange Hose sowie ein Pulli zum Überziehen und gegebenenfalls ein Tuch oder eine Decke angebracht.

Yoga verlangt keinen speziellen Raum. Im Grunde kann es überall unterrichtet werden: in der Sporthalle, im Gymnastikraum und im Sommer auch im Freien. Wichtig ist nur, dass genügend Platz für alle vorhanden ist.

Am ehesten bietet sich ein heller Raum an, in dem für die Entspannungsphase das Licht gedimmt werden kann. In den meisten Sporthallen wird dies nicht möglich sein. Dann schaltet man am Ende der Stunde das Licht aus.

Es ist wichtig, dass der Raum nicht zu kalt ist, damit die Schüler sich in tiefen Dehnungen nicht verletzen. Lüften Sie den Raum am besten vor der Praxis einmal.

3.6 Methodische Hinweise

1. Unabhängig davon, wie der zur Verfügung stehende Raum beschaffen ist, stellen Sie sicher, dass Sie alle Schüler sehen können und dass Sie von allen Schülern gesehen werden. Richten Sie die Matten dafür entweder im Halbkreis oder in Reihen aus. Das hat den Vorteil, dass Sie die Asanas spiegeln können und den Schülern größtmögliche Orientierung bieten. Wenn es der Platz erlaubt, sind die Matten so angeordnet, dass die Schüler die Arme zur Seite strecken können, ohne sich gegenseitig zu behindern. Bitten Sie die Schüler gegebenenfalls, die Matten versetzt auszurichten. In einzelnen Stunden bzw. einzelnen Phasen, wenn beispielsweise die Gruppendynamik im Zentrum steht, ist das Unterrichten in Kreisform zielführend. Bedenken Sie, dass man so nicht spiegeln kann.

2. Wichtig ist, dass Ihre Schüler Sie sehen und auch hören können. Neben Ihrer Präsenz ist Ihre Stimme das entscheidende Instrument zur Gestaltung einer förderlichen Stimmung. Ganz gleich, wie die Stimme in den einzelnen Momenten beschaffen ist: Verwenden Sie eine einfache und klare Sprache.

Praxisübung

1. Üben Sie zusammen mit einem Kollegen die *Sonnengrüße* und einzelne in diesem Buch vorgeschlagene Stunden und geben sich gegenseitig eine Rückmeldung zu Ihrer Praxis.

2. Leiten Sie sich dann gegenseitig an und geben Sie sich eine Rückmeldung zu Ihren Ansagen, zu Ihren Übergängen zwischen den Asanas, zu Ihrer Sprache und Prosodie.

Wenn Sie lieber allein üben: Experimentieren Sie mit Ihrer Stimme und nehmen Sie sich selbst auf, während Sie einzelne Phasen Ihrer Yogastunde ansagen.

3. Da Yoga in aller Munde ist, ist es für die meisten Schüler per se motivierend. Vielleicht haben sie sogar schon eigene Erfahrungen damit gemacht. Falls Sie für zusätzliche Motivation sorgen möchten, machen Sie darauf aufmerksam, dass die deutsche Fußballnationalmannschaft und viele andere Profisportler auch Yoga üben.

4. Im Yogaunterricht für Kinder sind viele spielerische Anteile enthalten. Beim Yoga mit Jugendlichen spielen sie eine kleinere Rolle. Jugendliche wollen in ihrer Praxis, je älter sie werden, ernst genommen werden und sich neuen Herausforderungen stellen. Nichtsdestotrotz enthalten einzelne Doppelstunden als vertrauensbildende Maßnahmen, zum Aufwärmen und für die Gruppendynamik spielerische Anteile. In

der unteren Sekundarstufe 1 lassen sich selbstverständlich mehr spielerische Phasen in den Unterricht einbinden. In Kap. 5.12 finden Sie einige Yogaspiele in einer Übersicht.

5. Die einzelnen Doppelstunden sind alle nach dem **AMSEL-Prinzip** im Sinne eines Baukastensystems aufgebaut. Die einzelnen Komponenten sind für jede Stunde unabdingbar, können aber um Partner- bzw. Gruppen-Asanas sowie um eine schülerorientierte Erarbeitung ergänzt werden.

AMSEL-Prinzip + Partner-/Gruppen-Asanas + Thai Yoga + Erarbeitung

- Im Körper **A**nkommen
- den Körper **M**obilisieren + **Partner-/Gruppen-Asana** + **Thai Yoga** + **Erarbeitung**
- den Körper in **S**chwung bringen + **Partner-/Gruppen-Asana** + **Erarbeitung**
- den Körper **E**ntspannen + **Partner-/Gruppen-Asana** + **Thai Yoga** + **Erarbeitung**
- im Körper **L**eichtigkeit erfahren

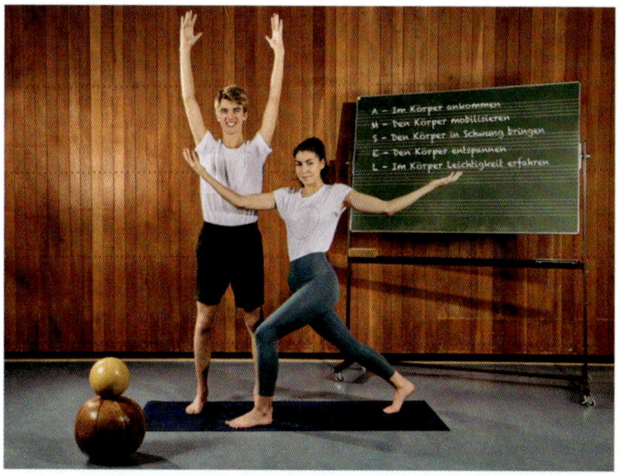

Jugendliche üben im Allgemeinen gerne mit einem Partner oder in der Gruppe. Daher enthält jede Doppelstunde **Partner- bzw. Gruppen-Asanas**, die vom Lehrer angeleitet werden und die Sie in den Unterricht einbinden können, auch um die sozialen Kompetenzen zu schulen. Die Stunden sind auch ohne Partner- oder Gruppenübungen vollständig. Achten Sie bei den Partner-Asanas darauf, dass die Schüler ungefähr die gleiche Größe und Statur haben und verweisen Sie unbedingt darauf, behutsam miteinander zu üben. Letzteres gilt selbstverständlich auch für die Gruppenübungen.

Als wunderbare Ergänzung zu den Partner- und Gruppenübungen bieten sich **Thai-Yoga-Partnerübungen** an, die in jede Stunde integriert werden können. In Kap. 3.8 finden Sie dazu Hinweise von Sandra Walkenhorst.

Darüber hinaus enthält jede Stunde, wie oben erwähnt, mindestens einen Vorschlag für eine **Erarbeitungsphase**. Diese ermöglicht den Jugendlichen Raum zur kreativen

Entfaltung sowie Raum für eigene Erfahrungen. Das Gelernte wird angewandt und vertieft. Einige Erarbeitungsphasen sind in zwei Variationen enthalten und bieten die Möglichkeit zur Differenzierung. Alle Erarbeitungsphasen stehen als Kopiervorlagen zur Verfügung, die sich im hinteren Teil des Buchs finden. Diese sind zum Teil auch für die Leistungsbewertung einsetzbar (vgl. den Anhang, Kap. 1 und 3).

3.7 Hilfestellungen in den Asanas

Im Yogaunterricht spielen Hilfestellungen, sogenannte *Adjustments*, eine wichtige Rolle. Man könnte denken, dass sie in erster Linie die Aufgabe haben, Fehlhaltungen zu korrigieren. Das ist nur ein Aspekt. Mithilfe der Adjustments hat der Lehrer die Möglichkeit, die Yogaschüler tiefer in die Praxis zu führen.

So leisten Hilfestellungen einen Beitrag zu einem intensiveren Verständnis der Asanas und einen bewussteren Blick auf den eigenen Körper. Im Praxisteil finden Sie zu jeder Asana präzise Anleitungen, die Sie für die Anweisung benötigen.

Hilfestellungen sind in drei Varianten umsetzbar:

1. Die wichtigste Form des Adjustments besteht in verbalen Hinweisen, die Sie während des Unterrichtens geben. Dabei verweisen Sie auf die wesentlichsten Ausrichtungsprinzipien, die Sie im Praxisteil zu jeder Asana finden. Am besten konzentrieren Sie sich, vor allem in den ersten Stunden, auf den Bereich, der am verletzungsanfälligsten ist. Selbst wenn die Schüler keine „Fehler" machen, verhelfen die Hinweise zur präzisen Ausführung der Asanas allen Schülern zu einem vertieften Verständnis der Haltung. In diesem Buch liegt der Schwerpunkt auf den verbalen Adjustments, da sie im Kontext Schule am praktikabelsten erscheinen.
2. Wenn Sie während des Übens merken, dass mehrere Schüler die Asanas nicht korrekt ausführen, unterbrechen Sie den Unterricht und demonstrieren die Asana oder die Abfolge selbst. Wiederholen Sie die Demonstration gegebenenfalls.
3. Die dritte Variante sind taktile Adjustments. In vielen Yogatraditionen sind Berührungen selbstverständlich und werden von vielen Yogaschülern sehr geschätzt. Sicherlich ist die Situation in der Schule eine gänzlich andere als in einem Yogastudio, sodass Sie selbst für sich entscheiden, ob Sie Ihre Schüler berühren oder nicht. Dazu bedarf es selbstverständlich eines vertrauensvollen Verhältnisses zwischen Lehrer und Schüler. Desto mehr, als dass sich die Schüler in der sensiblen Phase der Pubertät befinden. Außerdem benötigen Sie als Lehrer ein Bewusstsein dafür, wie einzelne Asanas am besten taktil zu unterstützen sind. Dies ist ein komplexes Feld. Sollten Sie sich dazu entscheiden, auch taktile Adjustments zu geben, sichern Sie sich zu Beginn der Praxis das Einverständnis der Schüler. Achten Sie auch hier auf Klarheit und Eindeutigkeit. Oftmals hilft auch nur eine Fingerspitze auf den

Schultern, damit die Schüler diese senken. Schieben Sie die Schüler auf keinen Fall in eine Haltung, sondern geben Sie einen dezenten Hinweis. Und achten Sie auch auf Ihre eigene Sicherheit: Stellen Sie sich im *herabschauenden Hund* nicht hinter die Schüler. Aufgrund der Komplexität der Thematik spielen taktile Adjustements in diesem Buch keine Rolle, werden hier der Vollständigkeit halber aber erwähnt.

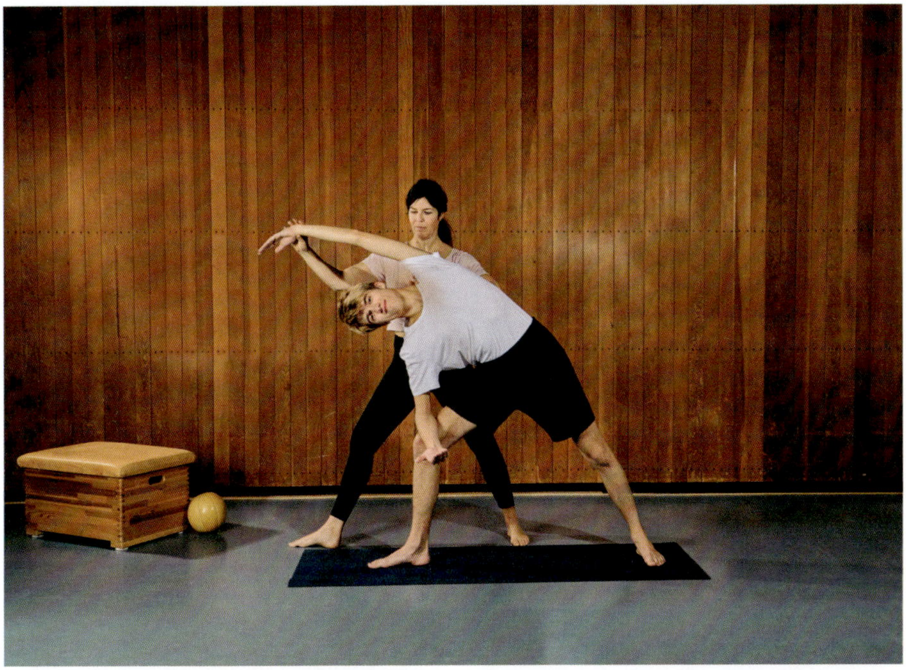

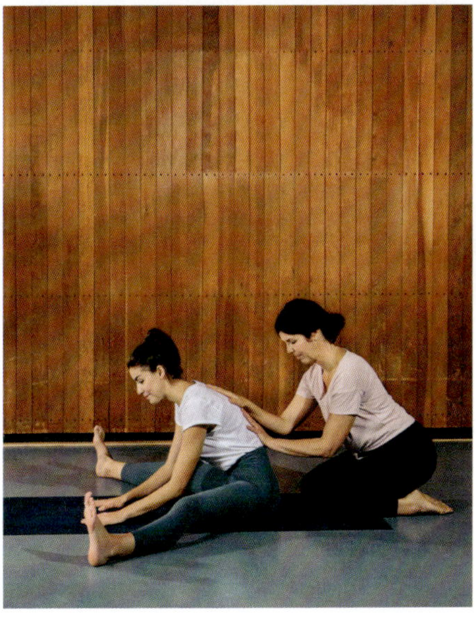

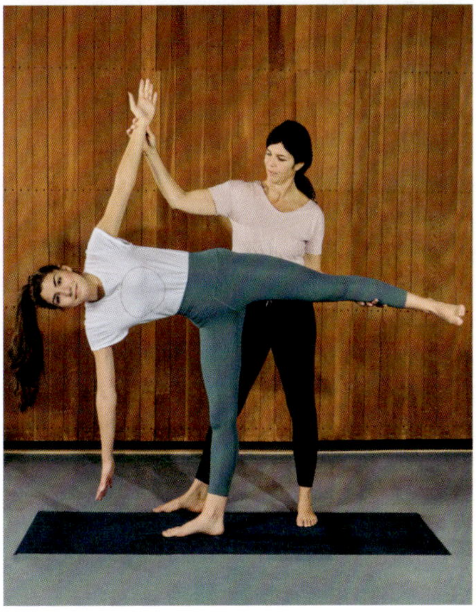

3.8 Thai-Yoga Partnerübungen – Sandra Walkenhorst

Thai Yoga ist eine Partnerarbeit, in der es einen sogenannten *Geber* und einen *Empfänger* gibt. Der Geber ist, wie der Name schon sagt, derjenige, der etwas tut. Der Empfänger hat in diesem Fall gar nichts zu tun. Er darf sich entspannen und genießen.

Die Qualitäten von Thai Yoga sind vielfältiger Natur. Neben einer klaren, sicheren und achtsamen Berührung werden zudem Gelenke mobilisiert, Verspannungen können gelöst werden und es kann ein angenehmes Entspannungsgefühl eintreten. Auf physiologischer Ebene können wir sagen, dass Thai Yoga unseren Parasympathikus aktiviert und somit der Körper in einen Zustand der Entspannung und des Loslassens kommen kann.

Zudem wird Oxytocin ausgeschüttet. Das Hormon ist als Bindungs- und auch Glückshormon bekannt geworden und kann Stress und Angst lindern. Es dämpft Aggressionen und lässt uns Vertrauen zu anderen Menschen aufbauen.

Über Berührung schenken wir zudem Sicherheit, Vertrauen und auch Stabilität. Alles Dinge, die im Hinblick auf das Erleben der letzten zwei Jahre sicher noch mehr an Bedeutung zugenommen haben.

So können Elemente des Thai Yoga wunderbar in den (Schul-)Yogaunterricht eingebaut werden und sind gerade auch als Schlussentspannung hochwirksam. Voraussetzung ist jedoch immer die Freiwilligkeit, denn ob Berührung und Nähe stattfinden darf, bedarf immer der Erlaubnis beider Parteien!

Was gibt es zu beachten?

Das Wichtigste ist, den Schülern zu vermitteln, dass es hier vornehmlich um das Spüren geht. Wenn wir den Körper eines anderen Menschen berühren, ist es wichtig, dies mit Achtsamkeit und Hingabe zu tun. Das bedeutet, es geht gerade nicht um die Belange des Gebers, sondern nur um die des Empfängers. Dem anderen Menschen etwas Gutes zu tun, und das, ohne eine Gegenleistung zu erwarten.

Allein dieses Erleben ist für viele Menschen schon etwas ganz Besonderes. So ist es ein Einlassen und Erforschen, das so individuell ist wie wir Menschen selbst. Eine Einladung an unsere Empathiefähigkeit und auch die Selbstfürsorge, denn natürlich sollten wir den jeweiligen Empfänger auch immer dazu ermutigen, zu kommunizieren, ob etwas angenehm ist oder eben nicht.

Hier ein paar Übungen zum Ausprobieren
(mehr dazu im Buch „Thai-Kinderyoga", siehe Literaturverzeichnis)

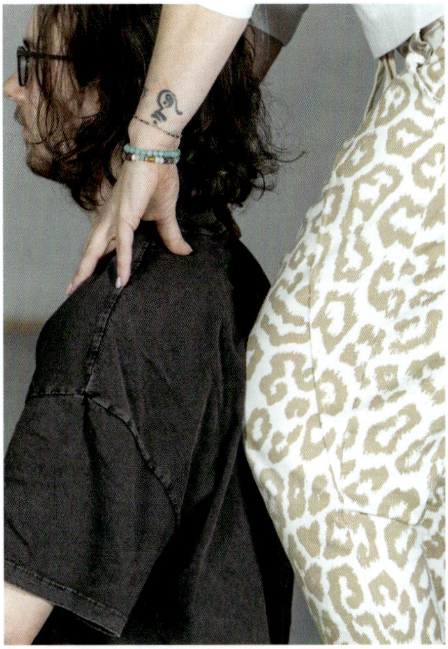

Kreisel: Ein Schüler kreuzt die Beine im Sitzen, der andere steht dahinter. Die Knie des stehenden Schülers stützen sanft den Rücken, sodass sich der Sitzende leicht anlehnen und nicht umfallen kann. Die Hände des stehenden Schülers liegen an den Schultern. Nun kann der stehende Schüler beginnen, langsam kleine Kreise zu beschreiben. Nach einer Weile sollte auch einmal die Drehrichtung gewechselt werden.

Wirkung: Die Übung lädt dazu ein, loszulassen. Sie lockert zudem den unteren Rücken.

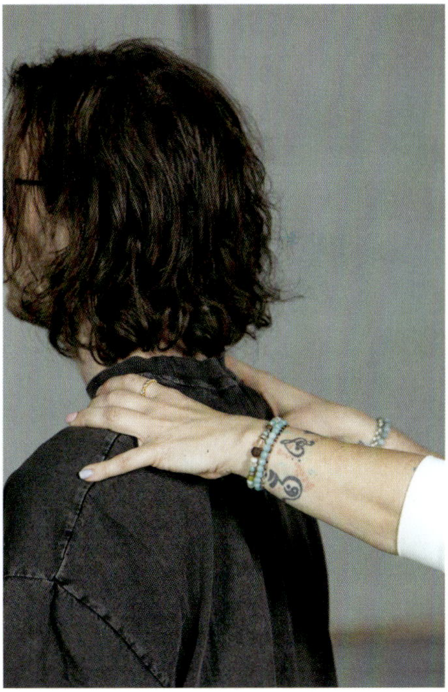

Freie Massage: Die Schüler sitzen hintereinander. Der „Masseur" beginnt nun, den Rücken zu erkunden. Der Schüler kann vielleicht spüren, wo sich möglicherweise Verspannungen oder kleine Knötchen befinden. Eine Hilfe kann sein, die Schüler dazu einzuladen, ganz neugierig zu sein und zu entdecken, wie sich einzelne Bereiche des Rückens anfühlen.

Wo gibt es vielleicht auch Unterschiede? Es ist möglich, zu massieren, zu streichen oder auch die Hände nur aufzulegen, um Wärme zu spenden. Manchmal hilft es, nicht so viel darüber nachzudenken, was oder wie man etwas tut, sondern einfach dem Impuls zu folgen.

Tipp: Die Augen dabei zu schließen, kann hilfreich sein, um leichter ins Spüren zu kommen und auch nicht so sehr von der Außenwelt abgelenkt zu sein.

Wirkung: Die Massage lockert und löst Verspannungen; sie schafft Verbindung.

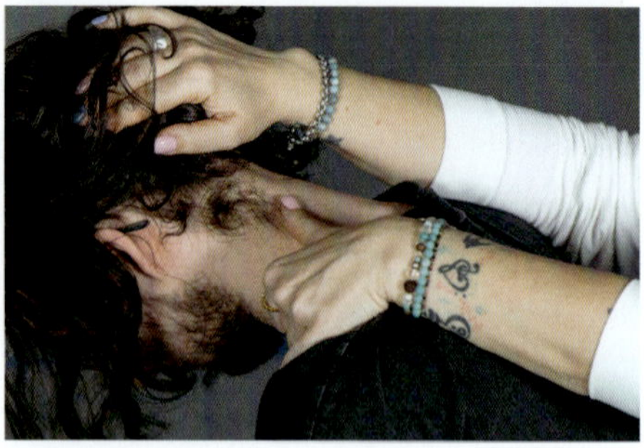

Den Nacken ausstreichen: Die Schüler sitzen hintereinander. Der Geber bittet den Empfänger, seinen Kopf ein wenig nach vorne zu senken, das Kinn in Richtung Brust abzusenken. Mit seinen Daumen kann nun der Geber den Nacken in Richtung Schädelansatz ausstreichen.

Wichtig ist es, neben der Wirbelsäule zu bleiben. Es wird nur der Muskel ausgestrichen, nicht die Wirbelsäule! Zuerst die eine Seite, danach folgt die andere Seite.

Den Muskelstrang kann man auch mehrmals von unten nach oben ausstreichen und dabei die Daumen immer ein wenig versetzen, sodass der ganze Muskel bearbeitet wird.

Wirkung: Diese Massage entspannt und dehnt den Nacken. Am Schädelansatz befinden sich außerdem Triggerpunkte, die durch sanften Druck Verspannungen und Kopfschmerzen lösen können. Diese können auch mit sanften, kleinen Kreisbewegungen gelockert werden.

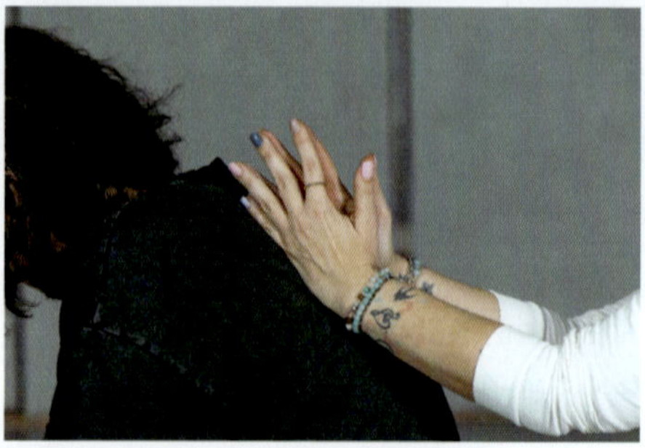

Ausklopfen: Die Schüler sitzen hintereinander. Der Geber legt beide Hände aneinander. Die Fingerkuppen und Außenbereiche der Handballen berühren sich, in der Mitte der Hände bleibt etwas Luft.

Mit den Handaußenkanten kann nun der Rücken sanft ausgeklopft werden. Wichtig ist, dass die Hände weich und die Handgelenke locker bleiben. Zudem wird auf dem großen Rückenmuskel rechts und links neben der Wirbelsäule gearbeitet.

So kann der gesamte Rücken ausgeklopft werden. Auch die Schultern und Oberarme können mit einbezogen werden.

Achtung: Nicht direkt auf die Wirbelsäule klopfen und auch die Nierengegend (unterer Rücken) aussparen! Es kann hilfreich sein, die Schüler diese Technik erst einmal an sich selbst (z. B. im Sitzen an ihren Beinen) ausprobieren zu lassen. So bekommen sie ein Gefühl für die Intensität der Technik.

Wirkung: Wir erreichen das tiefe Fasziengewebe. Das Klopfen regt die Durchblutung an und lockert die Muskulatur.

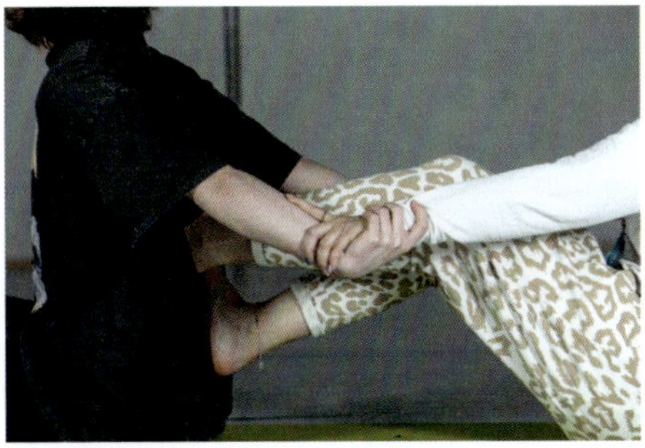

Über den Rücken laufen: Die Schüler sitzen hintereinander. Der vordere Schüler gibt seine Arme nach hinten. Die Schüler greifen nun gegenseitig ihre Handgelenke (s. Abbildung), dies dient einem sicheren und gelenkschonenden Üben.

Der Geber platziert nun beide Füße am unteren Rücken seines Vordermanns rechts und links neben der Wirbelsäule. Nun lehnt er sich achtsam mit geradem Rücken ein wenig nach hinten. Während er die Arme mit sanftem Zug hält, läuft er vorsichtig den Rücken entlang nach oben und unten.

Wichtig: Nicht auf der Wirbelsäule laufen, nur rechts und links auf dem großen Rückenmuskel. Keinen starken Zug an den Armen ausüben.

Tipp: Der Empfänger sollte tendenziell eher ein wenig nach vorne geneigt sitzen.

Wirkung: Die Rückenmuskulatur wird entspannt. Eine sanfte Dehnung der Schultern und des großen Brustmuskels (Musculus pectoralis major) ist auch inbegriffen.

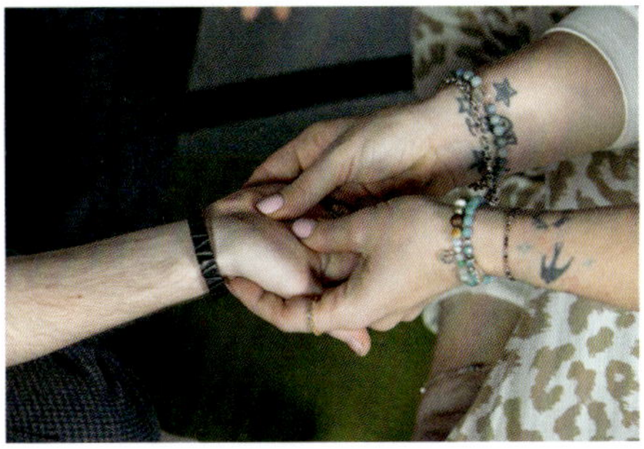

Handmassage: Ein Schüler beginnt und legt sich die Hand seines Partners in seine Hände. Dann kann ganz intuitiv mit den Daumen die Handinnenfläche massiert werden. Es können streichende Bewegungen zu den einzelnen Fingern hin sein oder von der Mitte des Handtellers nach außen. Der Fantasie sind keine Grenzen gesetzt.

Wichtig ist, langsam und achtsam zu arbeiten, dann wird sich die Handmassage auch gut anfühlen. Zum Abschluss kannst du ganz sanft jeden einzelnen Finger nach außen ausstreichen (nicht ziehen!).

Wirkung: Die Hände gelten in der Thai-Yoga-Körperarbeit als Verlängerung des Herzens. Diese zu berühren, hat eine beruhigende Wirkung. Es kann helfen, zu entspannen und hat eine herzöffnende Qualität.

3.9 Mit dem AMSEL-Prinzip Stunden planen

Für Ihre eigene Stundenplanung bietet das AMSEL-Prinzip eine gute und einfache Orientierung. Jede Stunde sollte einen Themenschwerpunkt setzen. Dies kann ein anatomischer Schwerpunkt sein, wie in der Mehrzahl der Stunden in diesem Buch, aber auch Themenbereiche aus der Yogaphilosophie (*Sthira Sukham Asanam, Yoga Citta Vritti Nirodhaha* und anderes) oder emotionale Thematiken, wie Gelassenheit, Zufriedenheit, Freude und Ähnliches, können zum Gegenstand der Stunde werden.

Ich schlage Ihnen im Folgenden zwei Varianten zu Ihrer Stundenplanung vor.

Variante 1

Setzen Sie einen Stundenschwerpunkt und wählen Sie passende Asanas aus.

Für die Phase des Ankommens wählen Sie entsprechend des Stundenschwerpunkts Texte. Dies können Aphorismen, Zen-Parabeln, Gedichte, Fantasiereisen oder Ähnliches sein. So können sich die Schüler zu Beginn der Stunde auf das Thema einstellen.

In der Mobilisierung erwärmen Sie den Körper wie gewohnt.

Im Anschluss planen Sie die *Sonnengrüße* gegebenenfalls mit themenentsprechenden Varianten, um dann eine Abfolge von Asanas zu entwickeln, die den Stundenschwerpunkt gut abbilden.

Denken Sie nach kraftvollen Abfolgen daran, die Wirbelsäule zu entlasten und integrieren Sie die Haltung des *Kindes* und/oder Drehhaltungen. Schließen Sie dann Vorbeugen am Boden an, bevor Sie sich der Gestaltung der Schlusssequenz widmen. Diese sollte einen ausgleichenden und beruhigenden Charakter haben.

Für die Planung von *Savasana* können Sie Varianten wie etwa den Bodyscan (vgl. Kap. 4.1) oder eine Fantasiereise hinzuziehen.

Variante 2

Sie arbeiten auf eine sogenannte *Peak Pose* wie beispielsweise den *Halbmond* hin. Dazu wählen Sie eine zum Stundenschwerpunkt passende Peak Pose aus, auf die die Praxis hinarbeitet. Analysieren Sie Ihre Peak Pose nach folgendem Fragenkatalog:

- Welche Eigenschaften hat sie?
- Welche Voraussetzungen braucht es, um sie sinnvoll und verletzungsfrei zu üben?
- Welche Muskelgruppen müssen gedehnt und aktiviert werden?
- Welche Hilfestellungen und Modifikationen bieten sich an?

- Welche Asanas bieten sich zur Vorbereitung an?
- Welche Ausgleichshaltungen sind sinnvoll?

Auch in dieser Variante suchen Sie einen sinnvollen Text für den Stundenbeginn und wählen für die Mobilisierung bereits Asanas aus, die auf die Peak Pose hinarbeiten. In den *Sonnengrüßen* bereiten Sie die Peak Pose mit entsprechenden Asanas vor, bevor Sie die Gestaltung der eigentlichen Abfolge mit der Peak Pose in Angriff nehmen.

Denken Sie an einen Ausgleich im Anschluss auf dem Boden und in der Schlusssequenz. Beenden Sie die Stunde in *Savasana* gegebenenfalls mit einem ansprechenden Text, der die Qualität der Peak Pose noch einmal aufnimmt.

Eigene Yogastunden mit dem AMSEL-Prinzip planen

1. Ein passendes Thema finden.
2. Passende Asanas zum Thema/Peak Pose finden.
3. Gegebenenfalls Peak Pose analysieren.
4. Peak Pose und Asanas in eine sinnvolle Reihenfolge bringen.
5. Ins AMSEL-Prinzip integrieren.

- Im Körper Ankommen (zusätzliche Varianten: Zen-Geschichten, Gedichte etc.).
- Den Körper Mobilisieren (Vorbereitung der Muskeln, gegebenenfalls für die Peak Pose).
- Den Körper in Schwung bringen: *Sonnengruß*-Variationen und Abfolge.
- Den Körper Entspannen (Ausgleich).
- Im Körper Leichtigkeit erfahren: *Savasana* (Varianten: Meditationen im Liegen, Fantasiereisen, progressive Muskelentspannung, Bodyscan, Geschichten).

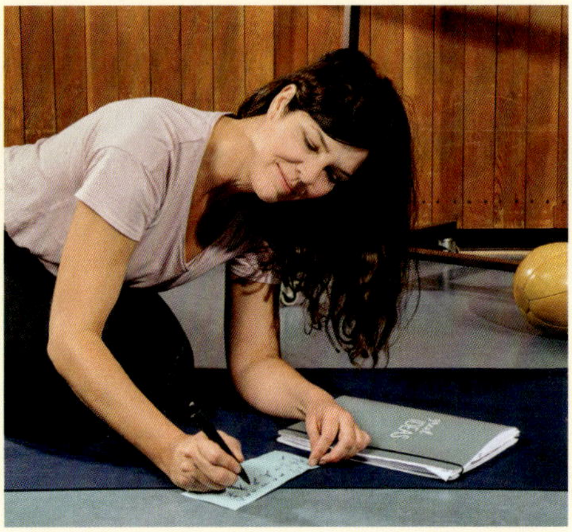

Reflexionsübung: Eine eigene Stunde mit dem AMSEL-Prinzip planen

Machen Sie sich gleich ans Werk und gehen Sie die Stundenplanung direkt an:

- Welches Thema erscheint für Ihre Lerngruppe gut geeignet?
- Welche Asanas bieten sich zu dieser Thematik und in welcher Reihenfolge an?
- Welches Material möchten Sie für die Phase des Ankommens und in *Savasana* einsetzen?
- Falls Sie mit einer Peak Pose arbeiten wollen, welche bietet sich an?
- Welche Partnerübung ließe sich integrieren?
- Welche Thai-Yoga-Übung bietet sich an?

3.10 Yoga und Inklusion – Sandra Walkenhorst

Das Wort Inklusion liest bzw. hört man oft, auch im schulischen Kontext ist es vermehrt zu finden. Deshalb erst einmal kurz zur Definition des Wortes, da es hierzu verschiedene zu finden gibt.

Ich teile die Definition der **Aktion Mensch**, die Inklusion so beschreibt, dass jeder Mensch ein wichtiger Teil der Gemeinschaft ist. Jeder hat besondere Fähig- und Fertigkeiten. Frei nach dem Motto: Es ist normal, verschieden zu sein!

Inklusion ist also eine Frage der Haltung. Es geht dann nicht darum, sich für jemanden quasi zu öffnen, sondern ich gehe ganz selbstverständlich davon aus, dass jeder Mensch einzigartig und somit ein unverzichtbarer Teil der Gemeinschaft ist und die Gemeinschaft erst zu dem macht, was sie ist.

Wie kann das gehen?

Wie also kann Inklusion gelingen bzw. welche Voraussetzungen benötigen wir dafür?

„Die größte Herausforderung für die Schulpädagogik wie für die Sonderpädagogik enthält jedoch die Forderung der inklusiven Bildung, auf eine Unterscheidung zwischen Menschen mit und Menschen ohne Behinderung zu verzichten, sondern vielmehr von Menschen mit individuellen Bedürfnissen auszugehen. Demnach hätten alle Kinder und Jugendlichen in der inklusiven Schule Anspruch auf ein individuell für sie zugeschnittenes Bildungsangebot. Wird die Individualisierung in dieser Konsequenz im Bildungssystem umgesetzt, so die Hoffnung, dann ist die Rede von unterschiedlichen Gruppen von Kindern und Jugendlichen hinfällig geworden" (Heimlich & Kahlert, 2014, S. 12ff.).[4]

Im Kontext Schule ist natürlich ein wichtiger Faktor die personelle Ressource, will heißen, man braucht genügend (Fach-)Personal und im Idealfall auch eine kleinere Klassenstärke. Und doch lässt sich auch „im Kleinen" schon einiges bewirken.

Zum Beispiel in Form von Projekten, AGs oder Ähnlichem, wobei sich Schulen zusammenschließen und/oder vielleicht sogar Partnerschaften bilden. So wäre es möglich, zu bestimmten Zeiten, in bestimmten Fächern zusammenzukommen und gemeinsam den inklusiven Gedanken zu leben und zu lehren.

Wie dies aussehen kann, möchte ich am Beispiel Yoga im Sportunterricht verdeutlichen.

Das Wunderbare an Yoga ist zunächst einmal, dass es Inklusion lebt. Es geht nicht um Leistung oder den Gedanken, besser als andere zu sein. Yoga soll den Menschen, im besten Fall, genau da abholen, wo er steht. Yoga soll sich dem Menschen (und somit seinen Fähig- und Fertigkeiten) anpassen und nicht umgekehrt. So ist also Yoga eine wunderbare Möglichkeit, um einen inklusiven Sportunterricht zu gestalten.

In erster Linie üben wir im Yoga, bei uns selbst zu bleiben und nicht so sehr zu schauen, was bei den anderen so los ist. Wir stärken und fördern die Resilienzfähigkeit, stärken die sogenannten *exekutiven Funktionen*, fördern die Propriozeption (Tiefensensibilität) und stärken das Selbstvertrauen. Von all diesen Dingen profitieren alle Schüler, ob mit oder ohne sonderpädagogischen Förderbedarf.

So geht es darum, die Übung an den jeweiligen Menschen anzupassen und hierbei mögliche Kontraindikationen zu beachten. Jeder Schüler hat einen anderen Bedarf und gerade bei Schülern mit sonderpädagogischem Förderbedarf kommen mitunter auch medizinische Besonderheiten hinzu, will heißen, es ist natürlich auch gut, zu wissen, welche Übungen vielleicht nicht geübt werden sollten, bzw. wie sie angemessen angepasst werden können.

Vorrangig sollte der Gedanke von Individualität sein, vielleicht mit der Idee, dass wir natürlicherweise nicht alle gleich, jedoch gleichwertig sind! Mit dieser Ausrichtung steht einer inklusiven Yogastunde im Rahmen des Sportunterrichts nichts entgegen und es kann eine große Bereicherung, sowohl für die Regelschüler als auch für Schüler mit sonderpädagogischem Förderbedarf, sein.

4 *Heimlich & Kahlert (2014).*
https://www.aktion-mensch.de/dafuer-stehen-wir/was-ist-inklusion/un-konvention
https://www.aktion-mensch.de/dafuer-stehen-wir/was-ist-inklusion

Zum Abschluss noch ein paar Tipps für den inklusiven Unterricht aus der Praxis:

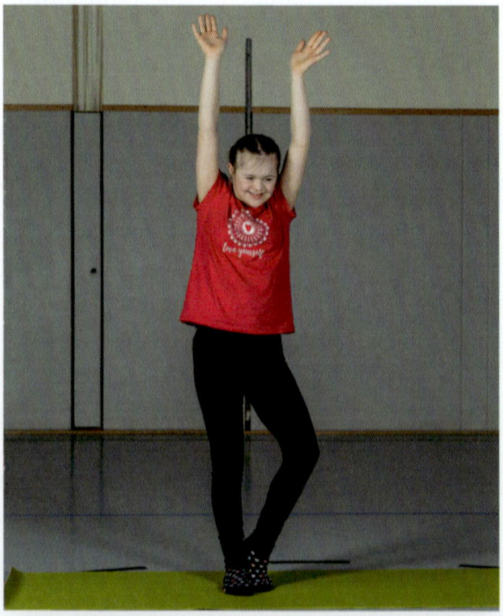

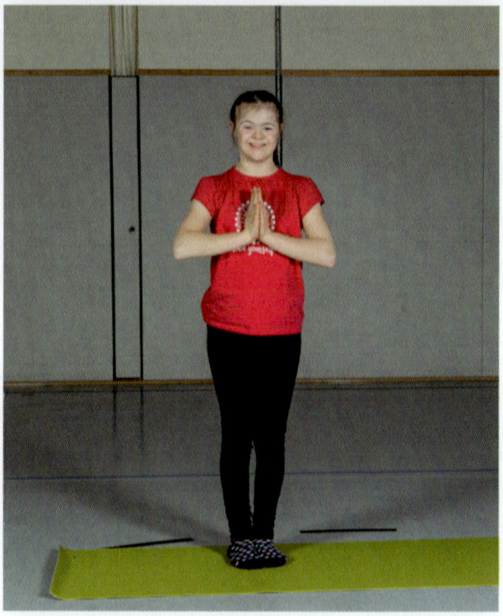

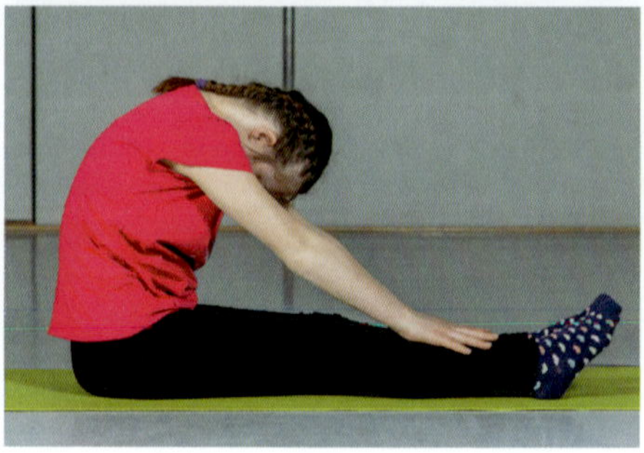

- Gegebenenfalls Hilfsmittel benutzen: Kissen, Decken, Blöcke etc., um Schülern mit anatomischen Beschränkungen Unterstützung zu bieten.
- Sehr hilfreich kann auch eine zweite Person sein, die den Schülern in Asanas Hilfestellung geben kann.
- Da Schüler mit Förderbedarf eher visuell mitarbeiten, ist es gut, viel mit- und vorzumachen.
- Die Ansprache sollte in einfacher Sprache gehalten sein, man kann mit Gesten/Gebärden unterstützen.
- Schüler, die sprachlich eingeschränkt sind, gut beobachten, um zu erkennen, ob es ihnen gut geht.
- Eine gute Unterstützung sind Spiele zur Wahrnehmungsförderung (Farben, Klänge, Richtungshören, Körperkoordination).
- Die Schüler in ihrer Fantasie unterstützen (z. B. eine eigene Vorstellung der Übung ausprobieren, oder eigene Übungen entwickeln lassen).
- Der eigenen Intuition folgen und Übungen abwandeln (z. B. bei einem Schüler mit einseitiger Spastik ist eben die Haltung auch nur auf dieser Seite möglich. Wie kann die Übung dann, vielleicht teilweise für die eingeschränkte Seite, abgewandelt werden?

3.11 Schneller, höher, weiter: Yoga und Leistungsüberprüfung

In der Yogapraxis spielen die korrekte und sichere Ausrichtung der Asanas sowie verletzungsfreie Abfolgen eine große Rolle. Dies ist die Voraussetzung für ein Wohlerleben innerhalb der Yogapraxis. Yoga wird so zu einer bewegten Meditation, in der der eigene Körper bewusst wahrgenommen und beobachtet, nicht aber im eigentlichen Sinne bewertet wird. Dies ist keine leichte Aufgabe, bewerten und vergleichen wir uns doch ständig mit anderen.

Vielleicht besteht die Möglichkeit, den eigenen Unterricht auf dieses hehre Ziel auszurichten und auf die klassische Bewertung zu verzichten, um Schülern jenseits von Sorgen um die Noten zu vermitteln, dass es darum geht, sich selbst und den eigenen Körper kennenzulernen, zu akzeptieren und an sich zu arbeiten.

Nichtsdestotrotz können Leistungen von Schülern auch im Rahmen des Yogaunterrichts in unterschiedlichen Formen bewertet werden. Schüler können Teile der Stunde selbst übernehmen und die Mobilisierung oder die Schlussphase selbstständig anleiten. Sie können auch eigene Sequenzen zu verschiedenen Themen entwickeln. Im Praxisteil finden Sie dazu Anregungen und Kopiervorlagen.

Grundsätzlich bieten sich mehrere Varianten an, um die Leistungen der Schüler kriterienorientiert zu bewerten: Sie bewerten entweder die Ausführungen von Asanas und Abfolgen oder aber Sie bewerten die Darbietung einer Abfolge und ebenso die dazugehörigen Anleitungen, die die Schüler selbst entwickeln.

Ganz gleich, für welche Variante Sie sich entscheiden, sollten die anatomischen Voraussetzungen der Schüler berücksichtigt werden, sodass das Kriterium der Beweglichkeit beim Ausführen der Asana eine untergeordnete Rolle spielen sollte. Stattdessen wird der individuelle Lernfortschritt bei der Bewertung angemessen berücksichtigt.

Außerdem besteht die Möglichkeit, die nachträgliche Reflexion der Schüler mit in die Bewertung einfließen zu lassen. Die Kriterien werden mit den Schülern gemeinsam entwickelt. Im Anhang, Kap. 3, finden Sie Bewertungsbögen für alle vier Varianten der Leistungsmessung.

1. Sie bewerten die **Ausführung von Asanas einzelner Schüler** und blicken dabei auf die Ausführung der Haltungen. Sie könnten die Schüler beispielsweise 3-5 Asanas auswählen lassen, die sie einüben und zusammen mit einem Partner darbieten.

   Folgende Kriterien bieten sich für die Bewertung einzelner Asanas an:

   - korrekte anatomische Ausrichtung
   - harmonische Gesamtkörperhaltung

- stabile Grundkörperhaltung und -spannung
- Einleitung und Steuerung der Bewegungen
- Schwierigkeitsgrad der gewählten Yogahaltung
- Synchronisation von Atmung und Bewegung

2. Sie bewerten die **Ausführung vorgegebener Abfolgen**. Hierbei bietet sich der *Sonnengruß A* oder *B* an, den die Schüler im Verlauf der Sequenz eingeübt haben.

   Folgende Kriterien bieten sich für die Bewertung von Abfolgen (*Sonnengruß*) an:

   - korrekte anatomische Ausrichtung der Asanas
   - Bewegungskönnen (Schwierigkeit und Können)
   - harmonische Gesamtkörperhaltung,
   - stabile Grundkörperhaltung und -spannung,
   - Einleitung und Steuerung der Bewegungen,
   - Koordination der Bewegungen,
   - harmonische Übergänge zwischen den Asanas
   - Kontrolle der eigenen Bewegung
   - Synchronisation von Atmung und Bewegung

3. Sie bewerten die **Gestaltung und Umsetzung vorgegebener Abfolgen** innerhalb einer Gruppe sowie die dazugehörigen Ansagen.

   Folgende Kriterien bieten sich für die Bewertung von Abfolgen (*Sonnengruß*) an:

   - korrekte anatomische Ausrichtung der Asanas
   - Bewegungskönnen (Schwierigkeit und Können)
   - harmonische Gesamtkörperhaltung
   - stabile Grundkörperhaltung und -spannung
   - Einleitung und Steuerung der Bewegungen
   - Koordination der Bewegungen
   - harmonische Übergänge zwischen den Asanas
   - Kontrolle der eigenen Bewegung
   - Synchronisation von Atmung und Bewegung

- funktionale Ansagen zu den einzelnen Asanas
- funktionale Ansagen zu den Übergängen zwischen den Asanas
- Bewegungsfluss und Bewegungsdynamik innerhalb der Gruppe
- Spannungsaufbau der Darbietung (Betonung, Einschnitte, Wechsel von Bewegung und Stillstand, Höhe- und Ruhepunkte)
- Zusammenarbeit innerhalb der Gruppe

4. Sie bewerten die **Gestaltung und Umsetzung einer Abfolge zu einem bestimmten Thema** innerhalb einer Gruppe sowie die dazugehörigen Ansagen.

   Folgende Kriterien bieten sich für die Bewertung von Abfolgen (*Sonnengruß*) an:

- korrekte anatomische Ausrichtung der Asanas
- Bewegungskönnen (Schwierigkeit und Ausführung)
- harmonische Gesamtkörperhaltung
- stabile Grundkörperhaltung und -spannung
- sinnvolle Auswahl der Asanas zur Thematik
- sinnvolle Reihenfolge der Asanas
- Einleitung und Steuerung der Bewegungen
- Koordination der Bewegungen
- harmonische Übergänge zwischen den Asanas
- Kontrolle der eigenen Bewegung
- Synchronisation von Atmung und Bewegung
- funktionale Ansagen zu den einzelnen Asanas,
- funktionale Ansagen zu den Übergängen zwischen den Asanas
- Bewegungsfluss und Bewegungsdynamik innerhalb der Gruppe
- Spannungsaufbau der Darbietung (Betonung, Einschnitte, Wechsel von Bewegung und Stillstand, Höhe- und Ruhepunkte)
- Zusammenarbeit innerhalb der Gruppe

4 Praxisteil A: Üben mit dem AMSEL-Prinzip

In diesem Kapitel lernen Sie das AMSEL-Prinzip im Detail kennen, das Ihnen dazu verhilft, strukturierte Yogastunden zu unterrichten. Jeder der fünf Schritte des AMSEL-Prinzips wird in einem einzelnen Unterkapitel vorgestellt. Die einzelnen Pranayama-Techniken sowie die Asanas werden bei der ersten Erwähnung detailliert beschrieben. Außerdem erhalten Sie Hinweise zur Umsetzung im Unterricht. Am Ende der Unterkapitel sehen Sie die einzelnen Schritte des AMSEL-Prinzips komprimiert auf einen Blick.

4.1 A: Im Körper ankommen

- Der Schultag dreht sich oft um die Vermittlung kognitiven Wissens, womit der Kopf und weniger der Körper mit seinen Empfindungen und Bedürfnissen im Mittelpunkt steht. Die Yogapraxis leistet einen Beitrag dazu, im eigenen Körper anzukommen. Um das einerseits erfahrbar zu machen und um sich gleichzeitig auf die Praxis einzustimmen, gibt es am Anfang der Yogastunde Raum für das Ankommen im Körper. Hier gilt es, wahrzunehmen, wie sich die eigene Befindlichkeit und die Körperlichkeit darstellen. In einem zweiten Schritt wird der Blick auf den Atem geworfen. Der Atem wird in dieser Phase zunächst beobachtet und dann etabliert, das heißt, geführt und vertieft.

- Für einen leichteren Zugang empfiehlt es sich, die Phase zu ritualisieren, damit die Schüler lernen, von Stunde zu Stunde einen besseren Kontakt zum eigenen Körper herzustellen. Dazu bietet sich der *einfache Sitz* an.

- Stellen Sie sicher, dass alle Schüler gut im einfachen Sitz sitzen können. Haben die Schüler Schwierigkeiten, aufrecht zu sitzen und oder sind die Knie sehr weit vom Boden entfernt, bitten Sie die Schüler, die Matte aufzurollen und sich auf diese zu setzen: Das Becken lässt sich leichter nach vorne kippen, sodass die Aufrichtung in der Wirbelsäule leichter fällt und die Knie sinken können. Alternativ kann man sich auf eine gefaltete Decke oder, falls vorhanden, auf einen Block setzen. Sollte jemand aufgrund von Knie- oder Hüftproblemen nicht im einfachen Sitz sitzen können, bietet sich der Stocksitz als Alternative an.

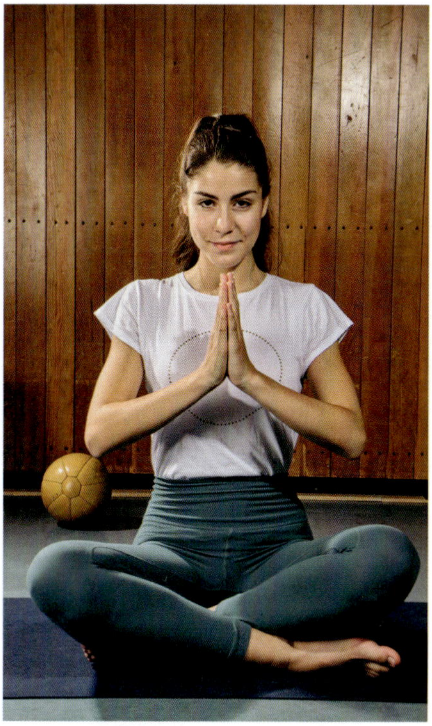

- Da es vielen schwerfällt, am Anfang einer Yogaklasse in Stille zu sitzen, finden Sie zur Gestaltung des Ankommens im eigenen Körper vier verschiedene Variationen, bevor Sie mit den Schülern einen Blick auf den Atem werfen. Neben dem tiefen, langen Atem kennt die Yogapraxis verschiedene weitere Atemtechniken, die jeweils der Beruhigung oder aber auch der Aktivierung gelten.
- Bitten Sie die Schüler, die Augen zu schließen. Sollte das schwerfallen, sollen sie den Blick auf einen ruhigen Punkt ausrichten.
- Dauer: fünf Minuten

Auf einen Blick „Im Körper ankommen"

1. Einrichten im einfachen Sitz
2. Ankommen auf der Matte (vier Texte zur Auswahl)
3. Den Körper beobachten
4. Den tiefen, langen Atem etablieren
    - Gegebenenfalls Partnerübung zum tiefen, langen Atem

EINFACHER SITZ *Siddhasana*

1. Sich an den Anfang der Matte setzen; die linke Ferse zum Schambein vor den rechten Fuß legen.
2. Die Wirbelsäule aufrichten; die Sitzbeinhöcker in den Boden drücken.
3. Die Hände auf den Knien bzw. auf den Oberschenkeln ablegen.

Der zweite Blick:

- Das Brustbein heben.
- Die Schultern nach unten und hinten rotieren.
- Das Kinn zur Brust ziehen.

Wirkung: Der einfache Sitz stärkt Bauch- und Rückenmuskulatur und trägt in Kombination mit der Atmung zu mentaler und körperlicher Ausgeglichenheit bei.

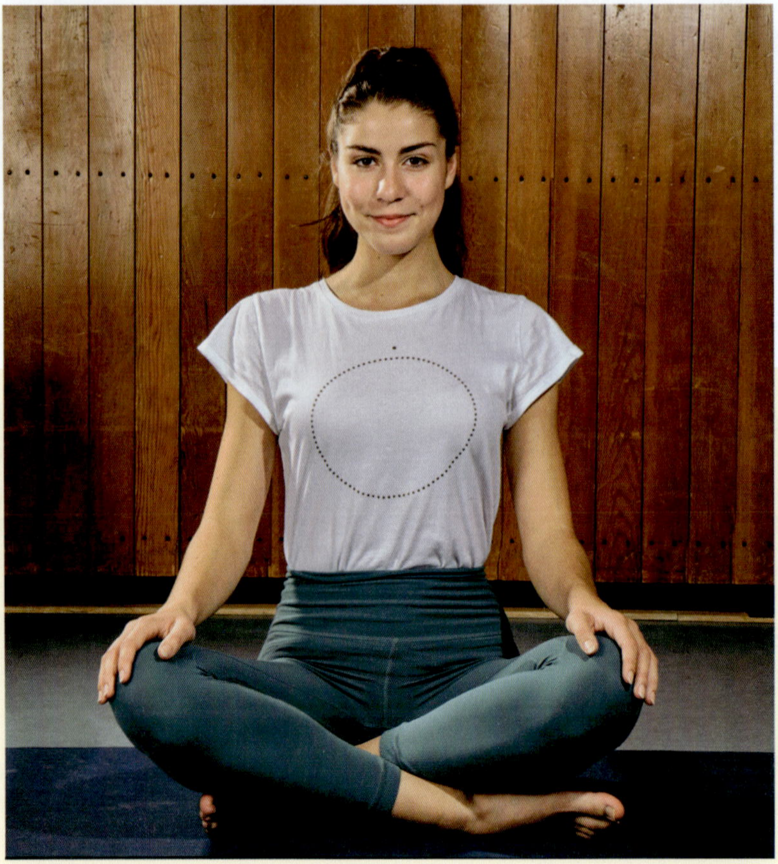

VIER TEXTE ZUM ANKOMMEN:

Richtet eure Aufmerksamkeit auf eure Sinne.

- Was hört ihr?
- Was riecht ihr?
- Was schmeckt ihr?
- Was fühlt ihr?
- Was seht ihr?

Blendet das nun alles aus und schließt die Augen.

Bodyscan I:

Schließt die Augen. Wandert im Geiste mit der Aufmerksamkeit zu einzelnen Körperteilen.

Nehmt eure Füße, eure Beine und euer Becken wahr.

Richtet die Aufmerksamkeit auf euren Bauch, Brustkorb und die Schlüsselbeine.

Nehmt nun euren unteren, mittleren und oberen Rücken wahr.

Wandert mit der Aufmerksamkeit zu euren Fingern, Händen und Armen.

Richtet die Aufmerksamkeit auf Hals und Nacken.

Nehmt das Gesicht, die Kopfhaut und die Haare wahr.

Nehmt den ganzen Körper vom Becken bis zum Scheitelpunkt wahr.

Bodyscan II:

Schließt die Augen.

Nehmt die Vorderseite eures Körpers wahr: Wie fühlt sie sich an?

Nehmt die Rückseite eures Körpers wahr: Wie fühlt sie sich an?

Nehmt die Seiten eures Körpers wahr: Wie fühlen sie sich an?

Erinnert euch an den Beginn des heutigen Tages:

Wer oder was hat euch geweckt?

Über wen oder was habt ihr euch gefreut?

Über wen oder was habt ihr euch geärgert?

Wer oder was hat euch gelangweilt?

Blendet den Beginn des heutigen Tages und eure Gefühle nun aus.

DEN ATEM BEOBACHTEN

Nun richtet die Aufmerksamkeit auf euren Atem und beobachtet ihn:

- Wo nehmt ihr euren Atem wahr?
- Im Bauch? Im Brustkorb?
- Wie fließt der Atem?
- Langsam oder schnell?
- Tief oder flach?
- Fließt er eher durchs linke oder rechte Nasenloch?
- Wie fühlt sich der Atem beim Einströmen der Luft an, wie beim Ausströmen?

TIEFER, LANGER ATEM

- Schließt die Augen. Das Gesicht ist weich und die Schultern sind entspannt. Legt die Hände auf den Bauch. Atmet tief durch beide Nasenlöcher ein. Schickt die Luft in den Bauch. Der Bauch wölbt sich wie ein Ballon leicht nach vorne, zu den Seiten und schiebt die Hände auseinander. Atmet dann tief durch beide Nasenlöcher aus. Der Bauch wird wieder flach und die Hände nähern sich wieder einander an.
- Gestaltet Ein- und Ausatmung gleich lang, um in einen regelmäßigen Rhythmus zu gelangen. Zählt im Geiste mit: ein 1, 2, 3, 4, aus 1, 2, 3, 4. Nehmt die Pause zwischen Ein- und Ausatmung wahr. Vielleicht gelingt es, den Atem bei jedem Atemzug länger werden zu lassen, sodass ihr bis 6 zählen könnt.

3-5 Atemzüge

- Legt die Hände auf den Brustkorb. Atmet tief durch beide Nasenlöcher bis in den Brustkorb ein. Brustkorb und seitliche Rippen dehnen sich aus. Atmet den umgekehrten Weg durch die Nase aus. Auch hier sind Ein- und Ausatmung gleich lang.

3-5 Atemzüge

- Legt die Hände über Kreuz auf die Schultern. Mit der nächsten Einatmung lenkt die Luft bis zu den Schlüsselbeinen, sodass sich die Schultern sanft anheben. Mit der Ausatmung senken sich die Schultern. Führt auch diese Atemübung einige Male nacheinander durch.

3-5 Atemzüge

- Legt die Hände auf den Knien ab. Atmet durch die Nase ein und lenkt die Luft zunächst in den Bauch, dann in den Brustkorb zu den seitlichen Rippen und schließlich zu den Schlüsselbeinen. Bei der Ausatmung fließt die Luft den umgekehrten Weg zurück, bis sie schließlich durch beide Nasenlöcher entweicht.

Fünf Atemzüge

Wirkung: Der tiefe, lange Atem aktiviert den Parasympathikus, den Teil unseres Nervensystems, dessen Aktivierung unter anderem den Blutdruck und die Herzfrequenz absenkt. Der Atem wird ruhiger und gleichmäßiger. Die Asanas werden intensiver, da viel Sauerstoff aufgenommen und viel Kohlendioxid abgegeben wird.

Sobald die Schüler mit dem tiefen, langen Atem vertraut sind, können Sie die Schritte 1-4 der Anleitung zum tiefen, langen Atem überspringen und beginnen mit Schritt 5 der Anleitung zum tiefen, langen Atem.

Ist die Klasse sehr unruhig oder unausgeglichen, verlängern Sie die Ausatmung jeweils um eine Zählzeit: ein 1, 2, 3, 4; aus 1, 2, 3, 4, 5, ein 1, 2, 3, 4; aus 1, 2, 3, 4, 5, 6.

Eine verlängerte Ausatmung wirkt stressmindernd.

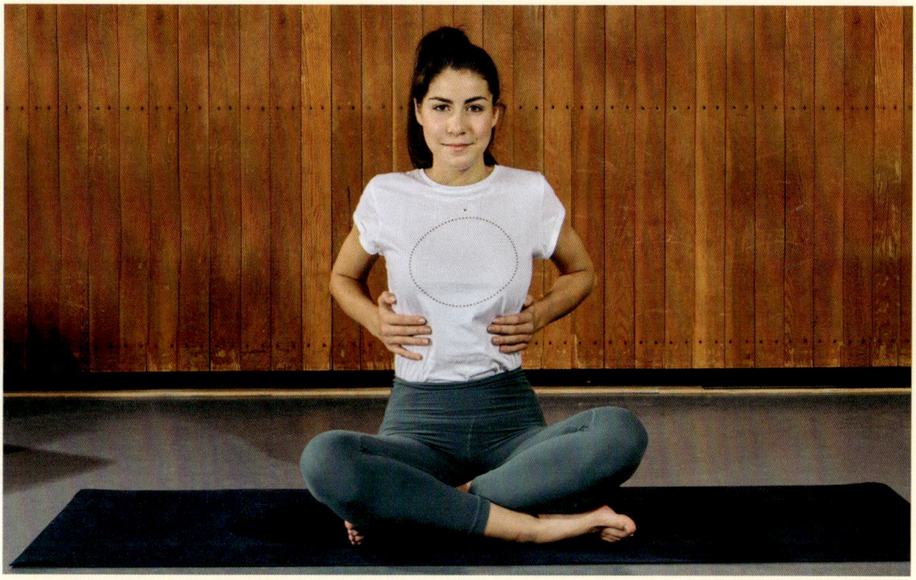

DER SIEGREICHE ATEM *Ujjayi-Pranayama*

1. Mit leicht geöffnetem Mund mit einem H-Laut ausatmen, als würde man einen Spiegel anhauchen. Dadurch verengt sich die Stimmritze. Normal durch die Nase einatmen. Einige Wiederholungen.
2. Auch bei der Einatmung mit geöffnetem Mund den Laut erzeugen. Einige Wiederholungen.
3. Den Mund schließen und die Stimmritze verengen und den Laut erzeugen.

Der zweite Blick

- Die Auf- und Ausrichtung beibehalten: den Rücken gestreckt halten, die Schultern senken.
- Den Kiefer entspannt halten.

Wirkung: Der siegreiche Atem führt zu einer erhöhten Atemkapazität und größerer Konzentration. Lungen und Blut werden mit viel Sauerstoff versorgt.

Die Ujjayi-Atmung eignet sich gut für anstrengendere Phasen innerhalb der Yogapraxis. Sie sollte aber zunächst im Sitzen eingeübt werden, da sie einige Übung erfordert.

WECHSELATMUNG *Nadi Shodana*

1. Die linke Hand auf den linken Oberschenkel legen.
2. Die rechte Hand lenkt den Atem: Den Daumen der rechten Hand auf das rechte Nasenloch und den Ringfinger auf das linke Nasenloch legen. Zeigefinger und Mittelfinger kommen auf den Punkt zwischen den Augenbrauen.
3. Einige Male bei geöffneten Nasenlöchern durch beide Nasenlöcher ein- und ausatmen.
4. Mit dem Daumen der rechten Hand das rechte Nasenloch verschließen und lang und tief durch das linke Nasenloch einatmen. Das linke Nasenloch verschließen, kurz halten, das rechte Nasenloch öffnen und ausatmen. Rechts einatmen, beide Nasenlöcher verschließen, halten, links öffnen, ausatmen ...

- Um die Übung abzuschließen, beide Hände auf den Oberschenkeln ablegen und nachspüren.

Der zweite Blick:

- Die Auf- und Ausrichtung beibehalten: Den Rücken gestreckt halten, die gerade Haltung des Kopfs beibehalten und die Schultern senken.

Hinweis:

- Als Linkshänder die rechte Hand auf dem rechten Oberschenkel ablegen.
- Die Anweisungen mit der linken Hand durchführen: Den Daumen der linken Hand auf das linke Nasenloch und den Ringfinger auf das rechte Nasenloch legen.

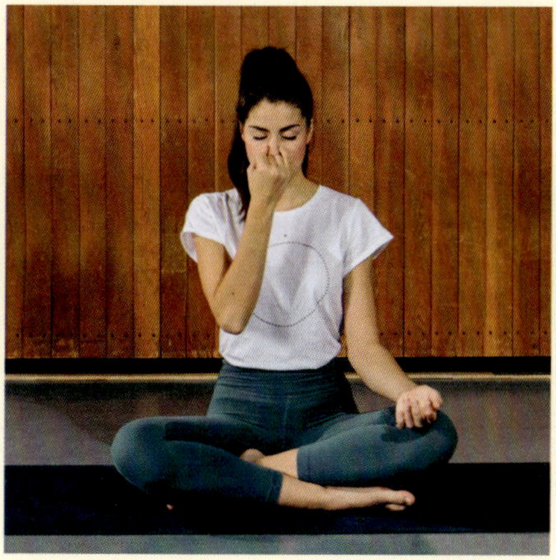

Wirkung: Die Wechselatmung wirkt durch die gleichmäßige Ein- und Ausatmung ausgleichend und harmonisierend, beruhigend und stressabbauend auf den Geist. Das Nervensystem wird harmonisiert.

GORILLAATMUNG

1. Sich etwas weiter als hüftweit breitbeinig hinstellen, dabei leicht in die Knie gehen.
2. Einatmend die Arme gestreckt über die Seiten nach oben führen, den Atem dann anhalten.
3. In der Atempause bei voller Lunge mit den Fingerspitzen den Brustkorb abklopfen (Runde 1); mit den Handflächen den Brustkorb abklopfen (Runde 2), mit den Fäusten den Brustkorb abklopfen.
4. Ausatmend die Hände auf den Knien abstützen, den Oberkörper leicht vorbeugen und stoßweise mit lauten Hah-Geräuschen durch den Mund ausatmen.

Wirkung: Die Atemtechnik sorgt durch das stoßartige Ausatmen für einen enormen Luftaustausch. Die Bauch- und Zwischenrippenmuskulatur sowie das Zwerchfell werden stoßweise angespannt und gekräftigt. Die Lungen und Bronchien werden durch das Abklopfen gereinigt.

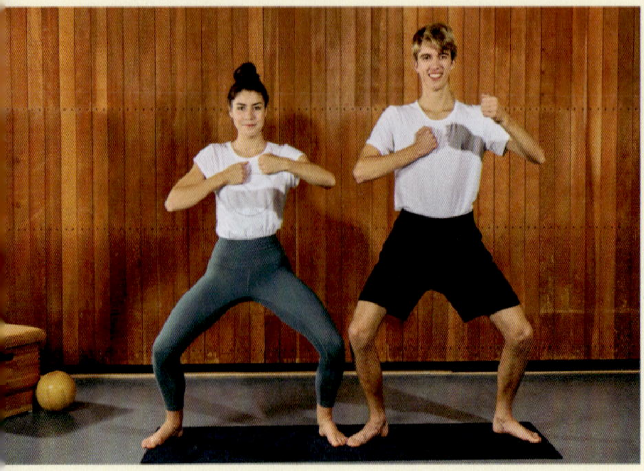

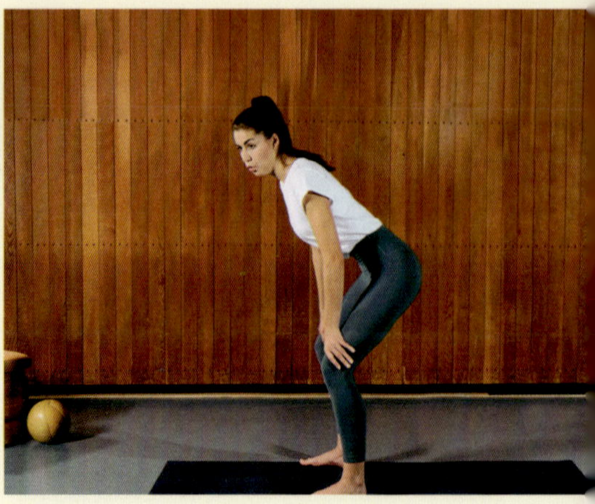

Auf einen Blick „Im Körper ankommen"

- Einfacher Sitz
- Ankommen im einfachen Sitz
- Den Atem beobachten
- Den tiefen, langen Atem etablieren
- Gegebenenfalls den siegreichen Atem oder die Wechselatmung etablieren

4.2 M: Den Körper mobilisieren

- Die Mobilisierungsphase legt den Grundstein für die Praxis, sie wärmt den Körper, speziell die Wirbelsäule, auf, dient der Vorbereitung der folgenden, komplexeren Asanas und beugt Verletzungen vor. Wichtige Muskelgruppen der Rumpf- und Beinmuskulatur werden mit einfachen Übungen aktiviert und durchblutet.
- In dieser Phase kommt die dem Yoga innewohnende Besonderheit ins Spiel: Atmung und Bewegung werden jetzt synchronisiert. Am Anfang wird das für die Schüler ungewohnt sein: Mit zunehmender Erfahrung stellt die Kombination von Atmung und Bewegung jedoch eine Orientierungshilfe dar. Gleichzeitig ermöglicht das Zusammenspiel die Erfahrung einer meditativen Rhythmik (Flow).
- Aus diesem Grund bietet sich hier eine ritualisierte Abfolge von Asanas, ausgehend vom erdenden einfachen Sitz, an.
- Um die Mobilisierungsphase variantenreicher zu gestalten, werden mit zunehmender Erfahrung weitere Asanas eingebunden, die bisher benutzte Asanas ersetzen können. Dazu finden Sie in den jeweiligen Kapiteln Hinweise.
- Mit zunehmender Erfahrung können die Schüler diese Phase selbst anleiten.
- Alternativ können die Schüler selbstständig einen eigenen Bewegungsablauf für die Mobilisierung ohne die Vorgabe von Asanas gestalten.
- Die Dauer der Mobilisierungsphase beträgt 5-7 Minuten.

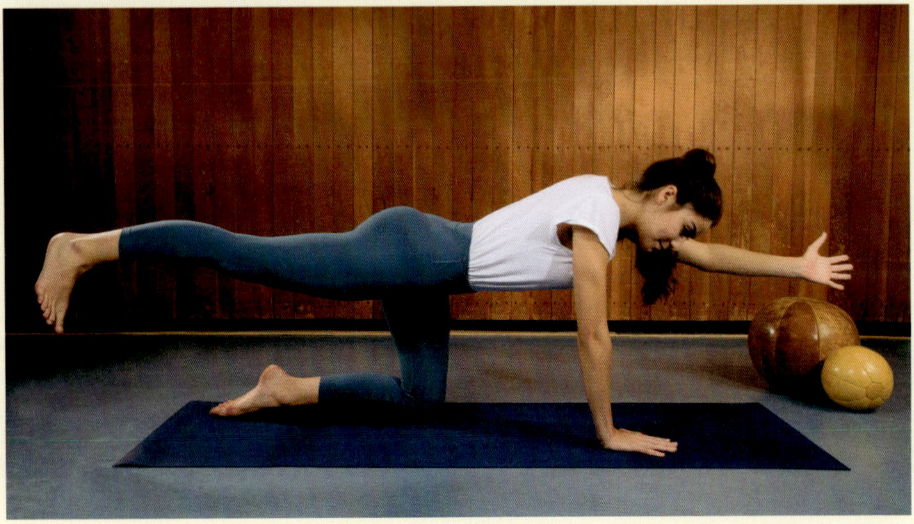

EINFACHER SITZ MIT BEWEGUNG *Siddhasana*

1. Die Wirbelsäule im einfachen Sitz aufrichten; die Schulterblätter nach hinten und unten ziehen und die Schultern senken.
2. Die Hände entweder mit den Handflächen nach oben oder nach unten auf den Oberschenkeln ablegen. Die Arme sind locker und lang.
3. Auf einen langen Nacken achten: Das Kinn sanft zum Brustkorb absenken.
4. Dreimal die Arme einatmend über die Seite nach oben führen, ausatmend sie wieder senken.

Der zweite Blick:

- Das Sitzfleisch zu den Seiten ziehen.
- Das Brustbein bei aufgerichteter Wirbelsäule sanft heben. Die Flanken des Rumpfs lang halten.

Wirkung: Das aufrechte Sitzen stärkt die gesamte Rückenmuskulatur und verbessert so die Haltung. Aktivierte Schultern führen zu einer Öffnung der Brustmuskulatur. So atmet man freier und intensiver.

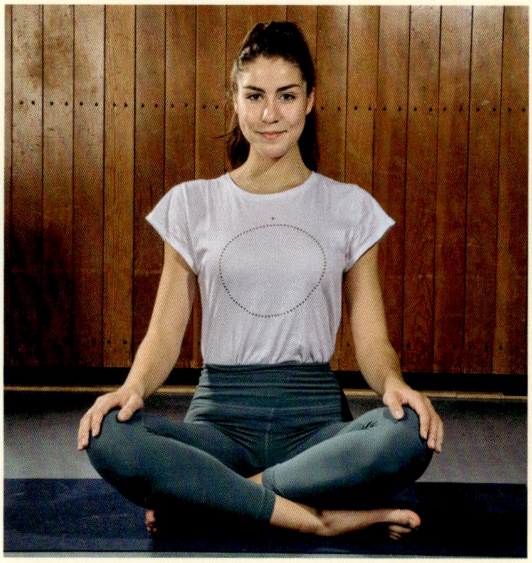

DREHSITZ AUS DEM EINFACHEN SITZ *Parivritta Siddhasana*

1. Die Arme über die Seite anheben, den Oberkörper ausatmend nach rechts drehen.
2. Die linke Hand liegt auf dem rechten Oberschenkel, die rechte Hand hinter dem Gesäß aufstellen.

Der zweite Blick:

- Über die Sitzbeinhöcker Kontakt zur Matte halten.
- Die Wirbelsäule gerade ausrichten.
- Es liegt kaum Gewicht auf der hinteren Hand.

3-5 dynamische Wiederholungen, dann für 3-5 Atemzüge halten, Seitenwechsel.

Die Asana verlassen: Einatmend in die Mitte zurückkehren.

Wirkung: Der Drehsitz vergrößert die Beweglichkeit der Wirbelsäule, vor allem der Brustwirbelsäule. Die Rückenmuskulatur wird gedehnt und gestärkt. Die Bauchorgane werden sanft massiert und der Stoffwechsel wird angeregt.

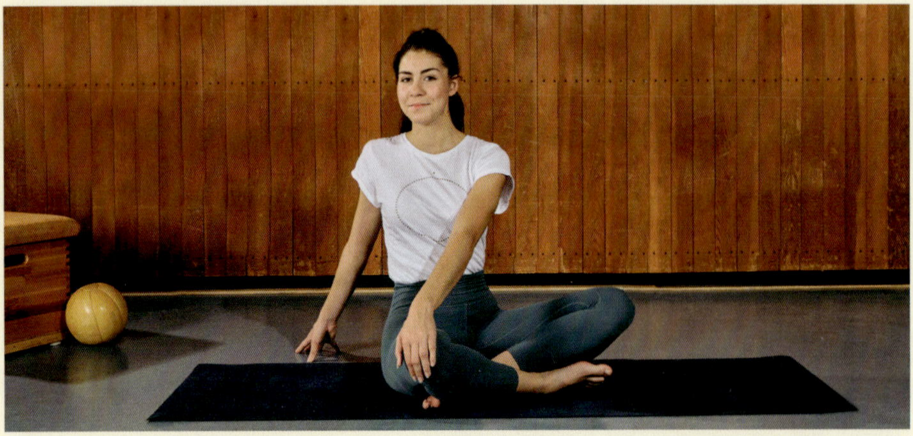

SEITNEIGE AUS DEM EINFACHEN SITZ *Parsva Siddhasana*

1. Die Arme einatmend in einem großen Bogen über die Seite nach oben führen.
2. Die rechte Hand ausatmend neben der Hüfte abstellen.
3. Den linken Arm über den Kopf nach rechts strecken.

Der zweite Blick:

- Den Kopf in Verlängerung der Wirbelsäule halten.
- Die Sitzbeinhöcker in den Boden drücken.

3-5 dynamische Wiederholungen, dann für 3-5 Atemzüge halten, Seitenwechsel.

Die Asana verlassen: Einatmend in die Mitte zurückkehren.

Wirkung: Die Seitneige dehnt den Latissimus sowie den großen Rückenmuskel und aktiviert den unteren Rückenstrecker.

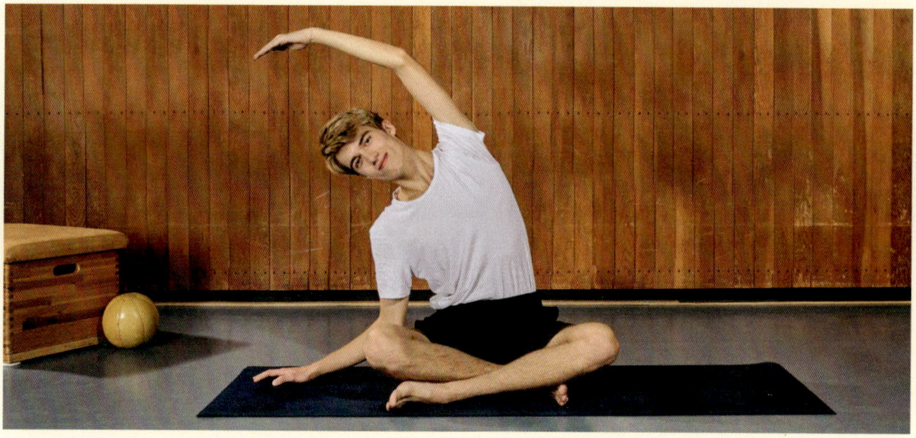

VIERFÜSSLERSTAND als Übergangshaltung

1. Die Füße und die Knie für den Vierfüßlerstand hüftweit aufstellen. Der Fußrücken ist abgelegt.
2. Schultern, Ellbogen und Handgelenke sind in einer Linie.
3. Den Blick nach vorn und unten auf die Matte richten, sodass der Nacken lang ist.

Der zweite Blick:

- Den Nabel nach innen und oben ziehen und den Rücken gerade halten.
- Die Finger für mehr Stabilität weit aufspreizen. Das Handgewölbe aktivieren.

Wirkung: Der Vierfüßlerstand ist eine Übergangshaltung und hat keine Wirkung im engeren Sinne.

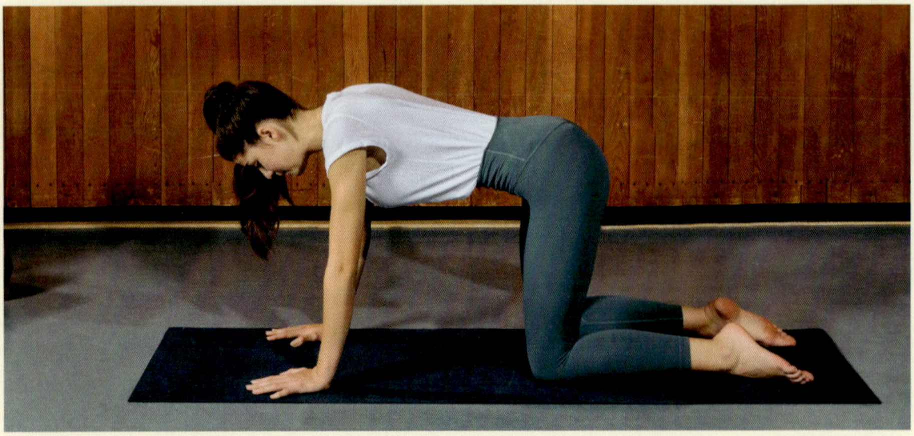

KATZE *Marjariasana*

1. Den Rücken ausatmend in den Katzenbuckel schieben.
2. Die gesamte Wirbelsäule runden.
3. Die Hände und die Füße aktiv in den Boden drücken. Die Schultern weg von den Ohren ziehen.

Der zweite Blick:

- Den Nabel nach innen und oben ziehen.
- Den Beckenboden aktivieren.
- Die Schultern in einer Linie mit den Hand- und Ellbogengelenken halten.

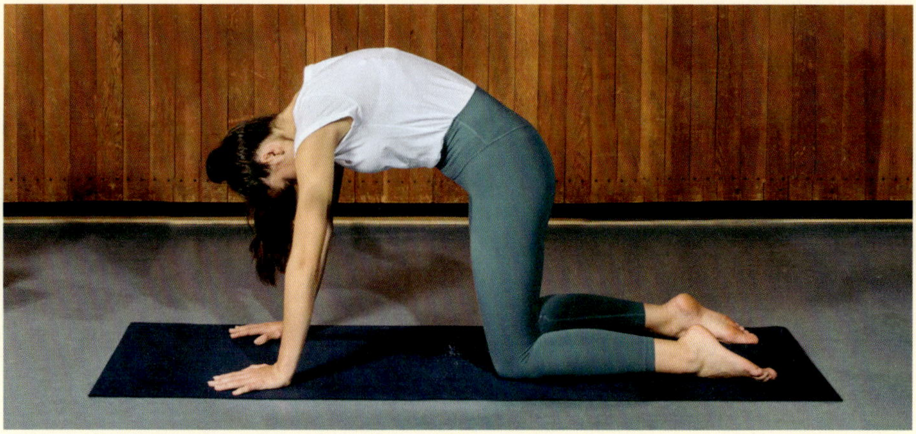

KUH *Bitilasana*

1. Einatmend den Brustkorb in ein sanftes Hohlkreuz heben. Der Kopf folgt samt Blick.
2. Die aufgefächerten Finger in den Boden pressen.
3. Den Kopf nicht in den Nacken werfen!

Der zweite Blick:

- Stabiles Becken: In zwei Linien denken: Das Becken strebt nach hinten oben, der Brustkorb nach vorne.
- Den Nabel sanft nach innen ziehen und die Schultern weg von den Ohren ziehen.

Die Asana verlassen: Einatmend in den Vierfüßlerstand zurückkehren.

Wirkung: Die gesamte Wirbelsäulenmuskulatur vom Steißbein bis zur Halswirbelsäule wird in der Abfolge *Katze-Kuh* mobilisiert und gedehnt, sodass die Durchblutung angeregt wird und Verspannungen entgegengewirkt wird. Die Hände werden gekräftigt. Die Wirkung der Abfolge ist komplementär: In der *Katze* erfolgt die Dehnung der Rückenmuskultur, in der *Kuh* die Anspannung.

Lassen Sie den Bewegungsablauf der Asanas *Katze-Kuh* einige Male zunächst gemeinsam in der gesamten Gruppe wiederholen, bevor die Schüler die Abfolge dann im eigenen Atemrhythmus üben und Raum bekommen, Atmung und Bewegung zu synchronisieren. Sie können auch eine Partnerübung daraus generieren:

Der eine Partner führt die Bewegungen aus, der andere achtet auf eine korrekte Ausführung:

- Ist der Rücken des Partners in der *Katze* wirklich rund?
- Befinden sich Knie und Becken sowie Hände, Ellbogen und Schultern wirklich in einer Linie?
- Ist der Hals wirklich nicht überstreckt?

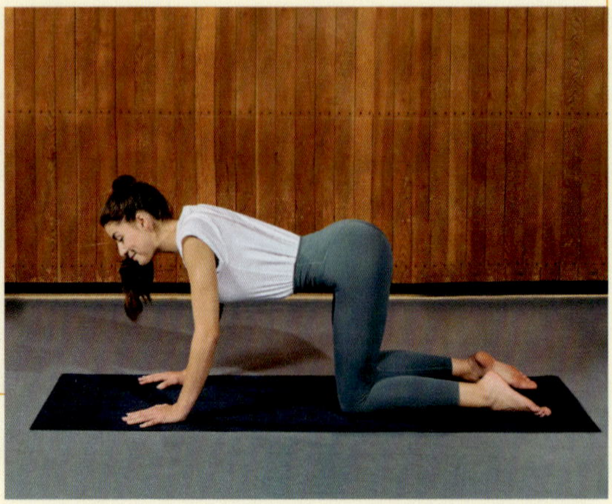

TIGER *Vyaghrasana*

1. Aus dem Vierfüßlerstand das linke Bein hüfthoch nach hinten strecken und die Zehen zum Boden ausrichten.
2. Den rechten Arm nach vorne strecken; der Daumen zeigt nach oben. Den Kopf in Verlängerung der Wirbelsäule halten.
3. Sich einatmend in die Länge ziehen, ausatmend sich runden: Das hintere Bein und den vorderen Arm beugen. Knie und Ellbogen unter dem Bauch zusammenbringen.

Der zweite Blick:

- Das Becken in der Streckung auf einer waagerechten Linie halten.
- Den Nabel in Richtung Wirbelsäule ziehen.
- Einatmend den Körper zwischen der hinteren Ferse und den vorderen Fingern aufspannen und ausatmend Knie und Ellbogen zusammenbringen.

3-5 dynamische Wiederholungen, dann die Seite wechseln.

Die Asana verlassen: Ausatmend Arm und Bein für den Vierfüßlerstand absetzen.

Wirkung: Durch die Beugung und Streckung wird die Rumpfmuskulatur gestärkt; durch die asymmetrische Bewegung in Beinen und Armen wird der Gleichgewichtssinn gefördert.

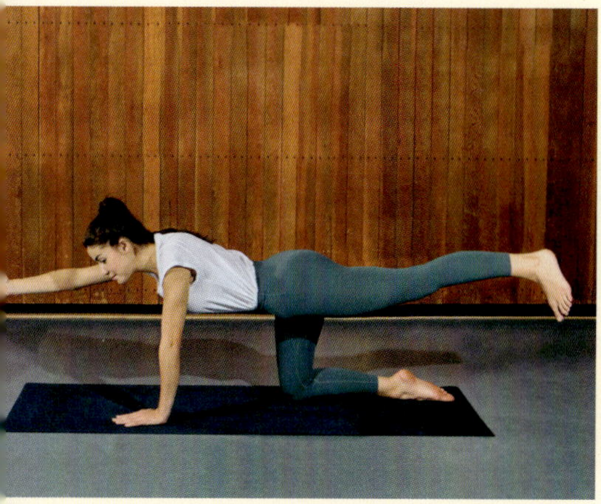

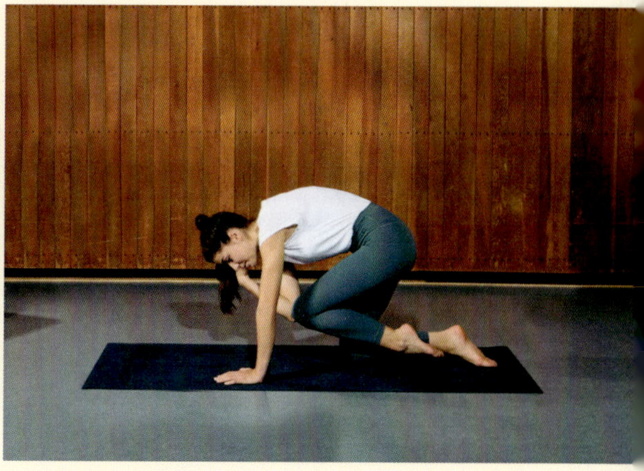

KIND *Balasana*

- Das Gesäß aus dem Vierfüßlerstand auf die Fersen bzw. in die Richtung der Fersen schieben.
- Den Oberkörper auf die Oberschenkel senken. Die Stirn auf der Matte ablegen.
- Die Arme liegen mit den Handflächen nach oben neben dem Rumpf.

Der zweite Blick:

- Den Bauch entspannen.
- Das Gesäß aktiv in Richtung Fersen schieben.

3-5 Atemzüge halten.

Wirkung: Die Oberschenkel, Hüften, Rückenstrecker sowie der Musculus glutaeus maximus werden gedehnt, während sich Verspannungen in Rücken, Schultern und Nacken lösen.

Ist das Gesäß weit von den Fersen entfernt, eine gefaltete Decke oder die aufgerollte Matte zwischen Ober- und Unterschenkel legen. Wer die Stirn nicht auf der Matte ablegen kann, legt sie auf die übereinandergelegten Hände.

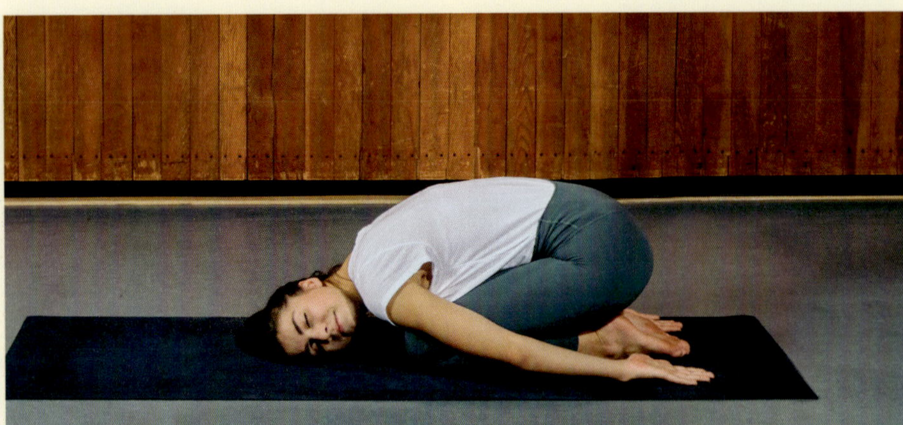

HERABSCHAUENDER HUND *Adho Mukha Shvanasana*

1. Die Hände für den Vierfüßlerstand nach vorne bringen. Die Arme bis auf die Mikrobeuge in den Ellbogen strecken.
2. Einatmend die Knie anheben, das Gesäß nach oben und hinten schieben.
3. Die Wirbelsäule strecken und die Arme neben den Ohren halten.
4. Ausatmend die Fersen in Richtung Boden senken. Die Beine so weit wie möglich bei gerader Wirbelsäule strecken.

Der zweite Blick:

- Die Sitzbeinhöcker nach oben schieben.
- Die unteren Rippen in den Brustkorb ziehen.
- Die Oberarme nach außen rotieren und die Finger spreizen.

Wirkung: Die Streckung der Beine führt zu einer Dehnung der Beinrückseiten, des Musculus glutaeus maximus und des großen Rückenmuskels. Arme und Beine halten das Gewicht des Körpers und werden so gekräftigt. Der Kopf wird mit Sauerstoff versorgt.

Lassen Sie die Schüler im *herabschauenden Hund* abwechselnd die Beine beugen und strecken.

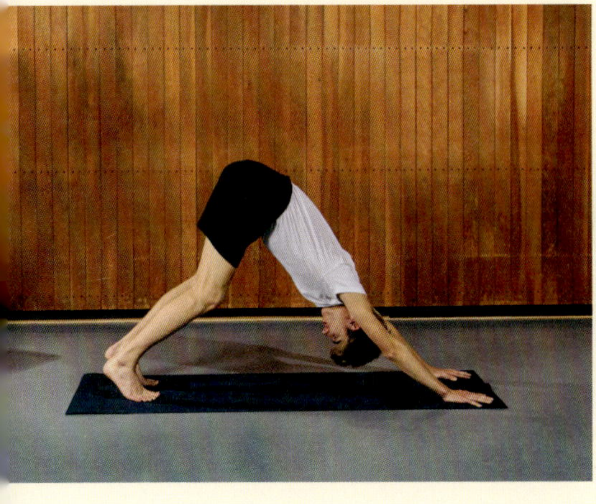

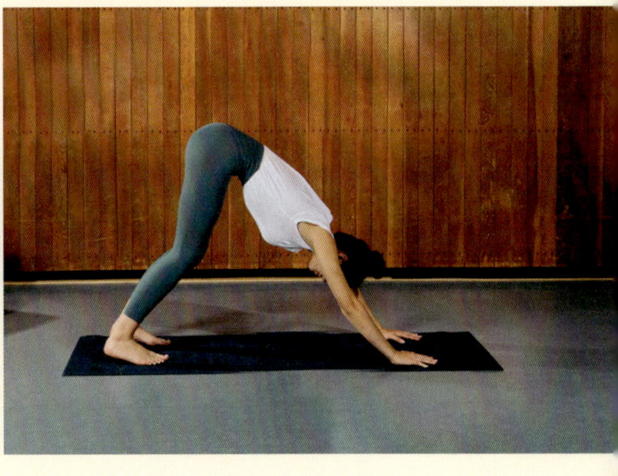

ÜBERGANG IN DIE STEHENDE TIEFE VORBEUGE *Ardha Uttanasana*

- An den Anfang der Matte laufen und die Füße hüftweit aufstellen.
- Den gegenüberliegenden Ellbogen greifen und den Oberkörper von links nach rechts bewegen.
- Den Kopf hängen lassen, um Schultern und Nacken zu entspannen.

Der zweite Blick:

- Das Gewicht gleichmäßig auf den ganzen Fuß verteilen.
- Die Beine langsam strecken, ohne sie zu überstrecken. Den Oberkörper behutsam in Richtung Oberschenkel senken.

Wirkung: In dieser Asana werden der untere Rücken und die Rückseite der Beine gedehnt. Die Hals-Nacken-Muskulatur wird entspannt.

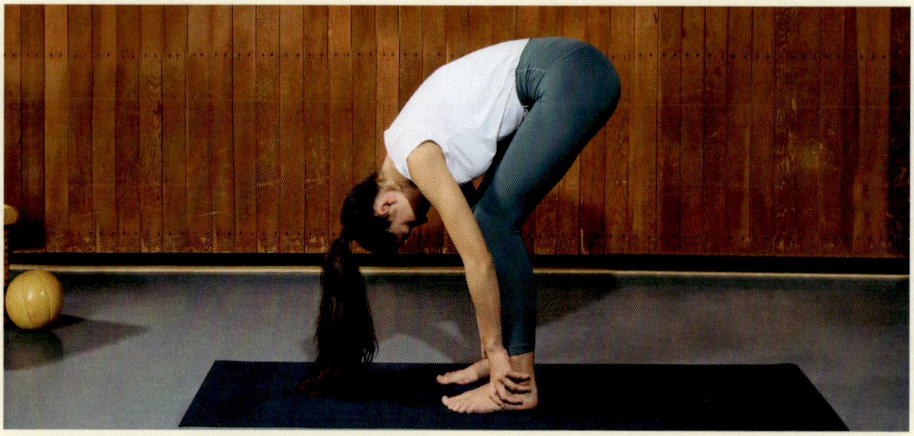

Auf einen Blick „Den Körper mobilisieren“

Einfacher Sitz mit Bewegung

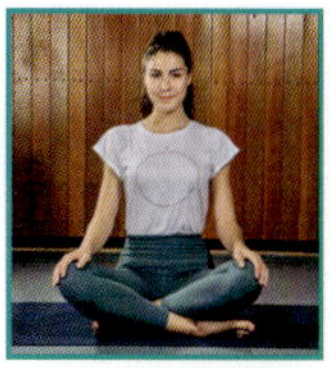

Drehsitz aus dem einfachen Sitz

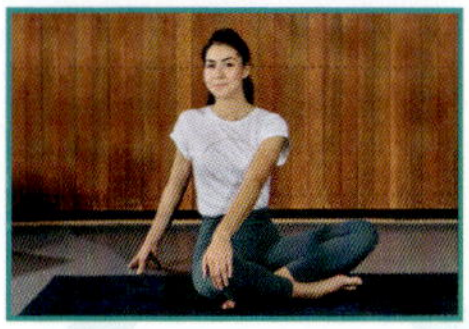

Seitneige aus dem einfachen Sitz

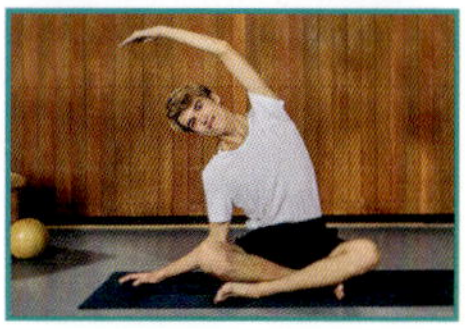

Vierfüßlerstand

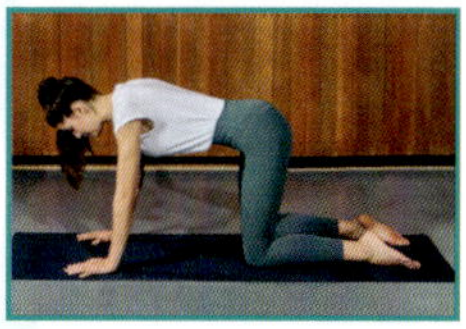

Katze-Kuh

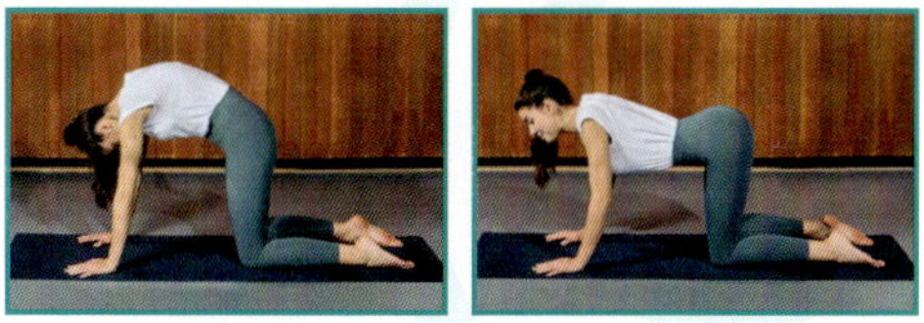

Tiger

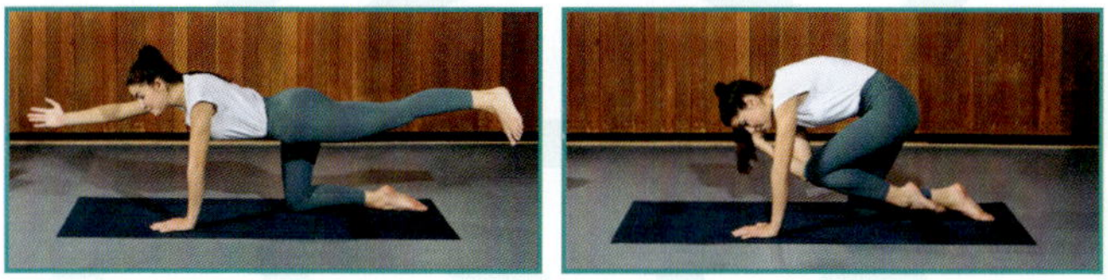

Kind

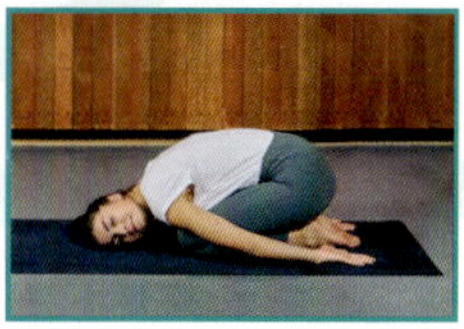

Herabschauender Hund

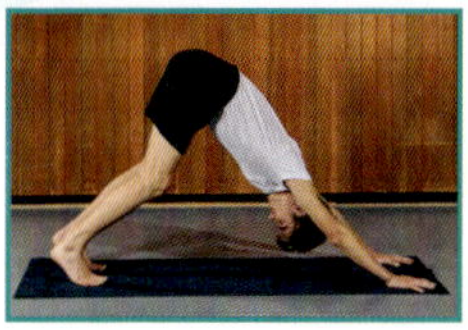

Stehende tiefe Vorbeuge

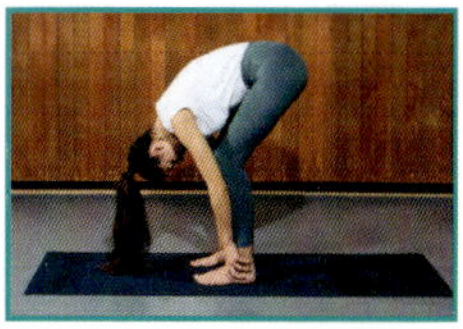

4.3 S: Den Körper in Schwung bringen: Sonnengruß A und B

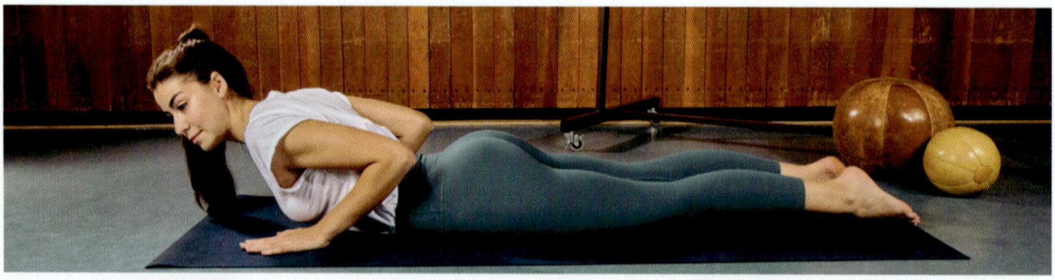

- Der *Sonnengruß* ist ein Alleskönner, kommt in jeder Stunde vor und vereint wichtige Asana-Gruppen: Vor- und Rückbeugen wechseln sich im Rhythmus des Atems mit Umkehrhaltungen und Hüftöffnern ab. Der gesamte Körper wird bewegt und gestärkt. Das Herz-Kreislauf-System wird aktiviert.
- Die Asanas des *Sonnengrußes* sollten Schritt für Schritt eingeübt werden. Da der *Sonnengruß* zentral für die Praxis ist, ist gerade in den Anfangsstunden eine korrekte Ausrichtung wichtig, um Fehlhaltungen in den Asanas selbst zu vermeiden und individuellen, bereits bestehenden Fehlhaltungen entgegenzuwirken. Dafür werden die einzelnen Asanas für 3-5 Atemzüge gehalten, bevor sie dann fließend nacheinander geübt werden.
- Auf komplexere Haltungen, wie den *herabschauenden Hund* oder die *Kobra*, sollten Sie gemeinsam blicken: Demonstrieren Sie entweder selbst die Asana oder wählen Sie dafür einen Schüler, um die Ausrichtungsprinzipien und mögliche Fehlerquellen aufzuzeigen.
- Bei aller Genauigkeit und Ausrichtung spielt auch das Prinzip des *Sthira Sukham Asanam* eine wichtige Rolle: Die Haltungen sind dynamisch und stabil zugleich, nicht starr.
- Bieten Sie neben dem Brett bei ungeübteren Schülern auch immer den Vierfüßlerstand an. Dies umso eher, wenn sie eine Lerngruppe mit wenig ausgeprägter Bauch- und Oberarmmuskulatur haben.
- Wenn die Schüler die Abfolgen gut beherrschen, ist es denkbar, eine Phase des individuellen Übens der *Sonnengrüße* einzubauen, in der die Schüler in eine anaerobe Übungsintensität gehen. Dafür übt jeder Schüler in seinem Rhythmus die *Sonnengrüße* und geht individuell an seine Belastungsgrenzen.
- Mit ein wenig Übung in der Praxis wird der *herabschauende Hund* nach und nach zu einer Erholungsposition. Bieten Sie den Schülern jedoch an, jederzeit in der Position des *Kindes* eine Pause zu machen und zu verschnaufen.

Sonnengruß A

NEUE ASANAS: *Berg, gestreckter Berg, stehende tiefe Vorbeuge, halbe stehende Vorbeuge, Brett, Chaturanga, Kobra.*

BERG *Tadanasana*

1. Sich hüftbreit an den Anfang der Matte stellen und das Gewicht gleichmäßig auf Groß- und Kleinzehenballen sowie auf die Fersen verteilen.
2. Die Knie nach vorne ausrichten, die Beine sind gestreckt, ohne sie zu überstrecken.
3. Becken und Wirbelsäule sind aufgerichtet. Die Arme hängen rechts und links neben dem Körper mit den Handflächen nach vorne. Die Schultern nach hinten und unten ziehen.

Der zweite Blick:

- Ein Hohlkreuz vermeiden: Das Schambein nach oben und das Kreuzbein nach unten in Richtung der Fersen ziehen.
- Den Nabel sanft nach innen und oben ziehen.
- Das Brustbein anheben. Den Hinterkopf sanft nach hinten und oben schieben, sodass die Halswirbelsäule lang und der Nacken weit ist.

Variante:

- Alternativ die Hände vor dem Brustkorb halten.

Wirkung: Die Haltung aktiviert vor allem den Rückenstrecker und den Quadrizeps, wodurch die Muskulatur gestärkt wird. So verbessert sich die Körperhaltung.

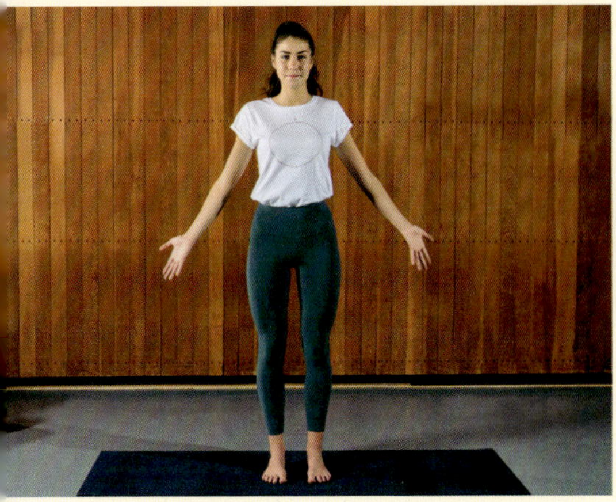

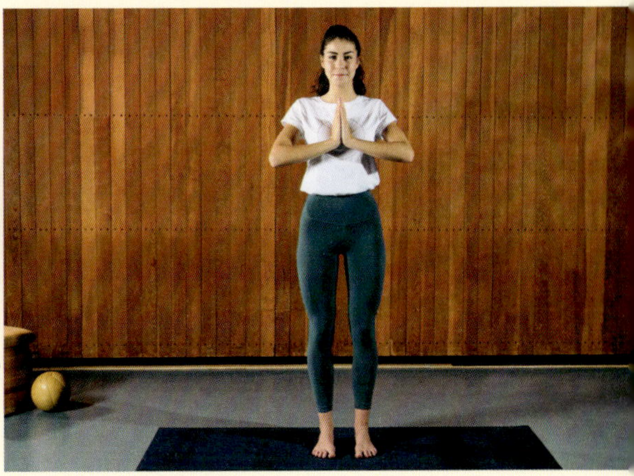

GESTRECKTER BERG *Urdhva Hastasana*

1. Einatmend die Arme gestreckt in einem weiten Bogen über die Seite nach oben über den Kopf führen. Der periphäre Blick folgt den Armen. Die Handinnenflächen können, müssen sich aber nicht berühren.
2. Die Schultern nach hinten und unten ziehen.
3. Den Oberkörper aufrichten: Ein Faden am Scheitel zieht den Körper sanft nach oben.

Der zweite Blick:

- Ein Hohlkreuz vermeiden: Das Kreuzbein in Richtung der Füße ziehen und die Flanken des Rumpfs in die Länge ziehen.
- Den Nacken- und Halsbereich lang und weit halten: Das Kinn sanft in Richtung Brustkorb ziehen.
- In zwei Richtungen, Himmel und Erde, denken – sich in beide Richtungen ausdehnen.

Wirkung: Die Schultermuskulatur wird zusätzlich zur Rumpf- und Beinmuskulatur gekräftigt, während der Brustkorb Weite erfährt.

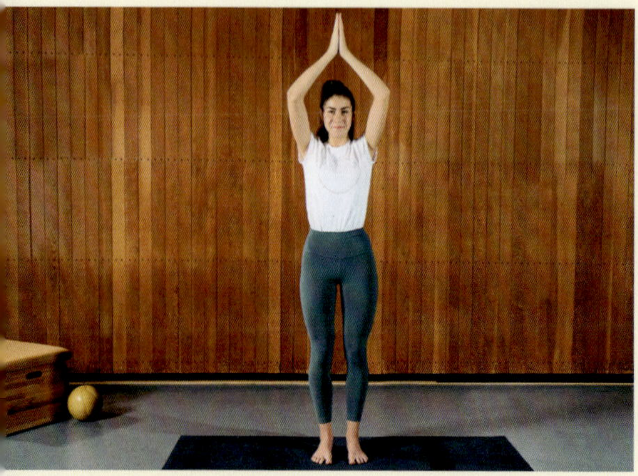

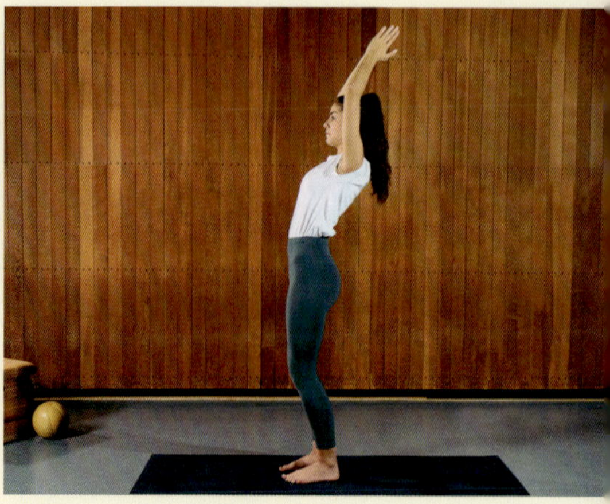

STEHENDE TIEFE VORBEUGE *Uttanansana*

1. Ausatmend den Oberkörper aus dem Becken mit leicht gebeugten Knien nach unten neigen.
2. Die Arme dabei über die Seite nach unten führen und die Hände auf den Füßen oder auf dem Boden absetzen.
3. Die Knie so weit wie nötig beugen oder den gegenüberliegenden Ellbogen greifen.
4. Den Kopf hängen lassen, um Schultern und Nacken zu entspannen.

Der zweite Blick:

- Das Gewicht gleichmäßig auf dem ganzen Fuß verteilen.
- Die Beine langsam strecken, ohne sie zu überstrecken.
- Den Oberkörper behutsam in Richtung Oberschenkel senken.

Wirkung: In dieser Asana werden der Rückenstrecker, der große Rückenstrecker, der Musculus glutaeus maximus, die Hamstrings und auch die Wadenmuskulatur gedehnt. Hüftbeuger, Quadrizeps und Fußheber sind aktiv. Sauerstoffreiches Blut fließt ins Gehirn und sorgt für Konzentration und Wachheit.

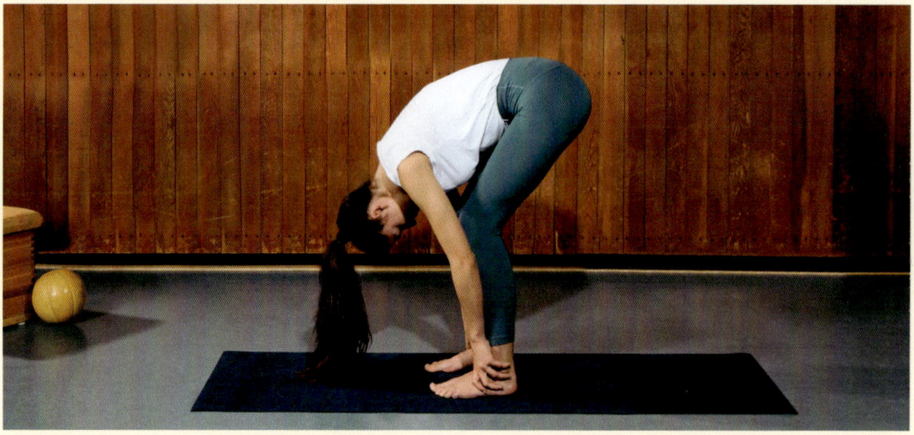

HALBE STEHENDE VORBEUGE *Ardha Uttanasana* (im Folgenden halbe Vorbeuge genannt)

1. Einatmend die Hände mit den Fingerspitzen an die Schienbeine legen.
2. Den Oberkörper in eine waagerechte Position heben; dabei den Rücken und die Beine strecken.
3. Die Schultern nach hinten ziehen. Den Blick bei langem Nacken schräg nach unten und vorne ausrichten.

Der zweite Blick:

- Eine Überstreckung der Beine vermeiden.
- Das Becken über den Füßen halten, das Gesäß nicht nach hinten schieben.
- Den Nabel sanft nach innen ziehen.

Wirkung: Die Asana fordert der Vorder- und Rückseite der Oberschenkel Haltearbeit ab und kräftigt sie. Sie dehnt die Beinrückenseiten. Die gesamte Rückenmuskulatur wird gestärkt. Die aktivierten Schultern sorgen für Weite im Brustraum.

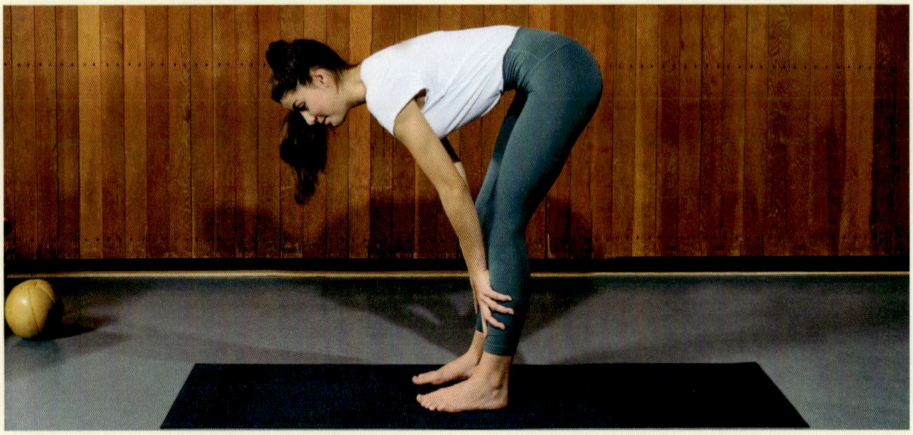

HALBER SONNENGRUSS

Denkbar ist es, den *Sonnengruß* hier zu unterbrechen und die Schüler jeweils drei Runden den sogenannten *halben Sonnengruß* üben zu lassen.

Nach der *tiefen Vorbeuge* lassen Sie die Schüler aus den gebeugten Knien und mit seitlich hochgeführten Armen einatmend wieder in den *gestreckten Berg* zurückkommen. Ausatmend ziehen die Schüler die Arme für die Ausgangsposition *Berg* in die Grußgeste vor dem Brustbein zusammen.

BRETT *Phalakasana*

1. Ausatmend das rechte Bein, dann das linke Bein einatmend nach hinten aufstellen.
2. Die Beine strecken, die Fersen zurückschieben.
3. Gesäß, Rumpf und Kopf liegen wie ein Brett auf einer Linie, der Blick ist nach unten gerichtet.
4. Die Arme bis zur Mikrobeuge in den Ellbogen strecken, Hände und Schultern in einer Linie ausrichten.

Der zweite Blick:

- Den unteren Rücken gerade halten, um die Arme zu entlasten.
- Hüfte und Gesäß in einer Linie mit den Schultern halten. Nicht in den Schulterblättern einsinken.

Wirkung: Die Asana kräftigt die Bauch-, Rumpf- und Armmuskulatur. Auch der Schultergürtel ist stark aktiviert. Die Wadenmuskulatur wird gedehnt. Da die Übung sehr anstrengend ist, wird das Herz-Kreislauf-System aktiviert.

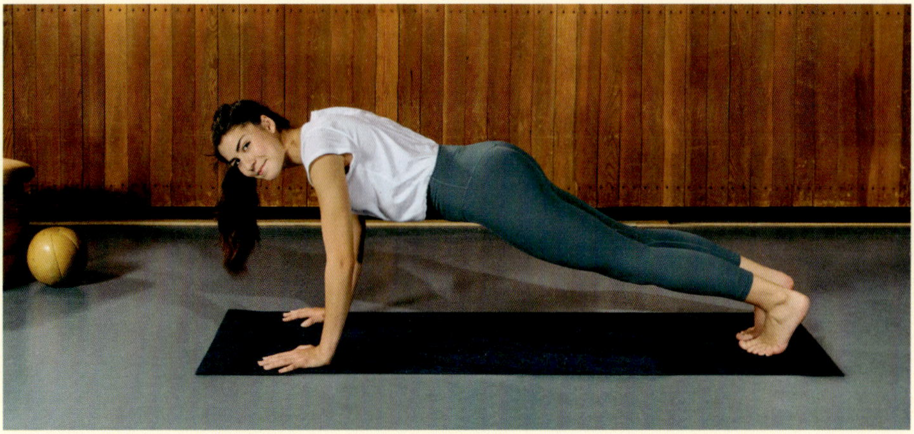

DER WEG ZUM BODEN *Chaturanga*

1. Die Knie am Boden absetzen. Den Blick nach unten und leicht schräg nach vorne ausrichten.
2. Die Schultern nach hinten und unten aktivieren. Den Bauch aktiv halten.
3. Die Ellbogen nach hinten ausgerichtet nah am Körper halten.
4. Ausatmend langsam zum Boden sinken; im Körper gerade wie ein Brett bleiben.

Der zweite Blick:

- Nicht in den Schultern einsinken.
- Das Becken stabil halten.

Wirkung: Die Übung trainiert die Rumpf- und Bauchmuskulatur sowie die Oberarmmuskulatur. Bei aktivem Handgewölbe wird die Unterarmmuskulatur gestärkt. Die Haltung schult auch die Koordination, da mehrere Bewegungen gleichzeitig ausgeführt werden.

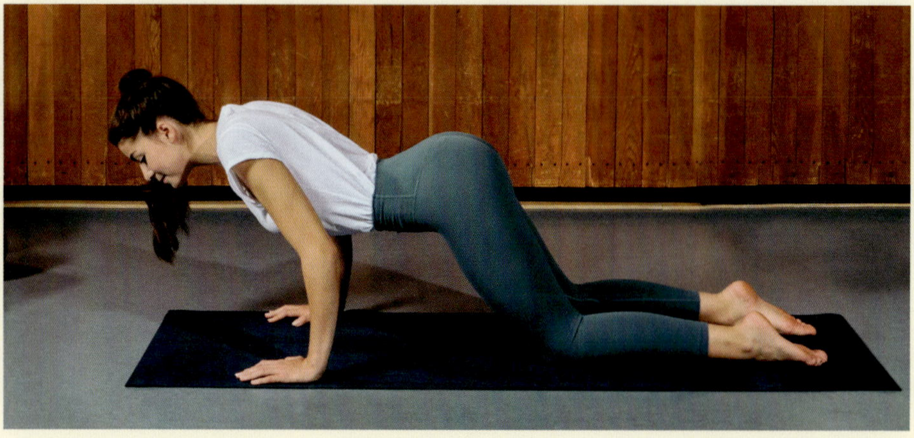

KOBRA *Bhujangasana*

1. Die Beine lang ausstrecken und sie hüftweit öffnen. Die Fußrücken aktiv in den Boden schieben.
2. Die Hände neben der Brust direkt unter den Schultern aufstellen. Die Finger zeigen nach vorne.
3. Die gebeugten Ellbogen eng am Körper halten, die Schulterblätter zurückrotieren. Die Stirn in Verlängerung der Wirbelsäule am Boden ablegen.
4. Einatmend den Oberkörper langsam anheben. Den Blick schräg nach vorne ausrichten, sodass die Halswirbelsäule lang ist.

Der zweite Blick:

- Das Schambein aktiv in den Boden drücken, das Kreuzbein in Richtung Fersen schieben.
- Den Nabel nach innen ziehen.
- Es liegt kaum Gewicht auf den Händen. Der Oberkörper wird aus der Kraft der Rückenmuskulatur angehoben.

Wirkung: Das Anheben des Oberkörpers führt zur Kräftigung der Bein- und Rumpfmuskulatur (Rückenstrecker). Die Muskulatur der Rotatorenmanschette sowie die Rautenmuskulatur ist aktiv. Durch die aktivierten Schultern wird der Brustkorb geöffnet und der Bauch gestreckt.

Um zu überprüfen, ob die Hände wirklich wenig Gewicht tragen, bitten Sie die Schüler, die Hände in der *Kobra* für drei Atemzüge vom Boden zu lösen.

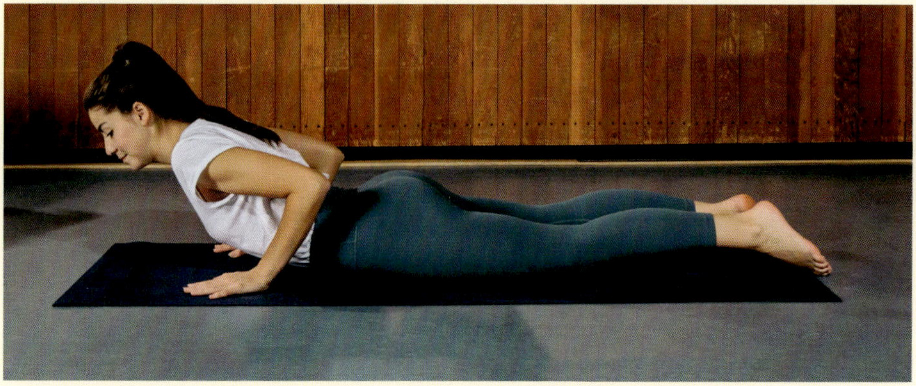

Sonnengruß B

NEUE ASANAS: *Stuhl, Krieger 1*

STUHL *Ut Katassana*

1. Einatmend im hüftweiten Stand die Knie beugen und das Gesäß nach hinten schieben.
2. Den Oberkörper möglichst aufgerichtet halten und die Schulterblätter nach unten aktivieren.
3. Die schulterweit geöffneten Arme nach oben strecken. Die Handflächen nach innen richten.

Der zweite Blick:

- Gewicht auf die Fersen bringen.
- Die Knie sind in einer Linie mit den Zehen.
- Den unteren Rücken lang halten: Gegebenenfalls das Schambein zum Nabel und das Kreuzbein zu den Fersen ziehen.

Wirkung: Der *Stuhl* stärkt die untere Rückenmuskulatur, die Hüftbeuger und die Hüftadduktoren sowie die Muskulatur der Beine. Die Fußhebermuskulatur wird gekräftigt. Der große Brustmuskel und die geraden Bauchmuskeln werden geweitet, während der Trizeps aktiviert ist.

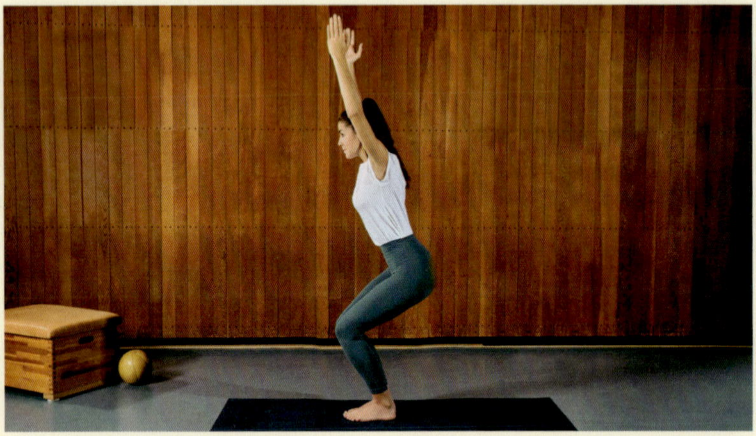

KRIEGER 1 *Virabhadrasa 1* aus dem *herabschauenden Hund*

1. Einatmend das rechte Bein anheben. Die Hüfte geschlossen halten.
2. Ausatmend den rechten Fuß zwischen den Händen absetzen, gegebenenfalls mit der Hand nachhelfen. Das vordere Bein ist gebeugt, das hintere Bein ist kraftvoll durchgestreckt.
3. Einatmend den Oberkörper aufrichten. Die Arme dafür in einem Bogen über die Seiten gestreckt nach oben führen.
4. Die Arme schulterweit öffnen, die Handflächen zueinander ausrichten und den Blick geradeaus halten.

Der zweite Blick:

- Das Kniegelenk über dem Fußgelenk halten.
- Für mehr Länge in der Wirbelsäule das hintere Bein beugen, das Becken nach hinten kippen (das Kreuzbein gegen die Ferse, das Schambein gegen den Bauchnabel kippen) und das hintere Bein strecken.
- Die Oberarme für mehr Weite in den Schultern sanft nach außen rotieren.

Wirkung: In der Asana werden die Schultern gestärkt, während die gesamte Vorderseite gestreckt wird. Nacken und Rücken sind nach der Übung gedehnter. Der Gleichgewichtssinn wird gefordert.

In dieser Variante bleiben die Zehen des hinteren Fußes aufgestellt, um das hintere Knie zu schützen. Im traditionellen Yoga dreht man die hintere Ferse um 45 Grad ein und richtet sich dann mit nach vorne ausgerichtetem Becken auf.

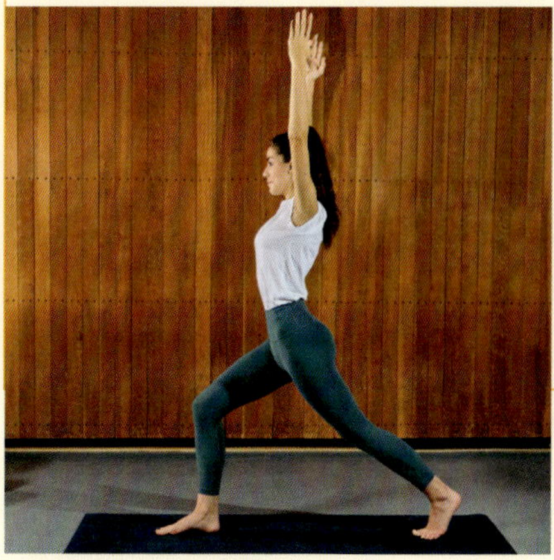

Nicht jede Hüfte ist in der Lage, diese Öffnung umzusetzen. Daher empfehle ich diese Variante des *Kriegers 1*, die in manchen Büchern auch als „High Lunge" bezeichnet wird.

Auf einen Blick „Sonnengruß A"

Berg

Einatmend die Arme gestreckt in einem weiten Bogen nach oben führen.
Der Blick folgt den Armen.

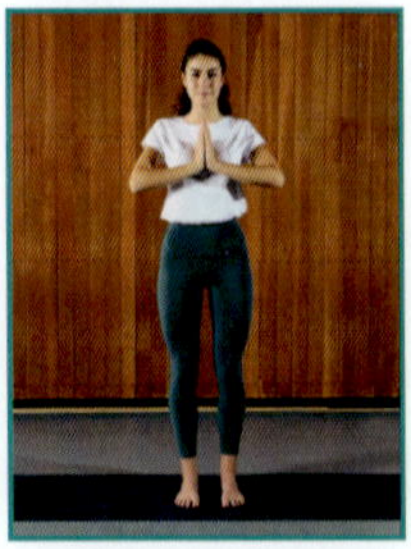

Gestreckter Berg

Ausatmend den Oberkörper nach unten neigen.

Die Knie leicht beugen.

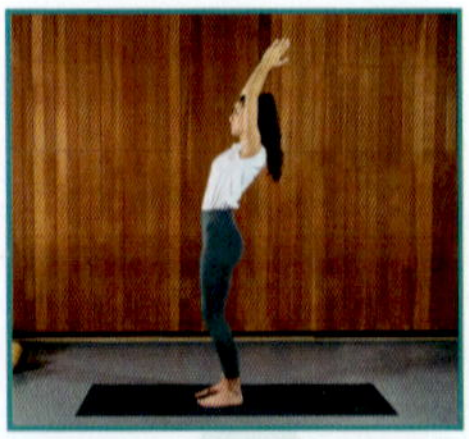

Stehende tiefe Vorbeuge

Einatmend die Hände an die Schienbeine schieben.

Den Oberkörper in die Waagerechte bringen.

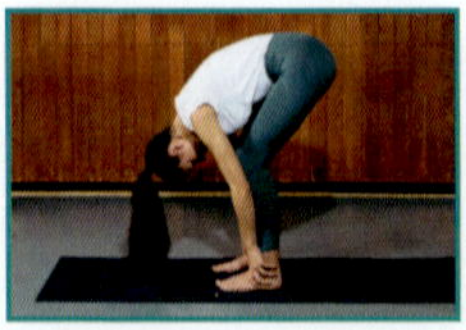

Herabschauender Hund

Einatmend die Beine strecken; die Hände an die Schienbeine schieben oder die Fingerspitzen aufstellen.

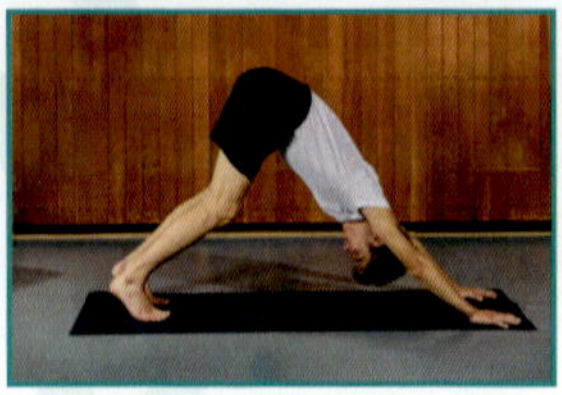

Halbe stehende Vorbeuge

Ausatmend den Oberkörper nach unten neigen.

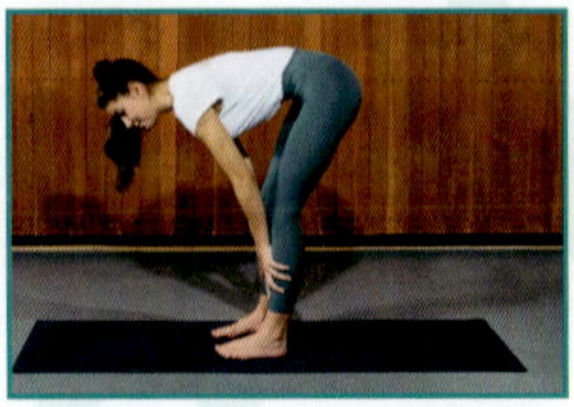

Tief stehende Vorbeuge

Einatmend die Arme über die Seite nach oben führen und die Knie leicht beugen.

Den Oberkörper aufrichten.

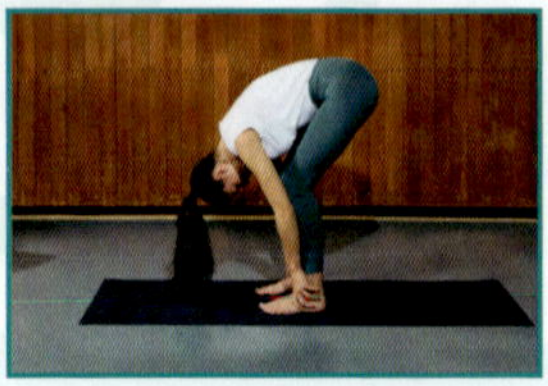

Halbe stehende Vorbeuge

Ausatmend Hände und Knie aufsetzen.

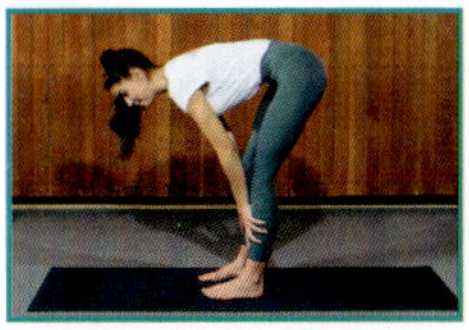

Vierfüßlerstand (Brett)

Ausatmend langsam zum Boden sinken.

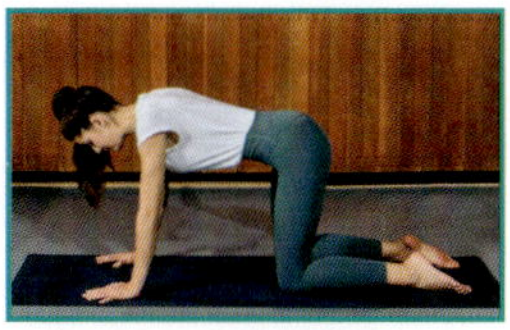

Chaturanga

Die Fußrücken aktiv in den Boden schieben.

Die Hände mit eng gebeugten Ellbogen neben der Brust aufstellen.

Einatmend den Oberkörper anheben.

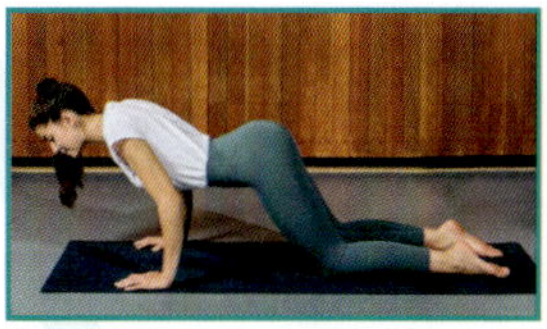

Kobra

Ausatmend Gewicht in die Hände geben. Über den Vierfüßlerstand nach oben schieben.

Die Arme strecken.

Die Wirbelsäule strecken.

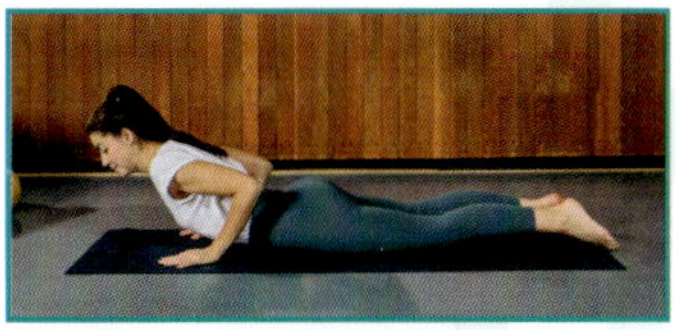

Gestreckter Berg

Ausatmend die Hände in die Grußhaltung ziehen.

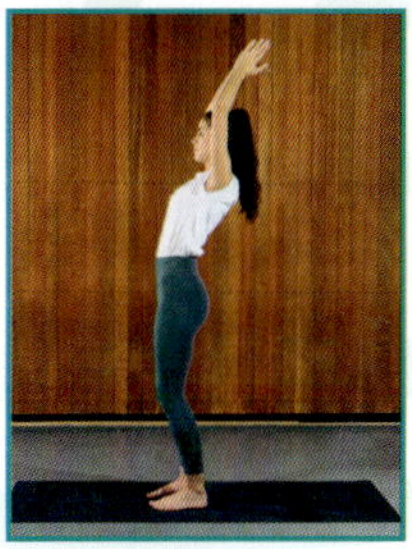

Berg

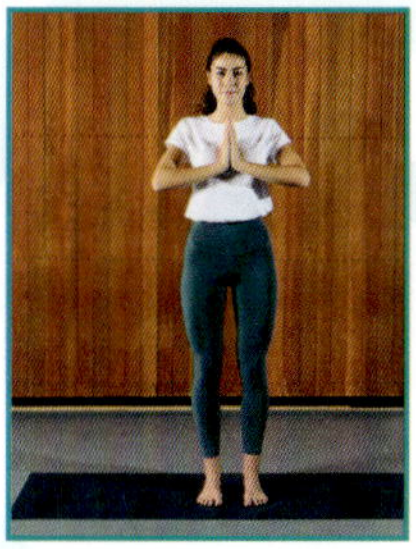

Auf einen Blick „Sonnengruß B"

Berg

Einatmend die Knie beugen und die Arme nach oben strecken.

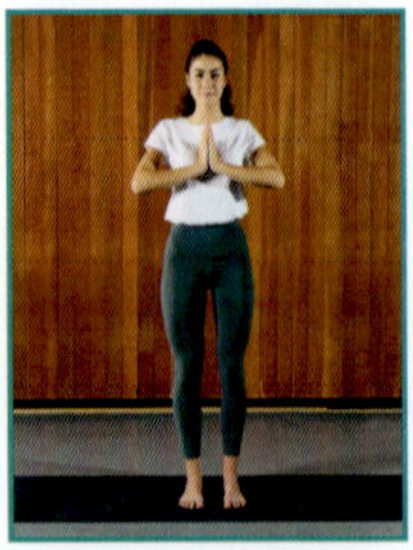

Stuhl

Ausatmend den Oberkörper aus dem Becken nach unten neigen.

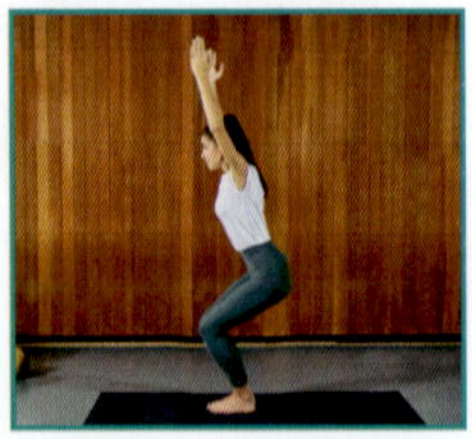

Stehende tiefe Vorbeuge

Einatmend die Hände auf die Schienbeine schieben.

Den Oberkörper in die Waagerechte bringen.

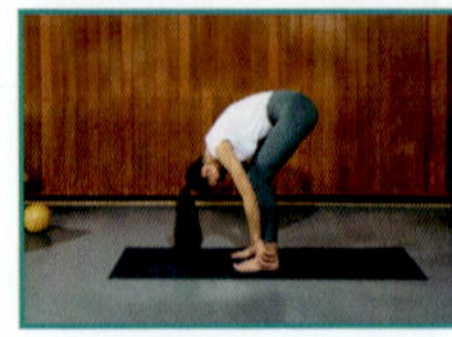

Chaturanga

Einatmend den Oberkörper anheben.

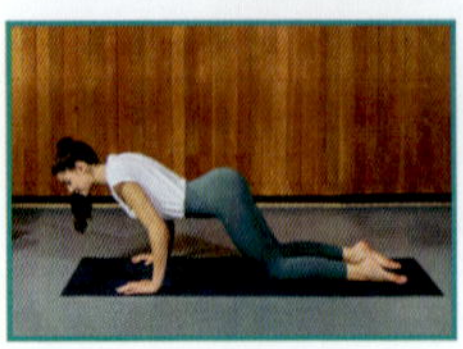

Vierfüßlerstand (Brett)

Ausatmend in die Bauchlage kommen.

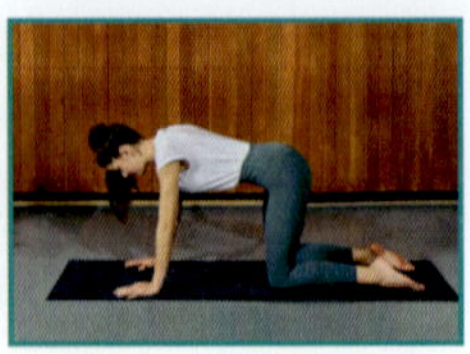

Krieger 1

Ausatmend die Hände links und rechts neben dem vorderen Fuß aufstellen.

Beide Knie für den Vierfüßlerstand absetzen

Statt *Brett*, *Chaturanga* und *Kobra* können die Schüler nach dem *Krieger 1* in den *Vierfüßlerstand* kommen und von hier aus kraftsparender *Katze-Kuh* üben.

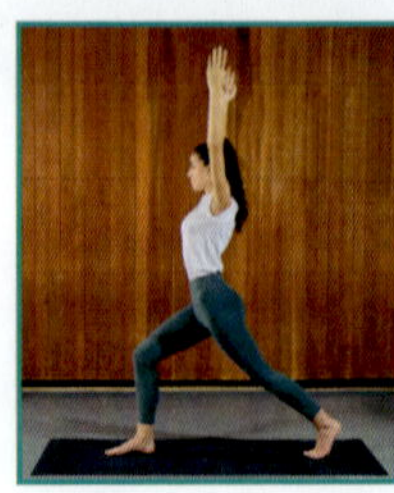

Kobra

Ausatmend in den *herabschauenden Hund* schieben.

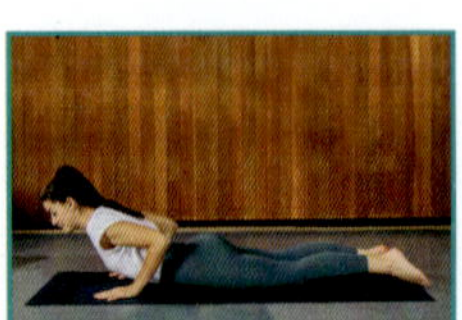

Herabschauender Hund

Seitenwechsel *Krieger 1* auf links wiederholen

Einatmend den rechten Fuß an den Mattenanfang stellen.

Ausatmend das linke Bein dazustellen.

Einatmend die Beine strecken. Die Hände an die Schienbeine schieben oder die Fingerspitzen aufstellen.

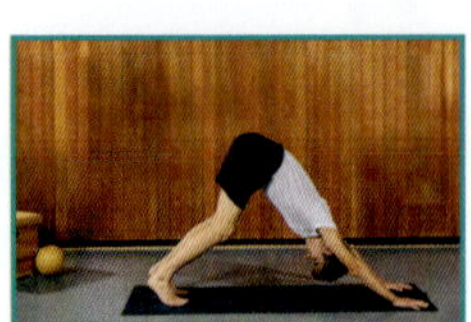

Halbe stehende Vorbeuge

Ausatmend den Oberkörper nach unten neigen.

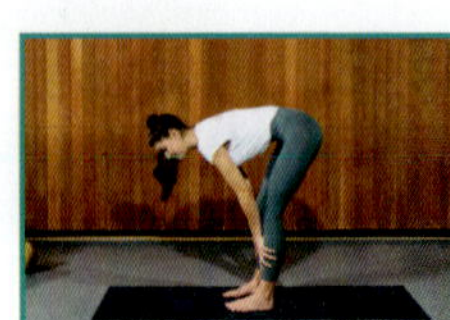

Halbe stehende Vorbeuge

Ausatmend Hände und Knie aufsetzen.

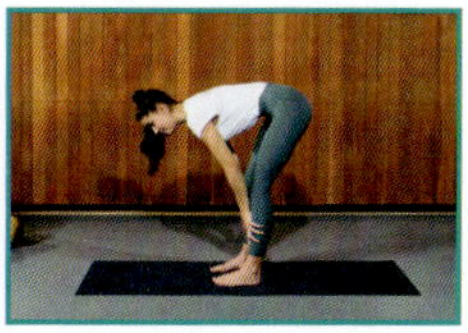

Vierfüßlerstand (Brett)

Ausatmend langsam zum Boden sinken.

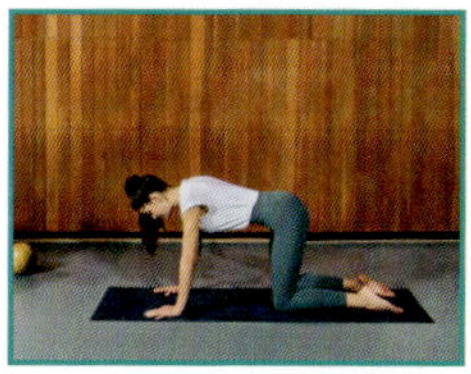

Chaturanga

Die Fußrücken aktiv in den Boden schieben.

Die Hände mit eng gebeugten Ellbogen neben der Brust aufstellen.

Einatmend den Oberkörper anheben.

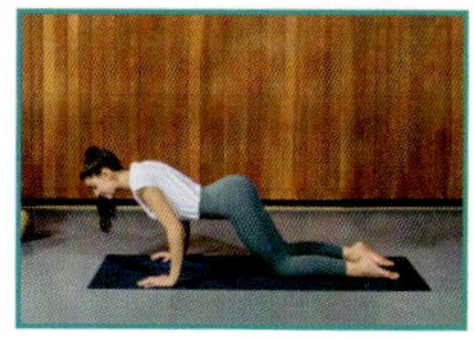

Kobra

Ausatmend Gewicht in die Hände geben. Über den Vierfüßlerstand nach oben schieben.

Die Arme strecken.

Die Wirbelsäule strecken.

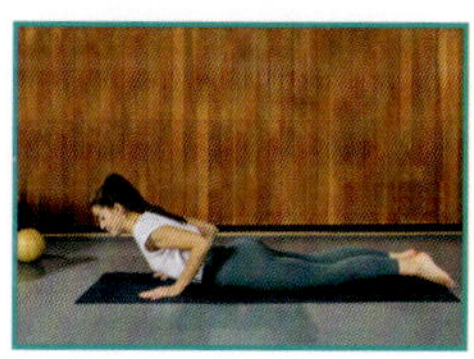

Herabschauender Hund

Einatmend das rechte Bein anheben.

Ausatmend den rechten Fuß zwischen den Händen absetzen.

Einatmend den Oberkörper aufrichten. Die Arme gestreckt über die Seiten nach oben führen.

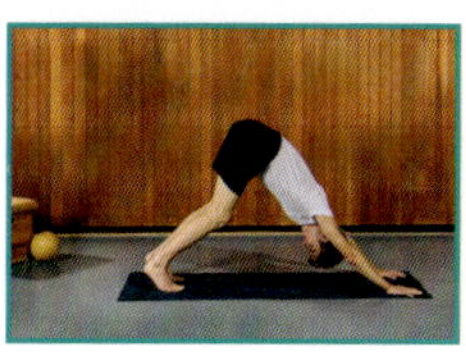

Tiefe stehende Vorbeuge

Die Knie einatmend tief beugen und die Arme anheben.

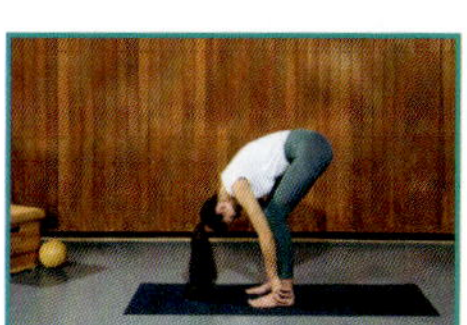

Stuhl

Ausatmend die Beine strecken. Die Hände vor dem Herzen kreuzen.

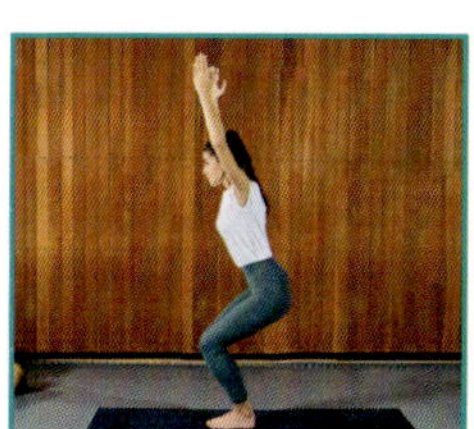

Berg

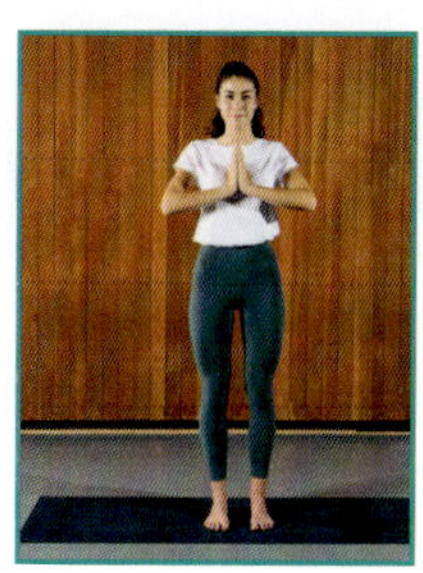

4.4 E: Den Körper entspannen

- Am Ende einer Yogasequenz wird der Körper langsam wieder zur Ruhe und zum Boden gebracht. Alle Bereiche des Körpers regenerieren. Rücken und Schultern dürfen entspannen, die Hüft- und Flankenmuskulatur wird gestreckt und die Herzfrequenz wird nach der fordernden Asana-Praxis beruhigt. Um auch den Geist zu beruhigen, ist eine ritualisierte Abfolge sinnvoll.
- Mit zunehmender Erfahrung können die Schüler diese Phase selbstständig in einer Partner- oder Gruppenarbeit anleiten bzw. einen eigenen Bewegungsablauf für die Schlussphase gestalten und gemeinsam üben.
- Sollten Sie einmal weniger Zeit zur Verfügung haben, üben Sie auf jeden Fall die *Knie-zur-Brust-Haltung* und das *Krokodil*.
- Die Dauer der Schlusssequenz beträgt 5-7 Minuten.

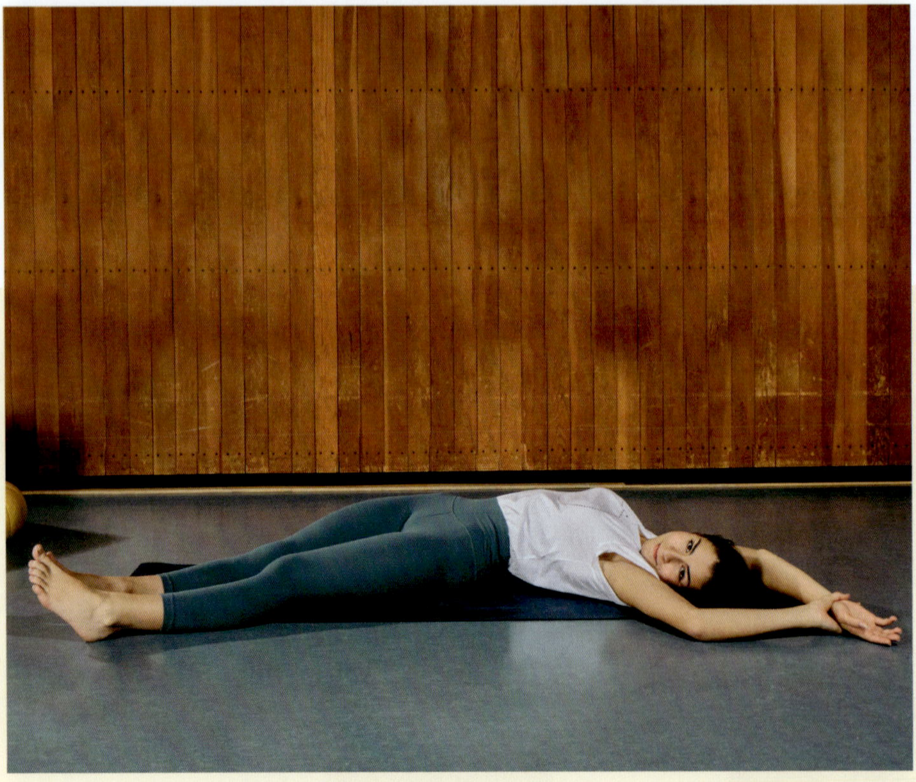

SCHULTERBRÜCKE *Setu Bandha Sarvangasana*

1. Die Füße in Rückenlage parallel und nah vor dem Gesäß aufstellen und sie kraftvoll in den Boden drücken. Die Arme liegen mit den Handflächen nach unten rechts und links neben dem Rumpf.
2. Einatmend das Becken heben und die Hände unter dem Rücken verschränken. Das Brustbein nach oben schieben.
3. Das Gesäß entspannt halten.
4. Den Kopf während dieses Ablaufs nicht zur Seite bewegen!

Der zweite Blick:

- Die Füße stehen parallel zueinander, die Knie weichen nicht nach innen oder außen aus.
- Knie und Fußgelenke stehen in einer Linie.

Variante:

- Einatmend die Arme nach oben über den Kopf führen.

Hinweis:

- Bei Hals- und Nackenproblemen eine gefaltete Decke unter die Schulter und den oberen Rücken legen.

3-5 dynamische Wiederholungen, dann für 3-5 Atemzüge halten.

Die Asana verlassen: Ausatmend Arme und Becken in die Ausgangslage bringen.

Wirkung: Diese Übung stärkt Rücken-, Bein- und Armmuskulatur. Sie dehnt die gesamte Vorderseite des Körpers und mobilisiert und entspannt die Wirbelsäule gleichzeitig.

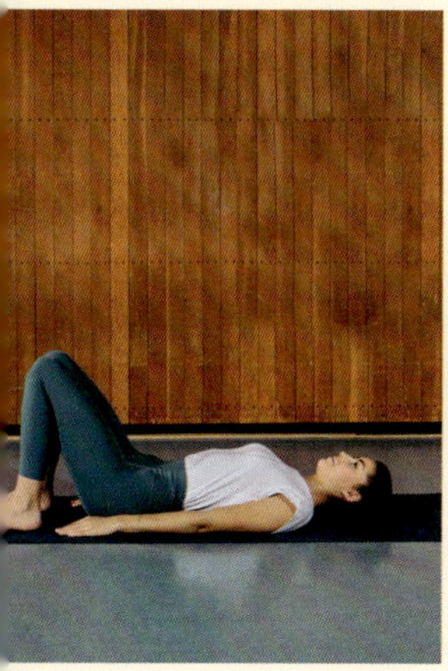

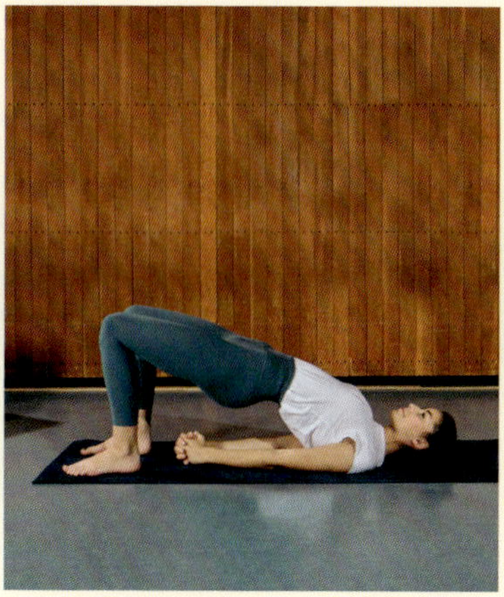

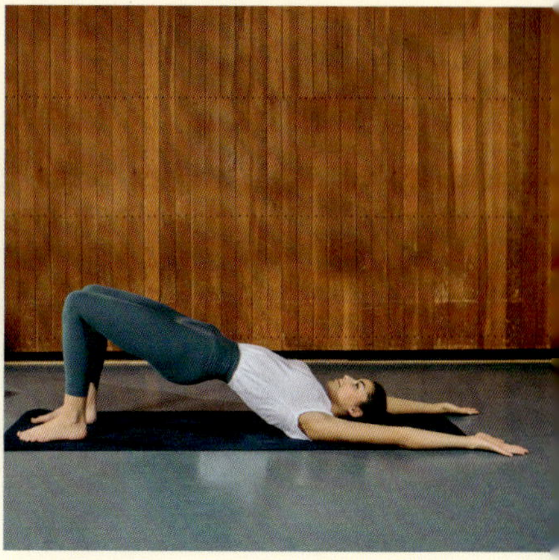

KNIE-ZUR-BRUST-HALTUNG *Apanassana*

1. Die Knie zur Brust ziehen. Knie, Wirbelsäule und Kopf bilden dabei eine gerade Linie.
2. Die Hände auf die Knie legen, die Finger sind in Richtung der Füße ausgerichtet. Der Kopf bleibt am Boden.
3. Einatmend die Knie zur Brust ziehen, sodass sich die Oberschenkel an die Bauchdecke schmiegen und sich die Ellbogen beugen. Ausatmend die Knie wegschieben; die Arme strecken sich dadurch.

Der zweite Blick:

- Schultern und Becken bleiben während der gesamten Übung am Boden. Den Hals-Nacken-Bereich lang halten.

Folgende Varianten bieten sich an:

1. Die Knie umarmen, von links nach rechts rollen.
2. Einatmend den Kopf heben, die Stirn zu den Knien führen.

Die Asana verlassen: Ausatmend die Knie absenken.

Wirkung: Die Asana dehnt die Rückenmuskulatur und massiert den unteren Rücken sowie den Solarplexus.

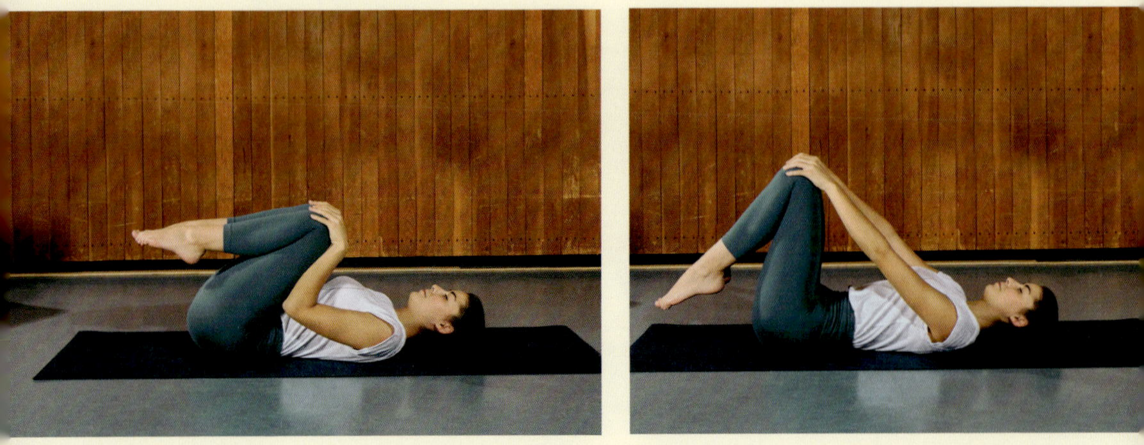

SEESTERN

1. Sich in Rückenlage wie in ein großes X auf den Boden legen: Arme und Beine sind mit großem Abstand zum Körper von euch gestreckt.
2. Die Spannung aus den Armen und Beinen lösen.

Der zweite Blick:

- Das Kinn sanft in Richtung Brustbein ziehen, um eine Überstreckung der Halswirbelsäule zu vermeiden.
- Die Zahnreihen voneinander lösen, um die Kiefermuskulatur zu entspannen.

Variante:

- Die Knöchel für die *Banane* aufeinanderlegen und das Handgelenk greifen. Den Körper in einem C-Bogen ausrichten.

Die Asana verlassen: Ausatmend Arme und Beine in die Ausgangslage bringen.

Wirkung: Der Organismus entspannt und regeneriert. Die Muskeln der Schultern entspannen, die Muskulatur im Nackenbereich ist spannungsfrei und weich. In der Variante werden die Flanken intensiv gedehnt.

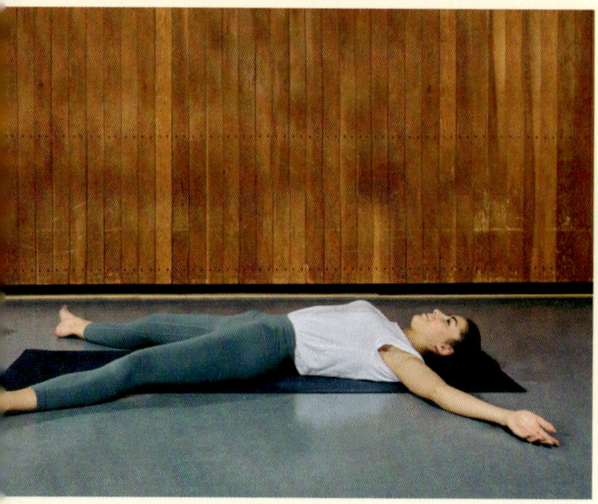

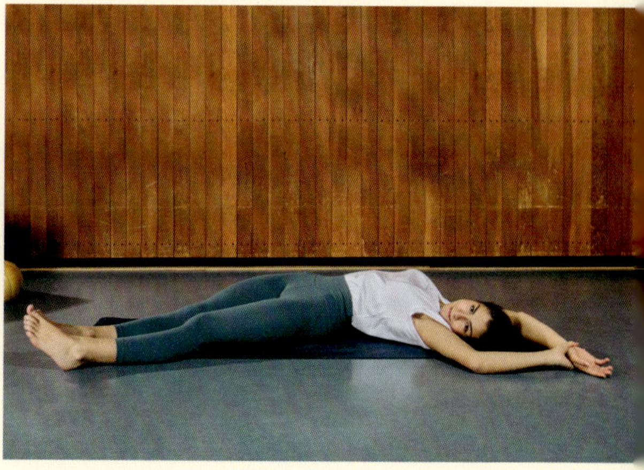

KROKODIL *Makrasana*

1. Die Füße hüftweit aufstellen. Die Knie stehen über den Fußgelenken. Kopf und Wirbelsäule sind in einer Linie.
2. Die Arme auf Schulterhöhe mit nach oben geöffneten Handflächen zu den Seiten ausstrecken.
3. Einatmend das Becken anheben und nach rechts versetzen und wieder absetzen. Die Knie ausatmend nach links sinken lassen und den Kopf nach rechts drehen.

Der zweite Blick:

- Den oberen Teil der Hüfte in Richtung der Füße schieben.
- Die Schultern in den Boden schieben.

Hinweis:

- Bei Hals- und Nackenproblemen den Kopf nicht zur Gegenseite wenden, sondern den Kopf mittig halten.

3-5 Atemzüge, Seitenwechsel.

Die Asana verlassen: Einatmend Becken und Kopf in die Ausgangslage bringen.

Wirkung: Hals-, Brust-, Gesäß- und Rückenmuskulatur werden gedehnt. Hüfte und unterer Rücken werden mobilisiert. Dies trägt zur Gesunderhaltung der Bandscheiben bei.

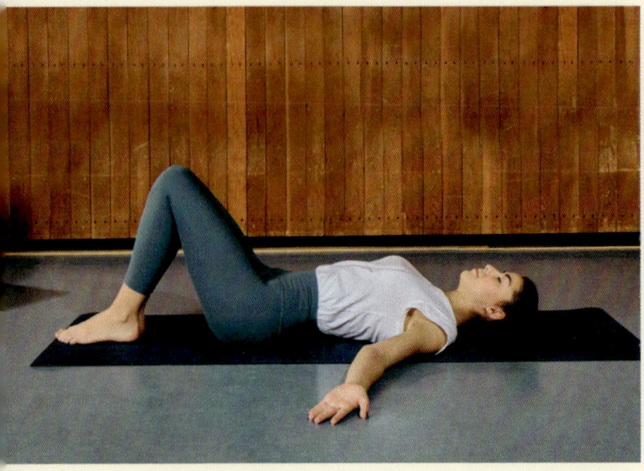

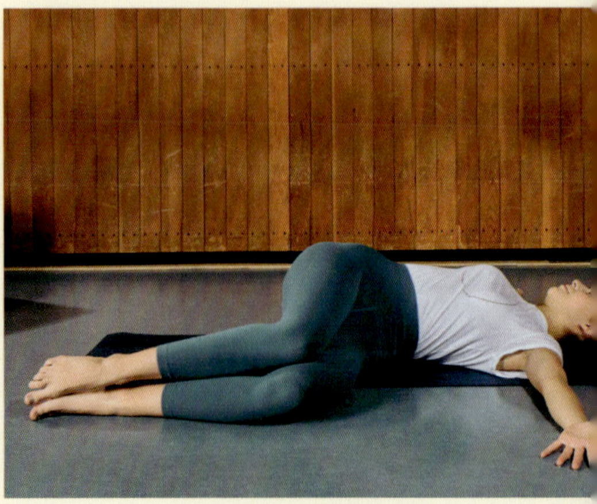

EINFACHER SCHULTERSTAND *Viparita Karani*

1. Die Knie zur Brust ziehen und die Arme links und rechts mit etwas Abstand zum Rumpf ablegen.
2. Die Beine nacheinander in die Luft strecken. Füße, Knie und Hüfte in einer Linie halten.

Der zweite Blick:

- Die Schultern nach unten ziehen.
- Die Beine gegebenenfalls leicht beugen.
- Die Handflächen nach oben ausrichten.

Variante:

- Die Beine an eine Wand anlehnen.
- Die Handflächen aneinanderlegen und die Daumen zu dem Punkt zwischen den Augenbrauen bringen.

Die Asana verlassen: Ausatmend die Beine beugen und absetzen.

Wirkung: Die Haltung fördert die Durchblutung des Beckens und wirkt entspannend.

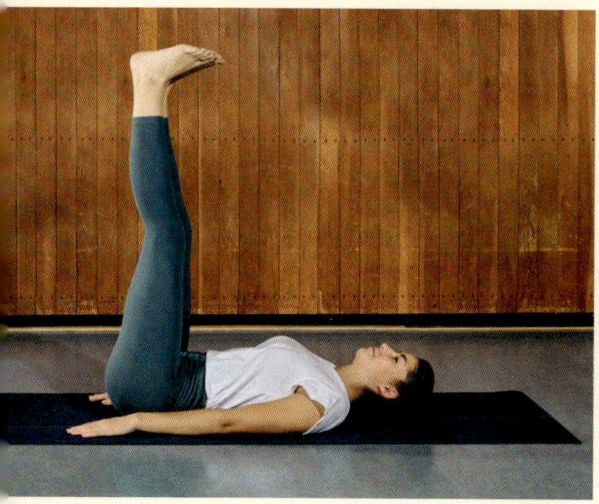

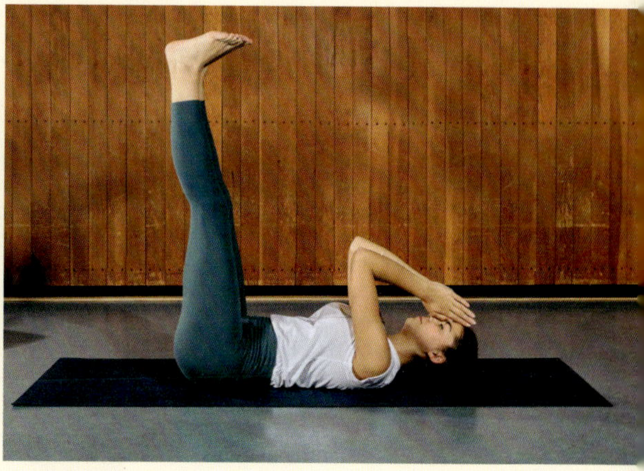

Auf einen Blick „Den Körper entspannen"

Schulterbrücke

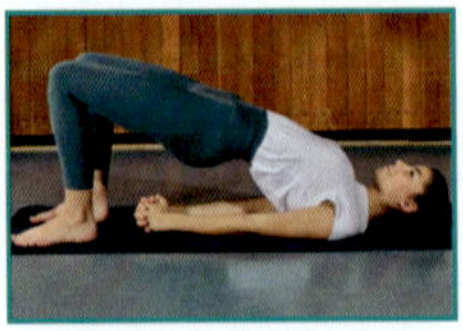

Knie-zur-Brust-Haltung

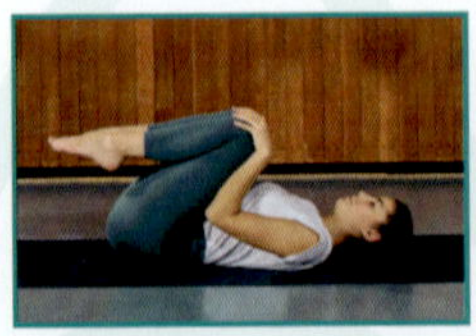

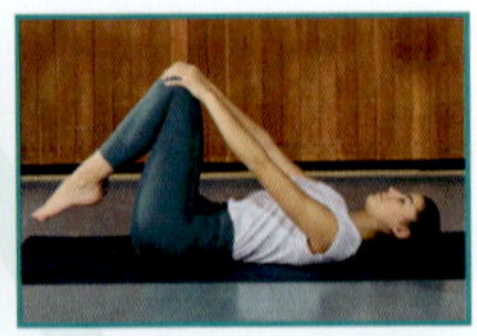

Seestern

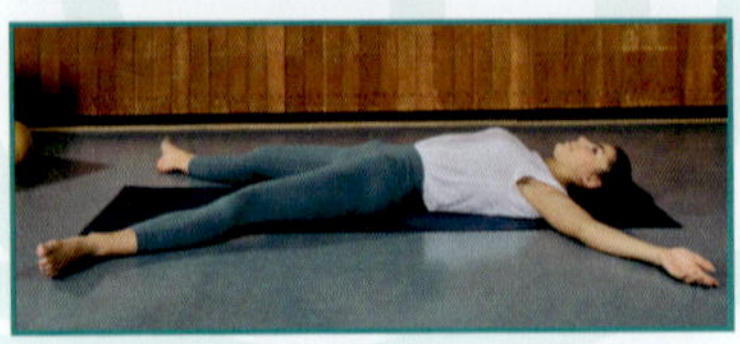

Krokodil

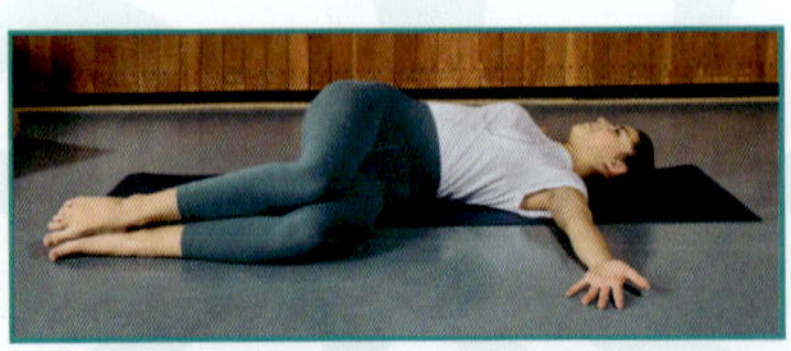

Einfacher Schulterstand

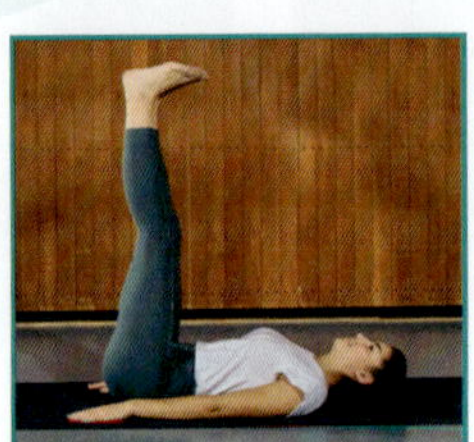

4.5 L: Im Körper Leichtigkeit erfahren: Savasana

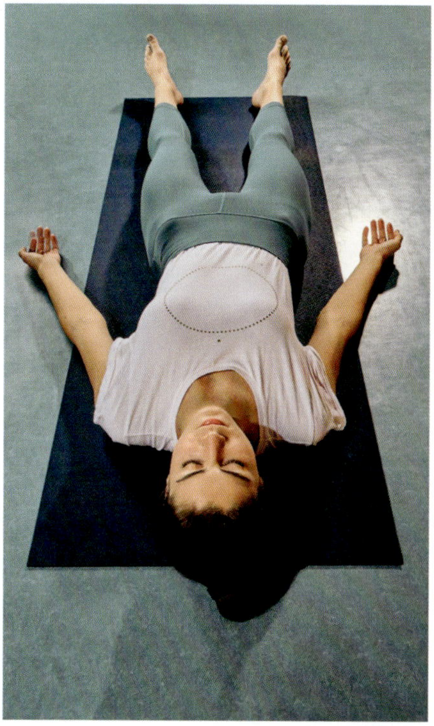

- Am Ende einer Yogasequenz wird der Körper langsam wieder zur Ruhe und zum Boden gebracht. Alle Bereiche des Körpers regenerieren. Rücken und Schultern dürfen entspannen, die Hüft- und Flankenmuskulatur wird gestreckt und die Herzfrequenz wird nach der fordernden Asana-Praxis beruhigt.
- In der Entspannungsphase wird die Atemkontrolle aufgegeben und der Körper fließt in seinem natürlichen Rhythmus.
- Bei Problemen im unteren Rücken sollten die Schüler die Füße hüftweit aufstellen bzw. eine gefaltete Decke unter die Knie legen.
- Es bietet sich an, die Entspannungsphase mit einer Fantasie- oder Traumreise zu begleiten.
- Nach der Entspannungsphase kommen die Schüler mit geschlossenen Augen zurück in einen aufrechten Sitz. Beenden Sie die Stunde damit, dass die Schüler die Hände vor dem Herzen in die Grußhaltung bringen. Fordern Sie sie dann zu einer gemeinsamen Einatmung auf und bedanken Sie sie sich ausatmend mit einer Verneigung bei ihnen. Wenn Sie möchten, formulieren Sie in der Verneigung ein „Namasté" und lassen die Schüler wiederum mit „Namasté" antworten.
- Die Dauer der Schlusssequenz beträgt 5-7 Minuten.

Endentspannung *Savasana*

1. In Rückenlage die Beine ausstrecken und sie ungefähr mattenweit öffnen. Die Füße nach außen fallen lassen.
2. Die Arme entspannt neben dem Rumpf – mit Platz zwischen Körper und Armen – ausstrecken. Die Handflächen nach oben ausrichten und die Finger entspannen.
3. Das Kinn zur Brust ziehen, um den Nacken lang zu ziehen, und die Augen schließen.
4. Ausatmend loslassen, den Körper entspannen und die Atemkontrolle beenden.

Der zweite Blick:

- Bewusst alle Muskeln entspannen.
- Mit jedem Atemzug tiefer in die Matte sinken.

Variante:

- Bei Problemen im unteren Rücken eine gerollte Decke unter die Knie schieben oder die Füße aufstellen.

5-7 Minuten verweilen.

Die Asana verlassen: Einatmend Arme und Füße bewegen. Die Arme über den Kopf ziehen, sich Länge schaffen. Die Knie beugen und zu einer Seite bringen, über die Seite zurück in den einfachen Sitz kommen.

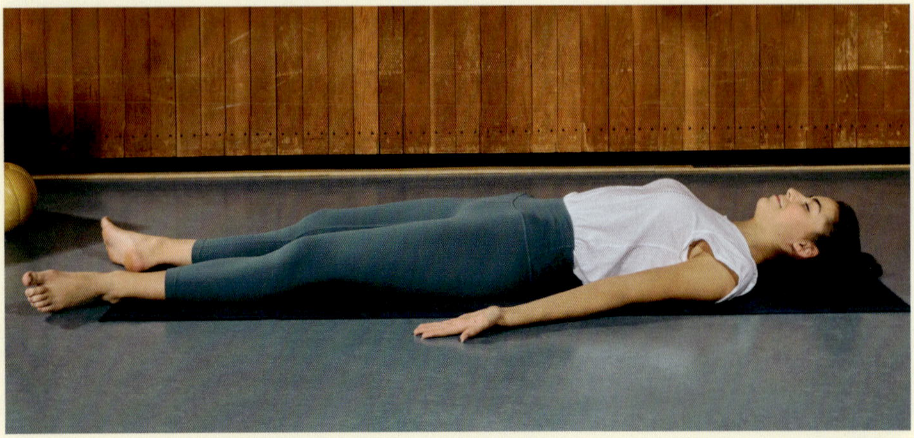

Die Endentspannung dient der Regeneration des gesamten Körpers. Die Tiefenentspannung aktiviert den Parasympathikus, sodass sich das Herz-Kreislauf-System beruhigt und Stresshormone reduziert werden. Rücken- und Schultermuskulatur entspannen, während Hüft- und Flankenmuskulatur gestreckt werden.

5 Praxisteil B: 11 Doppelstunden Yoga

Die hier vorgeschlagenen Doppelstunden sind auf der Grundlage des AMSEL-Prinzips aufgebaut und fokussieren jeweils unterschiedliche Schwerpunkte. Sie bauen aufeinander auf. Jede neue Asana wird erläutert und enthält die wesentlichen Ansagen. Zu jeder Stunde werden Erarbeitungsphasen und Partner-, Gruppen- und Thai-Yoga-Übungen angeboten. Außerdem finden Sie Impulse für die gemeinsame Reflexion.

5.1. Atmung und Bewegung synchronisieren

HAUPTINTENTIONEN

Die Schüler lernen die Abfolge des ***Sonnengrußes A*** *kennen und führen diese korrekt aus.*

Die Schüler üben den tiefen, langen Atem und die Synchronisation von Atmung und Bewegung.

Die Schüler lernen die Asanas aus der Mobilisierungs- und Schlussphase kennen.

- Die erste Stunde bildet den Grundstein für die weiteren Stunden. Die Schüler lernen den *Sonnengruß A* als zentrales Element der Yogapraxis, auf dem alle anderen Stunden aufbauen, sowie das Prinzip des Aufbaus einer Yogastunde kennen.
- Am besten kommen Sie vor dem Üben im Kreis zusammen und erfragen, was die Schüler bereits über Yoga wissen und welche Erfahrungen sie mit Yoga haben. Verschaffen Sie sich einen Überblick über Verletzungen und körperliche Einschränkungen. Stellen Sie Yoga als Bewegungsform vor, die aus dem Wechsel von An- und Entspannung Wohlspannung in Körper und Geist zum Ziel hat.
- Vermitteln Sie den Schülern, dass es nicht um Gelenkigkeit geht, sondern um einen bewussten Blick auf den eigenen Körper. Weisen Sie die Schüler darauf hin, in allen

Asanas – sei es in Übungen mit dem Partner, mit der Gruppe oder für sich allein – behutsam und vorsichtig mit sich selbst und den anderen umzugehen. Weisen Sie auf den Aufbau (AMSEL-Prinzip) und die besondere Bedeutung von *Savasana* hin.

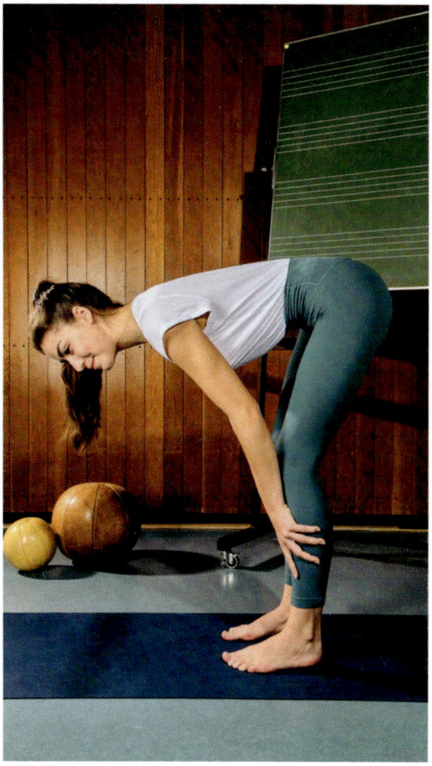

- Da die Atmung im Yoga einen zentralen Stellenwert hat, lassen Sie sich vor allem in den Phasen des Ankommens und Mobilisierens viel Zeit, um den tiefen, langen Atem zu erforschen. Verdeutlichen Sie, dass es ein wenig Übung braucht, bis Atmung und Bewegung wirklich miteinander verbunden werden. Lassen Sie den Schüler immer wieder die Möglichkeit, den eigenen Atem zu erforschen; beispielsweise in der Abfolge von *Katze-Kuh* während des Mobilisierens oder aber in der selbstständigen Erarbeitungsphase.
- In den ersten Stunden ist es besonders wichtig, die Anweisungen klar und für alle verständlich zu formulieren. Lassen Sie sich beim Vermitteln des *Sonnengrußes* Zeit. Halten Sie in der ersten Runde des *Sonnengrußes* jede Asana für 3-5 Atemzüge und richten Sie den Blick auf die wichtigsten Details. Dies ist für komplexere Asanas wie die *Kobra* und den *herabschauenden Hund* besonders wichtig. Zeigen Sie den Schülern jede Asana und wiederholen Sie insbesondere den Weg vom Vierfüßlerstand zum Boden mehrmals.
- Führen Sie optional das Spiel „Asana-Stopptanz" (vgl. Kap. 5.12) durch.
- In der eigenständigen Erarbeitungsphase üben die Schüler den *halben Sonnengruß* mithilfe eines Arbeitsblatts in Partnerarbeit.
- Für die Asana zu zweit oder in der ganzen Gruppe üben die Schüler, die Verbindung von Atmung und Bewegung gemeinsam zu erfahren.

Auf einen Blick „Atmung und Bewegung synchronisieren"

1. Ankommen: Einfacher Sitz
2. Mobilisieren
3. Schwung:
    - Eine Runde *Sonnengruß A* langsam
    - Weitere Runden *Sonnengruß A*
    - Gegebenenfalls Erarbeitungsphase (AB „Atmung und Bewegung im *halben Sonnengruß* Seite 205)
    - Gegebenenfalls Thai-Yoga-Übung
    - Gegebenenfalls Yogaspiel „Asana-Stopptanz"
    - Gegebenenfalls Partner-/Gruppenübung: Gemeinsam atmen, gemeinsam Atmung und Bewegung verbinden
4. Entspannung: Schlusssequenz sieben Minuten
5. Leichtigkeit: *Savasana* fünf Minuten

- **Mögliche Impulse für die Reflexion**
    - Welche Asanas fallen euch leicht?
    - Welche schwer?
    - Worin liegen die Gründe?
    - Wie ist euch die Synchronisation von Atmung und Bewegung gelungen?

Partnerübung: Gemeinsam atmen

- Setzt euch im einfachen Sitz Rücken an Rücken und findet einen bequemen Platz für eure Hände. Etabliert, **ohne** miteinander zu sprechen, einen **gemeinsamen Atemrhythmus**. Atmet gemeinsam für 10 Atemzüge ein und aus.

Partnerübung: Gemeinsam Atmung und Bewegung verbinden

1. Stellt euch Rücken an Rücken und etabliert einen gemeinsamen Atemrhythmus.
2. Greift euch dann jeweils an den Händen. Führt die Arme einatmend gestreckt über die Seite nach oben und senkt die Arme ausatmend. Wiederholt dies fünfmal.

- Um aus der Position zu kommen, löst ihr die Verbindung der Hände.
- *Achtet dabei gegenseitig aufeinander und führt die Arme nur so weit nach oben, wie es für euch beide angenehm ist.*

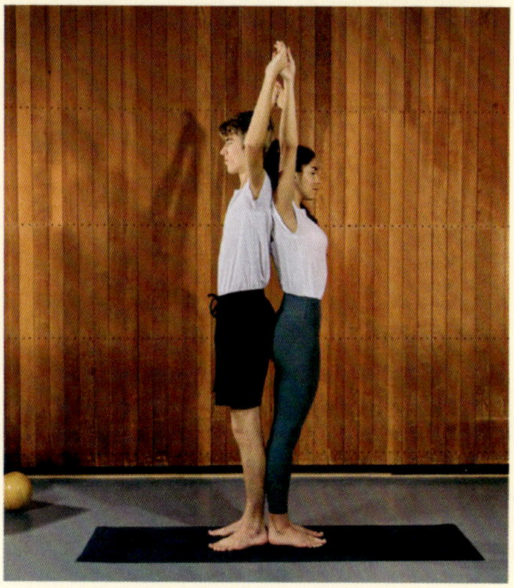

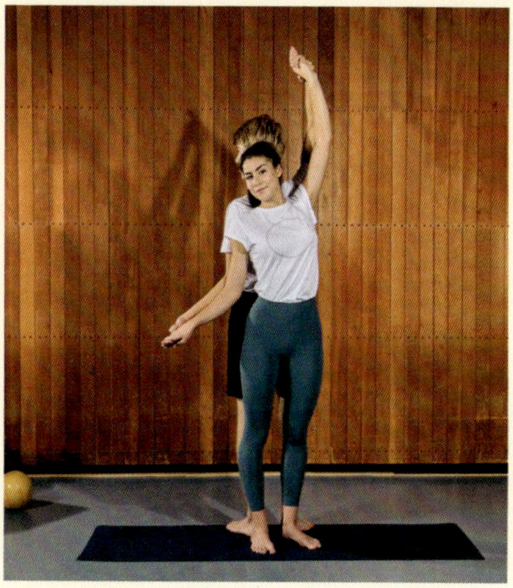

Gruppenübung: Atmung und Bewegung im Kreis verbinden

1. Stellt euch hüftbreit in einen Kreis und greift euch an den Händen.
2. Schließt die Augen und etabliert einen gemeinsamen Atemrhythmus, ohne miteinander zu sprechen.
3. Hebt einatmend die gestreckten Arme über vorne nach oben. Senkt die Arme ausatmend wieder. Wiederholt dies fünfmal.

- Um aus der Position zu kommen, löst die Verbindung der Hände.

5.2 Das Zusammenspiel von Atmung und Bewegung vertiefen

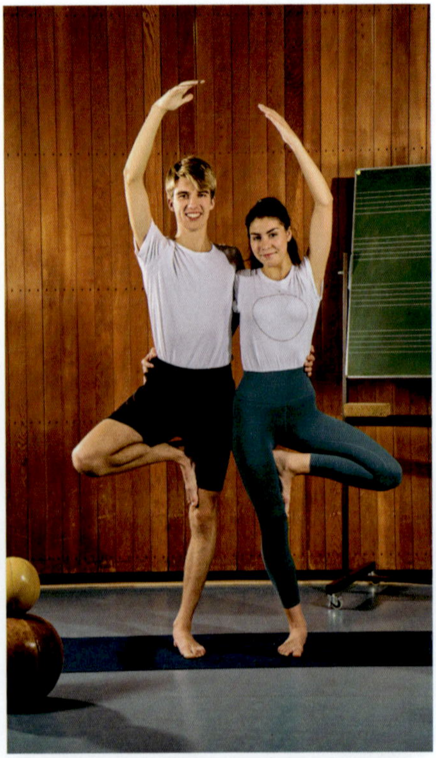

HAUPTINTENTIONEN:

Die Schüler vertiefen ihre Kenntnisse über den ***Sonnengruß A*** *und die Synchronisation von Atmung und Bewegung.*

Die Schüler lernen die Standpositionen ***Baum, Ausfallschritt, tiefer Ausfallschritt, Krieger 2 und die Sitzpositionen (Stockhaltung, sitzende Vorbeuge, Drehsitz)*** *kennen und führen diese korrekt aus.*

- In dieser Stunde vertiefen die Schüler ihre Kenntnisse über die Atmung und den *Sonnengruß* und lernen Stand- und Sitzhaltungen kennen, die in den folgenden Stunden ausgebaut werden.
- Lassen Sie sich in den Phasen des Ankommens und Mobilisierens viel Zeit, um den tiefen, langen Atem zu üben.
- Setzen Sie beim Üben des *Sonnengrußes* den Schwerpunkt auf den Atem. Weisen Sie darauf hin, dass es dauert, bis sich die harmonische Synchronisation von Atmung und Bewegung einstellt. Ermutigen Sie die Schüler, die Passung von Atmung und Bewegung zu beobachten.
- Werfen Sie einen zweiten Blick auf die Asanas des *Sonnengrußes*. Achten Sie hier besonders auf den *herabschauenden Hund* und die *Kobra*, um Fehlhaltungen zu vermeiden.
- Üben Sie die Asanas *Ausfallschritt, tiefer Ausfallschritt* und *Krieger 2* entweder im Seitenwechsel oder aber im Fluss auf einer Seite, bevor Sie die Seite wechseln. Weisen Sie auf die korrekte Fußstellung hin.
- In der eigenständigen Erarbeitungsphase üben die Schüler den *Sonnengruß A* mithilfe eines Arbeitsblatts in Partnerarbeit.
- Als Partner- oder Gruppenübung bietet sich der *doppelte* oder *vierfache Baum* an.

Auf einen Blick: „Das Zusammenspiel von Atmung und Bewegung vertiefen"

1. **A**nkommen: Einfacher Sitz
2. **M**obilisieren
3. **S**chwung:
   - Eine Runde *Sonnengruß A* langsam
   - Weitere Runden *Sonnengruß A*
   - Abfolge „Das Zusammenspiel von Atmung und Bewegung vertiefen"
     - Variante A im Seitenwechsel
     - Variante B im Fluss

- Gegebenenfalls Partner-/Gruppenübung: *doppelter* bzw. *vierfacher Baum*
- Gegebenenfalls Erarbeitungsphase (AB „Atmung und Bewegung im Sonnengruß", Seite 206)
- Gegebenenfalls Thai-Yoga-Übung

4. **E**ntspannung: Schlusssequenz
5. **L**eichtigkeit: Savasana

- **Mögliche Impulse für die Reflexion:**
  - Wie ist euch die Synchronisation von Atmung und Bewegung im *Sonnengruß* gelungen?
  - Welche Asanas fallen euch schwer, welche leicht?

NEUE ASANAS: *Baum, Ausfallschritt, tiefer Ausfallschritt, Krieger 2, Stockhaltung, sitzende Vorbeuge und Drehsitz.*

BAUM *Vrikshasana*

1. Das rechte Bein anheben und die Fußsohle mithilfe der Hand an die Innenseite des Ober- oder Unterschenkels des linken Beins bringen. Den Fuß nicht ans Knie stellen!
2. Das Knie 90 Grad nach rechts öffnen; die Mikrobeuge im Standbein halten.
3. Die Hände in die Grußhaltung bringen; den Blick geradeaus ausrichten.

Der zweite Blick:

- Die Hüfte parallel halten.
- Den Oberkörper aufrichten; ein Hohlkreuz vermeiden.

Variante:

- Bei Gleichgewichtsproblemen den *Baum* mit auf den Boden aufgesetzten Zehenspitzen üben. Die Hüfte 90 Grad geöffnet halten.
- Einatmend die Arme im Bogen über die Seite nach oben führen; ausatmend sie in die Grußhaltung ziehen.

3-5 Atemzüge, Seitenwechsel.

Die Asana verlassen: Das angewinkelte Bein nach vorne bringen, den Fuß am Boden absetzen.

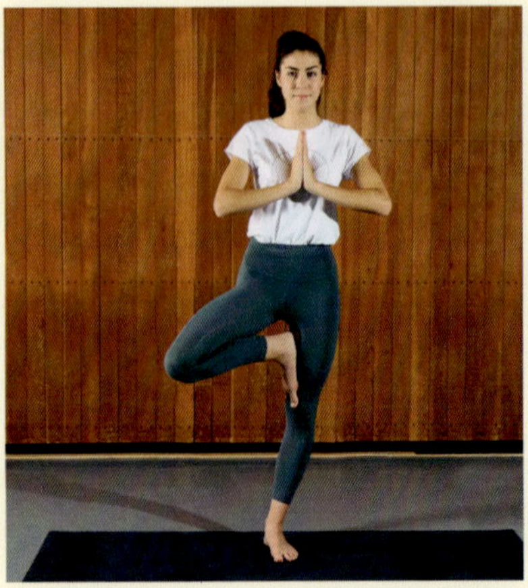

Wirkung: In dieser Asana wird die Hüft- und Beinmuskulatur sowie das Sprunggelenk gekräftigt. Die Adduktoren und der Quadrizeps des angewinkelten Beins werden geöffnet. Die Vorderseite des Körpers erfährt Weite. Die Haltung schult das Gleichgewicht und fördert die Konzentration.

AUSFALLSCHRITT *Ashva Sancalanasana*

1. Ausatmend aus der halben Vorbeuge den linken Fuß nach hinten setzen, das vordere Bein wird gebeugt.
2. Die Hände stehen rechts und links neben dem rechten Fuß.
3. Das hintere Bein ist durchgestreckt, die Ferse des hinteren Fußes ist in der Luft.
4. Der Blick ist bei langem Nacken schräg nach vorne ausgerichtet.

Der zweite Blick:

- Unter Wahrung des Abstandes zwischen Knie und Fuß ziehen Knie und Fuß zueinander.
- Knie und Becken nahezu in einer Linie (Kniesicherheit) halten.
- Die Schultern nach unten und hinten ziehen.

Die Asana verlassen: Das hintere Bein nach vorne bringen, den Fuß am Boden absetzen.

Wirkung: Im hinteren Bein findet eine Dynamik zwischen der Anspannung des Hüftbeugers (Psoas) und der Dehnung des Quadrizeps statt.

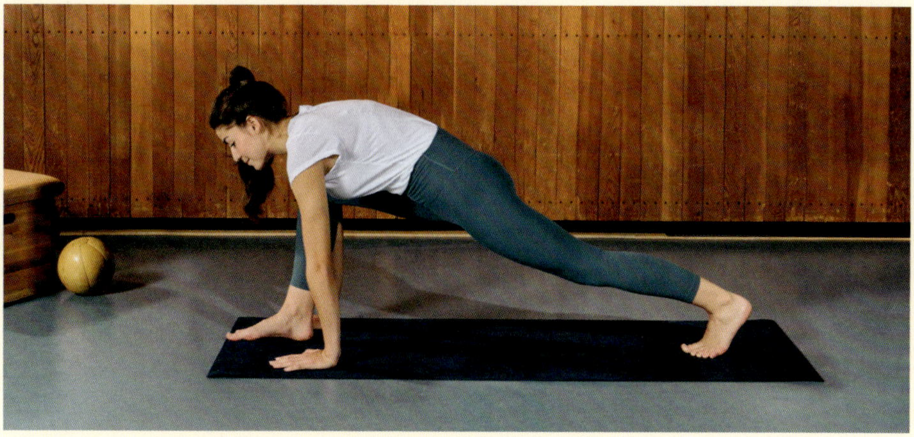

TIEFER AUSFALLSCHRITT *Anjaneyasana*

1. Aus der tiefen Vorbeuge die Fingerspitzen aufsetzen, einatmend in die halbe Vorbeuge kommen.
2. Ausatmend den linken Fuß nach hinten in den Ausfallschritt setzen. Die Hände stehen rechts und links neben dem rechten Fuß.
3. Das linke Knie behutsam auf dem Boden absetzen, den Fußspann ablegen. Dabei das rechte Knie direkt über dem Knöchel halten.
4. Einatmend die Arme über die Seiten nach oben führen. Die Handflächen zeigen zueinander und den Kopf in Verlängerung der Wirbelsäule halten.

Der zweite Blick:

- Unter Wahrung des Abstandes zwischen Knie und Fuß ziehen Knie und Fuß zueinander.
- Das Schambein zum Nabel und das Kreuzbein in Richtung Boden ziehen.
- Knie und Becken nahezu in einer Linie (Kniesicherheit) halten.
- Die Schultern nach unten und hinten ziehen.

Drei Atemzüge halten.

Die Asana verlassen: Ausatmend die Hände links und rechts neben dem vorderen Fuß aufsetzen. Die Zehenspitzen des hinteren Beins aufstellen und das Knie anheben.

Wirkung: Die Vorderseite des Oberkörpers wird gedehnt; der Rücken wird gekräftigt. Im hinteren Bein findet eine Dynamik zwischen der Anspannung des Hüftbeugers (Psoas) und der Dehnung des Quadrizeps statt. Im vorderen Bein wird der Bizeps des Oberschenkels aktiviert.

Empfehlen Sie den Schülern bei empfindlichen Knien, die Matte umzuschlagen und das Knie auf der umgeschlagenen Matte abzulegen.

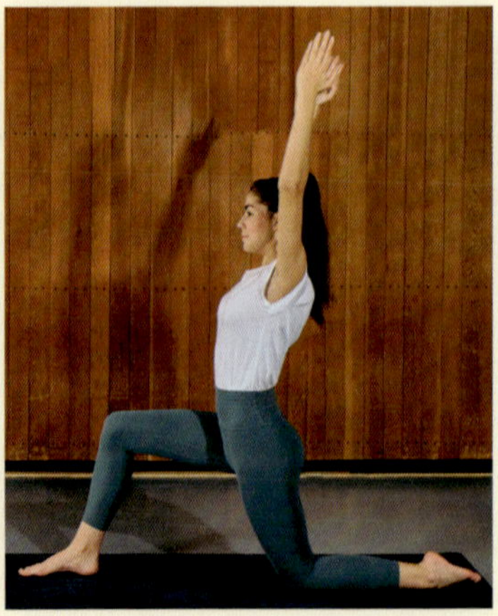

KRIEGER 2 *Virabhadrasana 2*

1. Einen großen Schritt mit links zurücktreten; das vordere Bein beugen.
2. Die Hüfte aufdrehen: Den hinteren Fuß parallel zum kurzen Mattenende stellen. Die Fersen auf einer Linie halten und das hintere Bein aktiv halten.
3. Den rechten Arm nach vorne und den linken Arm nach hinten auf Schulterhöhe ausstrecken. Die Handflächen zeigen zum Boden.
4. Den Kopf zum vorderen Arm drehen und über die Finger hinwegschauen.

Der zweite Blick:

- Den ganzen Fuß belasten.
- Das vordere Knie über dem Fußgelenk ausrichten (nicht nach innen oder außen ausweichen).
- Den Oberkörper mittig über dem Becken ausrichten: Das Kreuzbein nach unten und das Schambein nach oben ziehen.

3-5 Atemzüge, Seitenwechsel.

Die Asana verlassen: Den vorderen Fuß ausatmend nach vorne bringen und neben den anderen Fuß stellen und die Beine strecken. Die Arme sind links und rechts neben dem Rumpf.

Wirkung: Die Haltung stärkt Schulter-, Oberschenkel- und Gesäßmuskulatur und dehnt die Leisten. Hüftbeuger und Außenrotatoren des vorderen Beins, Hüftstrecker und Quadrizeps des hinteren Beins sind aktiv. Der Hüftbeuger des hinteren Beins wird gedehnt; der Brustraum wird geöffnet.

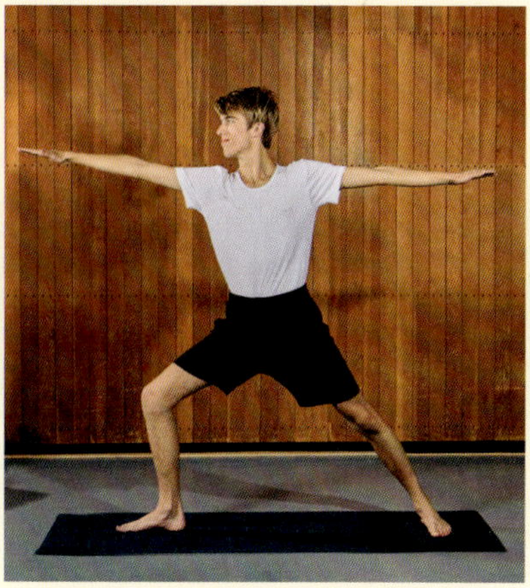

STOCKHALTUNG *Dandasana*

1. Sich aufrecht auf die Matte setzen, die Beine ausstrecken und die Füße flektieren.
2. Die Hände neben dem Becken auf den Boden bzw. auf die Oberschenkel setzen.

Der zweite Blick:

- Das Kinn sanft zum Brustbein ziehen, um den Nacken lang zu halten.
- Die Wirbelsäule aufrecht halten.

3-5 Atemzüge halten.

Die Asana verlassen: Beine und Arme lockern.

Wirkung: Die Haltung dehnt die Muskulatur der Oberschenkelrückseite, wenn die Beine gestreckt bleiben. Die Rücken- und Bauchmuskeln werden aktiviert. Die ischiokrurale Muskulatur wird gedehnt.

Raten Sie Schülern mit Rückenproblemen oder Schülern mit Schwierigkeiten im Stocksitz, aufrecht zu sitzen, die Knie entweder gebeugt zu lassen oder sich erhöht zu setzen. Dies gilt auch für die sitzende Vorbeuge.

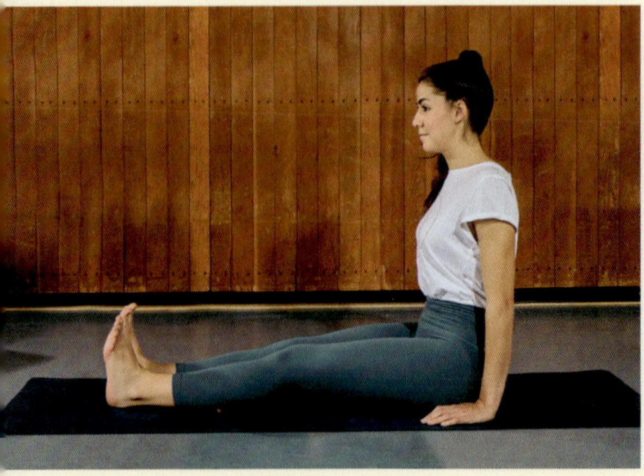

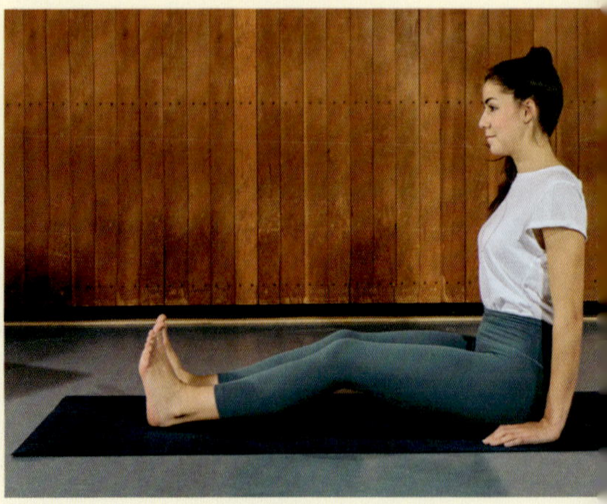

SITZENDE VORBEUGE *Paschimottanasana*

1. Aus dem Stocksitz einatmend die Arme über die Seite nach oben heben und den Oberkörper strecken.
2. Ausatmend aus der Hüfte sich nach vorne beugen. Die Hände links und rechts neben den Beinen absetzen bzw. die Fußaußenkanten greifen.
3. Den Kopf in Verlängerung der Wirbelsäule halten.

Der zweite Blick:

- Die Schultern zurück nach unten ziehen.
- Die Füße flektieren.

Dreimal dynamisch üben, dann mindestens fünf Atemzüge halten.

Die Asana verlassen: Einatmend den Oberkörper anheben, ausatmend die Beine lockern.

Wirkung: In der Asana wird die gesamte Rückseite des Körpers – hier vor allem die ischiokrurale Muskulatur sowie der Musculus glutaeus – gedehnt, während die Adduktoren aktiv sind.

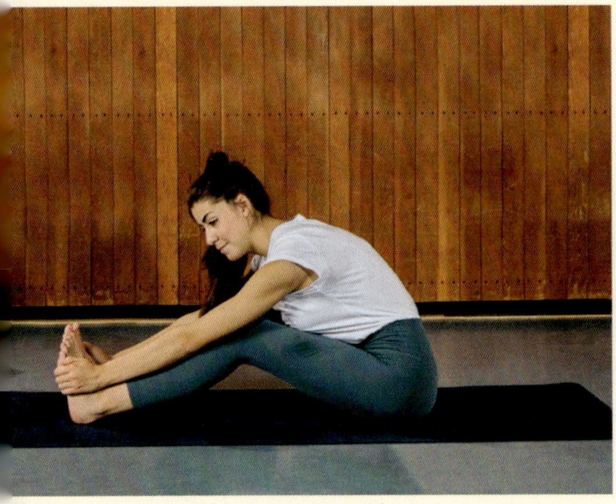

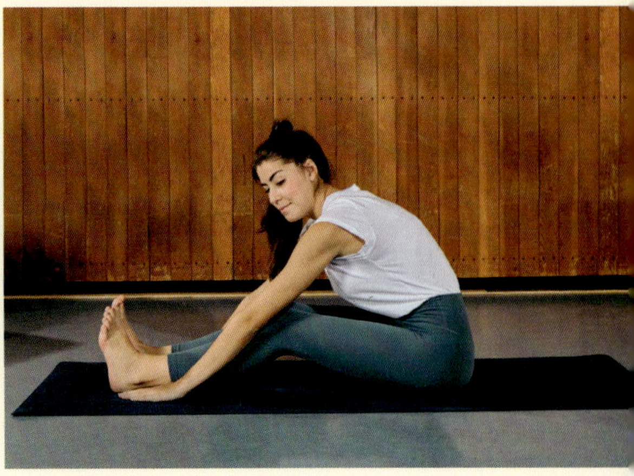

DREHSITZ ARDHA *Matsyendrasana*

1. Aus dem Stocksitz den linken Fuß an die Außenseite des rechten Oberschenkels stellen.
2. Einatmend mit der rechten Hand das linke Schienbein umfassen. Die Wirbelsäule aktiv in die Länge schieben.
3. Ausatmend sich nach links drehen. Die linke Hand oder die Fingerspitzen hinter dem Gesäß absetzen. Den Kopf in Verlängerung der Wirbelsäule halten.

Der zweite Blick:

- Über beide Sitzbeinhöcker Kontakt zum Boden halten. Das Becken bleibt gerade.
- Die Wirbelsäule auch in der Drehung gerade halten, nicht im Rücken zusammensacken.
- Die Schultern nach unten ziehen. Gegebenenfalls den hinteren Arm sanft beugen.

Variante:

- Das rechte Bein beugen, den angewinkelten rechten Fuß mit der Ferse vor die linke Gesäßhälfte bringen.
- Die Variante nur üben, wenn mit beiden Sitzbeinhöckern Kontakt zum Boden gehalten werden kann.

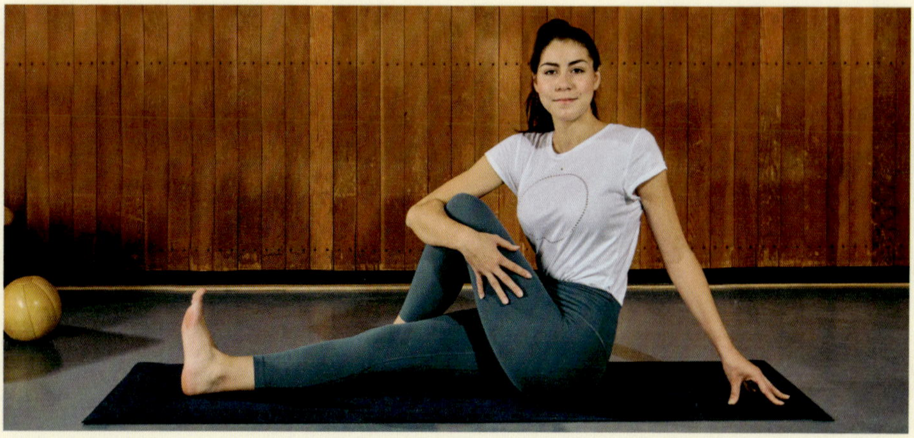

3-5 Atemzüge halten, Seitenwechsel.

Die Asana verlassen: Den Oberkörper einatmend in die Mitte drehen; die Arme mitnehmen und die Beine ausstrecken.

Wirkung: Die Asana vergrößert die Beweglichkeit der Wirbelsäule, vor allem der Brustwirbelsäule. Die Rückenmuskulatur wird gedehnt und gestärkt, die Hüfte weicher und geschmeidiger. Die Bauchorgane werden sanft massiert und der Stoffwechsel wird angeregt. Die Drehung unterstützt die Gesunderhaltung der Bandscheiben.

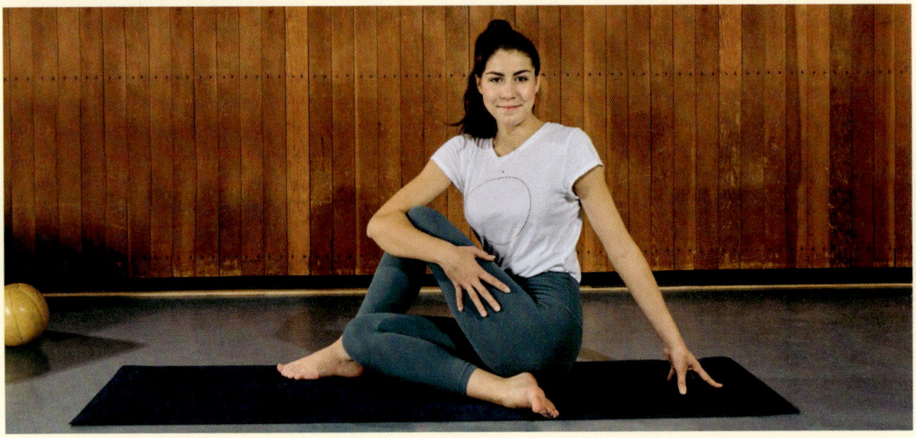

ABFOLGE „DAS ZUSAMMENSPIEL VON ATMUNG UND BEWEGUNG VERTIEFEN“

IM SEITENWECHSEL	IM FLUSS	
Baum links, rechts	*Baum* links, rechts • *Halber Sonnengruß*	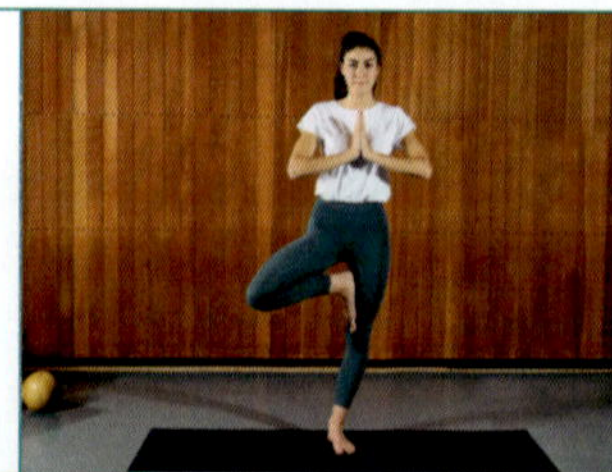
Ausfallschritt • Die Knie absetzen.	Ausfallschritt	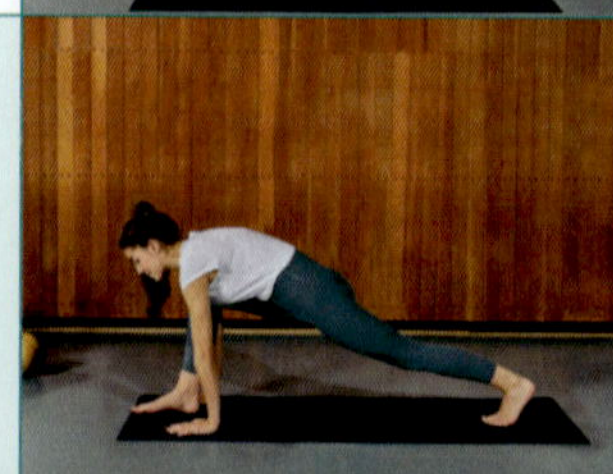
Tiefer Ausfallschritt links, rechts	Tiefer Ausfallschritt • Die Knie anheben, den hinteren Fuß parallel zum kurzen Mattenende stellen. Den Oberkörper aufrichten und die Arme in die Waagerechte strecken.	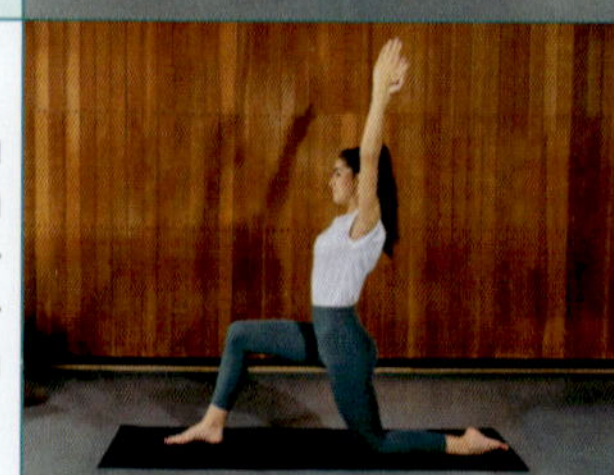
Krieger 2 links, rechts	*Krieger 2* • Die Arme wie Windmühlen zu Boden bringen. Den hinteren Fuß für die tiefe Vorbeuge nach vorne bringen. **Seitenwechsel**	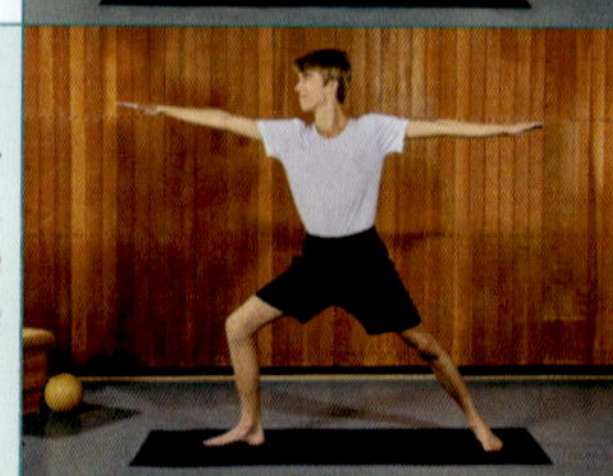
Herabschauender Hund	*Herabschauender Hund*	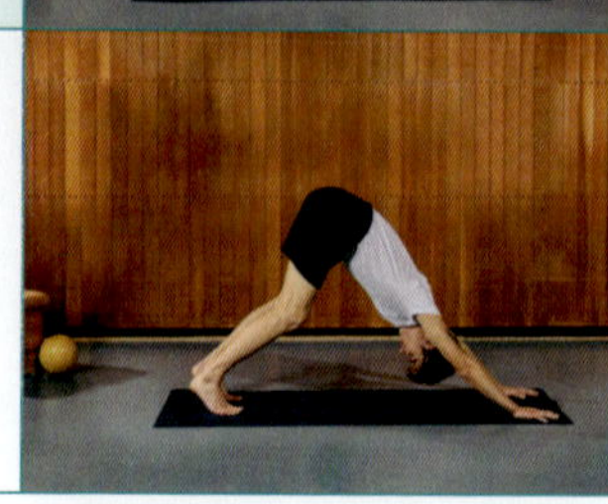

Vierfüßlerstand • Die Füße überkreuzen und zum Sitzen kommen.	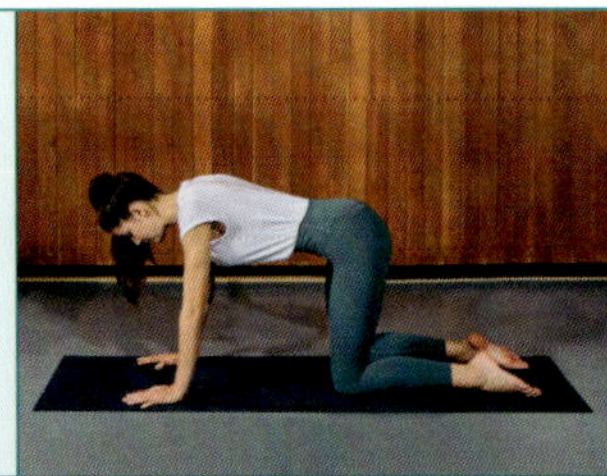
Stocksitz	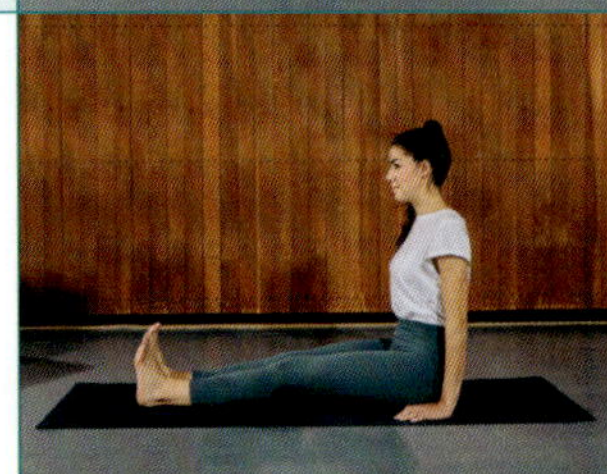
Sitzende Vorbeuge	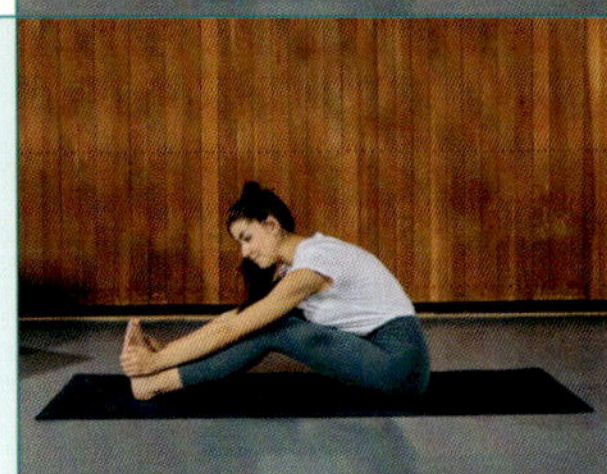
Drehsitz auf beiden Seiten	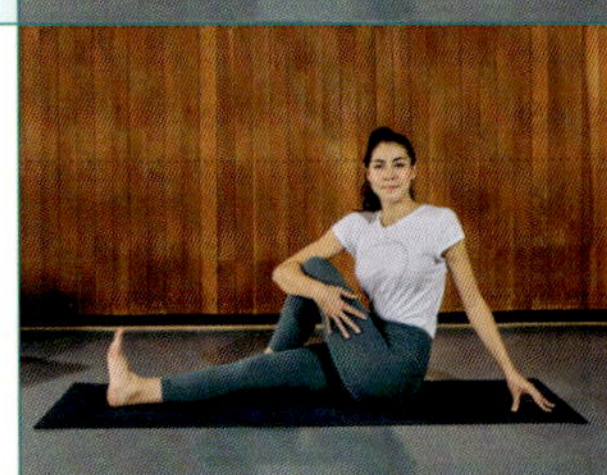 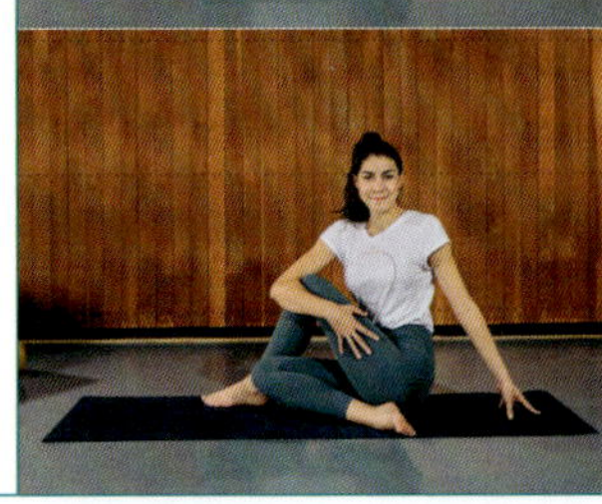

Partnerübung: Doppelter Baum

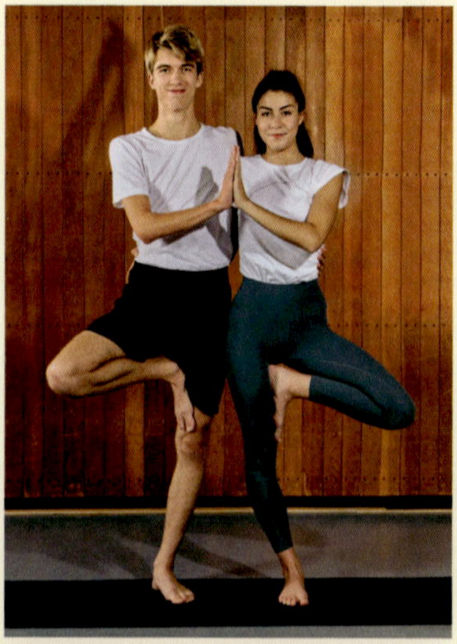

1. Stellt euch hüftweit nebeneinander, sodass sich eure Schultern berühren. Etabliert einen gemeinsamen Atemrhythmus.
2. Gebt euch jeweils die innere Hand. Euer inneres Bein ist euer Standbein und ist bis auf eine Mikrobeuge gestreckt. Beugt euer äußeres Bein und bringt den Fuß je nach körperlicher Verfassung an die Innenseite von Ober- oder Unterschenkel. Nicht ans Knie.
3. Führt die äußeren Hände vor euch zusammen in die gemeinsame Grußhaltung. Einatmend hebt jeweils den äußeren Arm über die Seite nach oben. Bringt die Handflächen über euren Köpfen zusammen und führt die Hände ausatmend zurück in die Grußhaltung.

- Um aus der Position zu kommen, löst ihr die Verbindung der Hände und kommt in den normalen Stand.

3-5 dynamische Wiederholungen, dann für drei Atemzüge halten, Seitenwechsel.

Gruppenübung: Vierfacher Baum

1. Stellt euch im Kreis mit kleinem Abstand zueinander in den *Baum*.
2. Legt die Hände jeweils auf die Schultern eurer Nachbarn.
3. Wenn ihr stabil steht, hebt ihr einatmend eure Arme nach oben und legt sie ausatmend wieder auf den Schultern des Nachbarn ab.

- Um aus der Position zu kommen, löst ihr die Verbindung der Hände und stellt die Füße nebeneinander.

Drei Atemzüge halten, Seitenwechsel.

5.3 Körperachsen wahrnehmen

HAUPTINTENTION

Die Schüler leiten die Mobilisierungsphase in Kleingruppen selbstständig an.

*Die Schüler lernen die Abfolge des **Sonnengrußes B** sowie neue Standpositionen (**gestreckter Winkel, Dreieck**) und führen diese korrekt aus.*

*Die Schüler führen den **Sonnengruß A** selbstständig durch.*

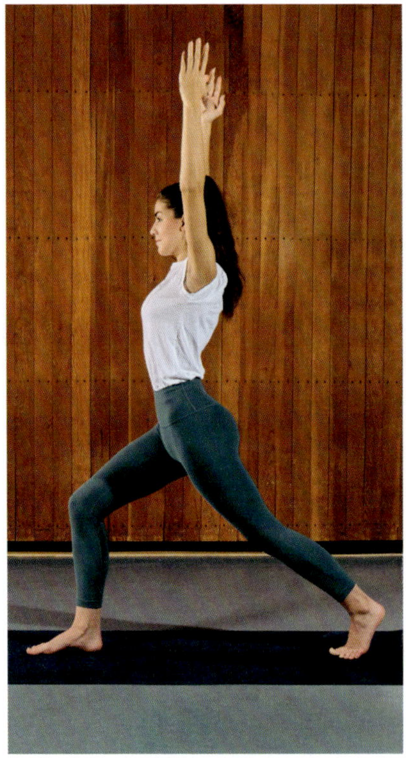

- In dieser Stunde erweitern die Schüler ihre Kenntnisse um den *Sonnengruß B*. Der aus der Vorstunde bekannte *Krieger 2* wird als Ausgangspunkt für den *gestreckten Winkel* und das *Dreieck* genutzt. Außerdem leiten die Schüler die bekannte Mobilisierungsphase selbstständig an.
- Wiederholen Sie einige Male den *Sonnengruß A*, bevor Sie sich dem *Sonnengruß B* widmen.
- Nehmen Sie sich Zeit, um die Asana des *Stuhls* und des *Kriegers 1* im Detail zu betrachten.
- Ermutigen Sie die Schüler, sich jederzeit in der Haltung des *Kindes* auszuruhen.
- Achten Sie bei der Ausübung des *Kriegers 2, gestreckten Winkels* und *Dreiecks* wieder auf die korrekte Ausrichtung der Füße und Beine.
- Führen Sie im Anschluss optional ein Spiel zum Festigen der Asanas durch (siehe Kap. 5.12).
- In der eigenständigen Erarbeitungsphase leiten die Schüler mithilfe eines Arbeitsblatts die bekannte Abfolge der Mobilisierung in Kleingruppen selbstständig an. Als Alternative können die Schüler – gegebenenfalls als vorbereitende Hausaufgabe – eine eigene Mobilisierung entwickeln.
- Als Partnerübung bietet sich der *doppelte Krieger 2* an.

Auf einen Blick: „Körperachsen wahrnehmen"

1. Ankommen: Einfacher Sitz
2. Mobilisieren, gegebenenfalls als Erarbeitungsphase (AB „Die Mobilisierungsphase anleiten", Seite 207 bzw. AB „Einen Bewegungsablauf die die Mobilisierungsphase gestalten", Seite 208)
3. Schwung:
    - 1-2 Runden *Sonnengruß A*
    - Zwei Runden *Sonnengruß B*
    - Abfolge „Körperachsen wahrnehmen"
        - Variante A im Seitenwechsel
        - Variante B im Fluss
    - Gegebenenfalls Partnerübung: *doppelter Krieger 2*
    - Gegebenenfalls Thai-Yoga-Übung
4. Entspannung: Schlusssequenz
5. Leichtigkeit: *Savasana*

- **Mögliche Impulse für die Reflexion:**
    - Welche Asanas kräftigen die Beinmuskulatur?
    - Welche Asanas wirken auf die Hüftmuskulatur?
    - Wie ist euch das Anleiten der Mobilisierung gelungen?

NEUE ASANAS: *Stuhl, Krieger 1, gestreckter Winkel, Dreieck*

STUHL *Ut Katasana*

1. Einatmend im hüftweiten Stand die Knie beugen. Das Gesäß nach hinten schieben.
2. Den Oberkörper möglichst aufgerichtet halten und die Schulterblätter nach unten aktivieren.
3. Die schulterweit geöffnete Arme nach oben strecken und die Handflächen nach innen richten.

Der zweite Blick:

- Das Gewicht auf die Fersen bringen.
- Die Knie sind in einer Linie mit den Zehen.
- Den unteren Rücken lang halten: Gegebenenfalls das Schambein zum Nabel und das Kreuzbein zu den Fersen ziehen.

Variante:

- Bei Schulterproblemen die Arme anwinkeln.

3-5 Atemzüge.

Die Asana verlassen: Ausatmend die Beine strecken und die Arme in die Grußhaltung führen.

Wirkung: Der *Stuhl* stärkt die untere Rückenmuskulatur sowie die Muskulatur der Beine. Die Fußgelenke werden gekräftigt. Der Brustkorb wird geweitet.

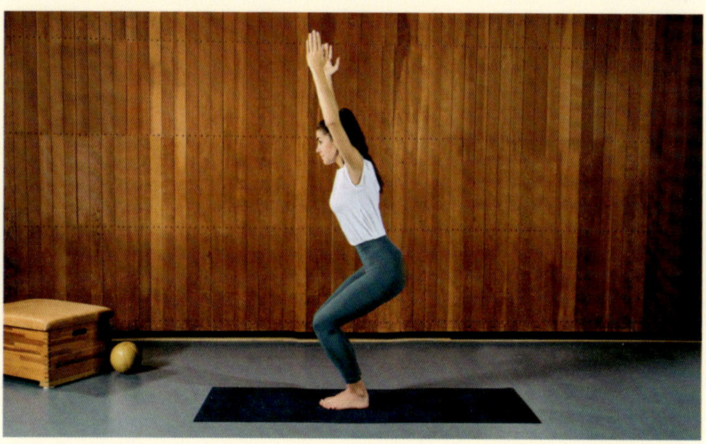

KRIEGER 1 *Virabhadrasana 1*

1. Das linke Bein zurücksetzen, das vordere Bein ist gebeugt und das hintere Bein kraftvoll durchgestreckt.
2. Die Hüfte bei aufgerichtetem Oberkörper geschlossen halten.
3. Einatmend die Arme in einem Bogen über die Seiten gestreckt nach oben führen.
4. Die Arme schulterweit öffnen und die Handflächen zueinander ausrichten. Den Blick geradeaus halten.

Der zweite Blick:

- Das Kniegelenk über dem Fußgelenk halten.
- Für mehr Länge in der Wirbelsäule das hintere Bein beugen. Das Becken nach hinten kippen (das Kreuzbein gegen die Ferse, das Schambein gegen den Bauchnabel) und das hintere Bein strecken.
- Die Oberarme für mehr Weite in den Schultern sanft nach außen rotieren.

3-5 Atemzüge, Seitenwechsel.

Die Asana verlassen: Den hinteren Fuß nach vorne bringen und die Arme senken.

Wirkung: In der Asana werden die Schultern gestärkt, während die gesamte Vorderseite gestreckt wird. Nacken und Rücken sind nach der Übung gedehnter. Der Gleichgewichtssinn wird gefordert.

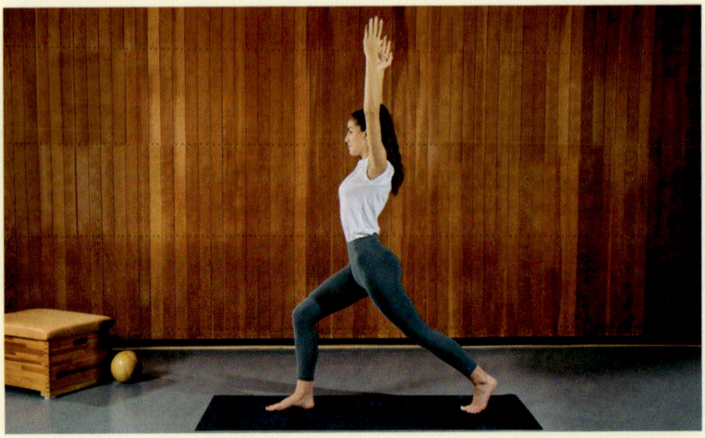

GESTRECKTER WINKEL *Utthita Parshvakonasana*

1. Einen großen Schritt mit links zurücktreten; das vordere Bein beugen.
2. Die Hüfte aufdrehen: Den hinteren Fuß parallel zum kurzen Mattenende stellen. Die Fersen auf einer Linie halten und das hintere Bein aktiv halten.
3. Den rechten Unterarm quer mit der Handfläche nach oben auf den rechten Oberschenkel legen.
4. Den Oberkörper aufdrehen und die Schultern in eine senkrechte Linie bringen. Den linken Arm über oben über den Kopf nach vorne strecken. Den Kopf in der Verlängerung der Wirbelsäule halten.

Der zweite Blick:

- Das gebeugte Knie über dem Fußgelenk halten; nicht nach innen oder außen ausweichen.
- Die Schultern weg von den Ohren ziehen. Das Kinn in Richtung Brustbein aktivieren.

3-5 Atemzüge, Seitenwechsel.

Die Asana verlassen: Den Oberkörper einatmend anheben. Den hinteren Fuß ausatmend nach vorne bringen und neben den anderen Fuß stellen. Die Arme sind links und rechts neben dem Rumpf.

Wirkung: Die Haltung stärkt die Bein- und Rumpfmuskulatur, während die Flanken und der Rücken gedehnt werden. Der Brustkorb erfährt Weite.

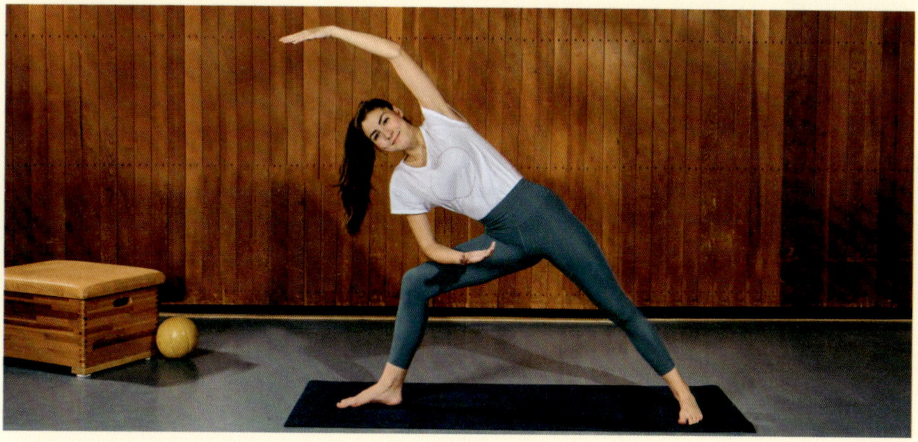

DREIECK *Utthita Trikonasana*

1. Einen großen Schritt mit links zurücktreten, den Fuß parallel zum kurzen Mattenende stellen und die Hüfte öffnen. Es ist circa eine Beinlänge Abstand zwischen den Füßen. Die Fersen sind auf einer Linie.
2. Das vordere Bein strecken (Mikrobeuge halten). Die Arme auf Schulterhöhe waagerecht mit den Handflächen nach unten strecken.
3. Einatmend den Oberkörper unter Beibehaltung der waagerechten Arme gestreckt in Richtung vorderes Bein verschieben. Den Oberkörper mit gestreckten Armen ausatmend absenken, sodass die Arme eine senkrechte Line bilden. Den unteren Handrücken an der Beininnenseite ablegen.
4. Den oberen Arm mit den Schultern senkrecht in einer Linie strecken. Den Kopf in Verlängerung der Wirbelsäule halten.

Der zweite Blick:

- Den ganzen Fuß belasten.
- Den Oberkörper weiter aufdrehen; sich imaginär an eine Wand lehnen.
- Die untere Hand trägt wenig Gewicht.
- Die Asana mit der Rumpfmuskulatur halten.

3-5 Atemzüge, Seitenwechsel.

Die Asana verlassen: Einatmend den Oberkörper heben, ausatmend den Schritt nach vorne schließen. Die Arme sind links und rechts neben dem Rumpf.

Wirkung: Die Muskeln an den Flanken, an der Taille und an der Rückseite der Beine werden gestärkt und gedehnt. Die Hüft-, Brust- und Schultermuskulatur wird gedehnt und der Rücken wird sanft gestreckt.

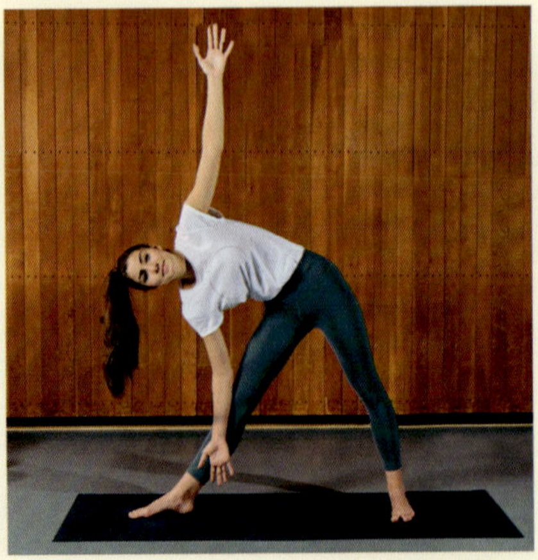

ABFOLGE „KÖRPERACHSEN WAHRNEHMEN"

IM SEITENWECHSEL	IM FLUSS	
Stuhl	*Stuhl* • Tiefe Vorbeuge, halbe Vorbeuge. • Ausfallschritt: Den hinteren Fuß quer stellen.	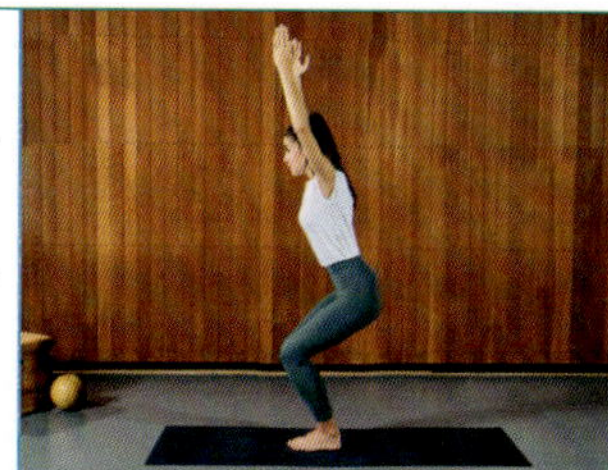
Krieger 2 links, rechts	*Krieger 2* • Die Position der Beine beibehalten. • Den unteren Unterarm quer auf den Oberschenkel legen. • Den Oberkörper aufdrehen. Den oberen Arm über den Kopf nach vorne strecken.	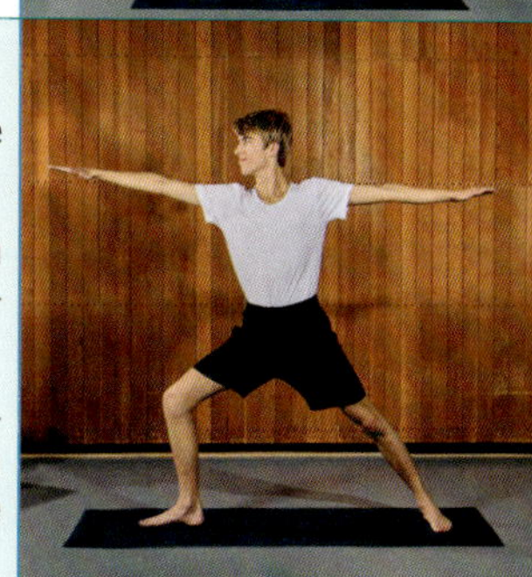
Gestreckter Winkel links, rechts	*Gestreckter Winkel* • Das vordere Bein strecken. Die Arme auf Schulterhöhe strecken. • Den Oberkörper nach vorne ziehen und absenken.	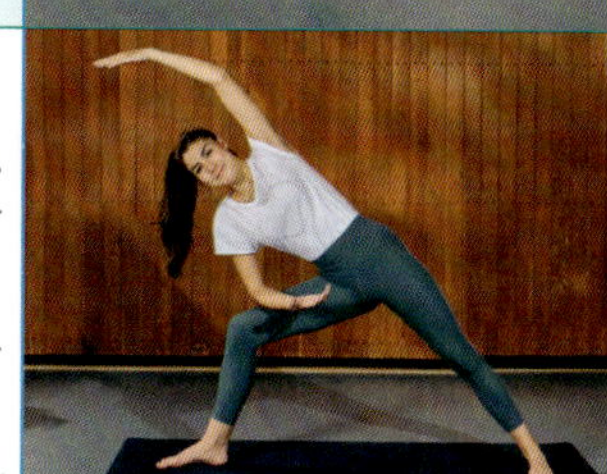
Dreieck links, rechts	*Dreieck* • Den Oberkörper aufrichten. Das Bein für den *Krieger 2* beugen. • Die Arme wie Windmühlen zu Boden bringen. Den hinteren Fuß für die tiefe Vorbeuge nach vorne bringen. • *Halbe Vorbeuge, tiefe Vorbeuge, Stuhl Seitenwechsel*	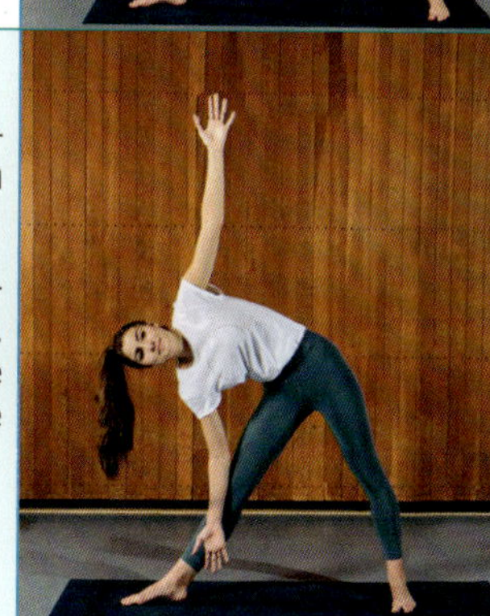

Herabschauender Hund	*Herabschauender Hund*	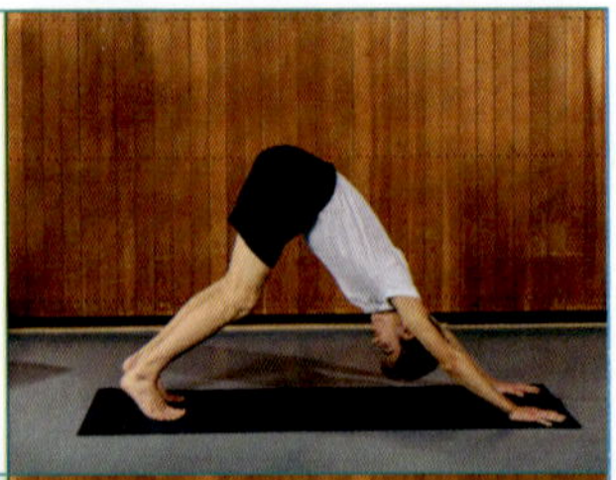
Vierfüßlerstand • Die Füße überkreuzen und zum Sitzen kommen.		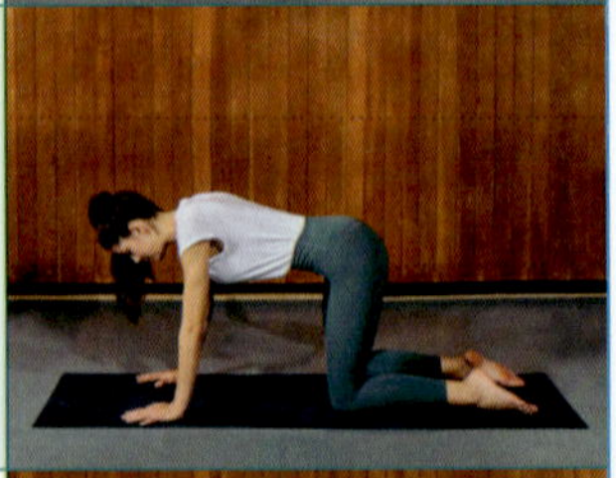
Stocksitz		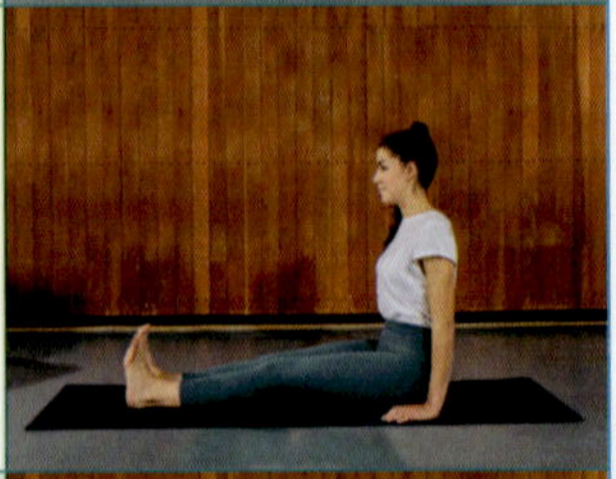
Sitzende Vorbeuge		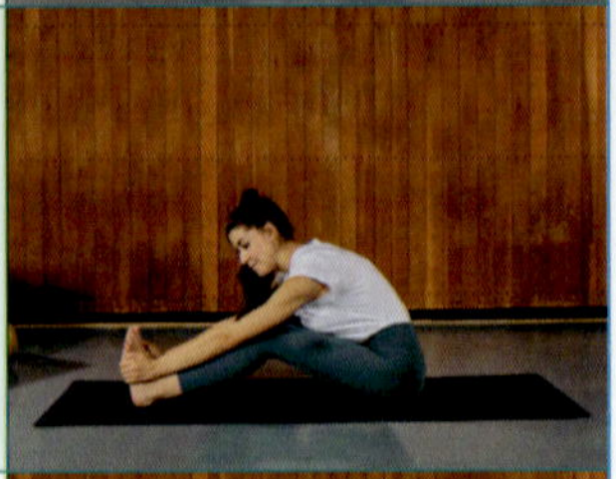
Drehsitz auf beiden Seiten		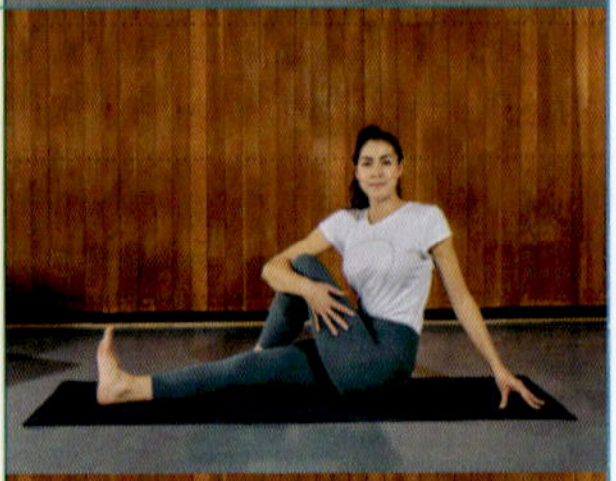 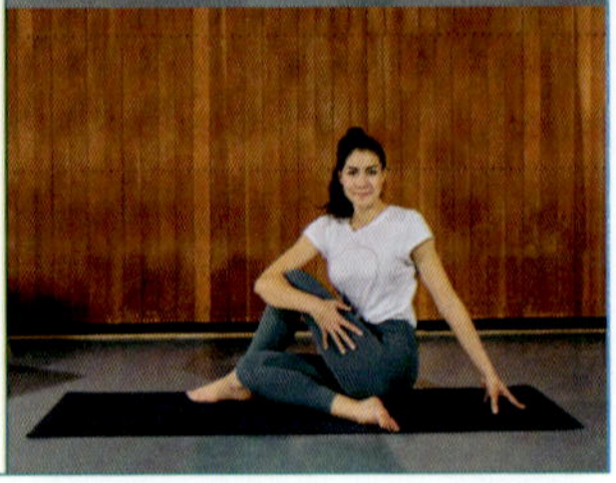

Partnerübung: Doppelter Krieger 2

1. Stellt euch jeweils in den *Krieger 2*. Eure vorderen Füße berühren sich dabei mit den Innenseiten.
2. Lasst euren hinteren Arm hinter euren Rücken sinken und führt den Handrücken zur vorderen Taille, die zum Partner zeigt.
3. Fasst mit eurer vorderen Hand die an der Taille liegende Hand eures Partners. Blickt euch an.
4. Etabliert einen gemeinsamen Atemrhythmus.

- Um aus der Position zu kommen, löst ihr die Verbindung der Hände. Wechselt die Seiten.

Fünf Atemzüge halten, Seitenwechsel.

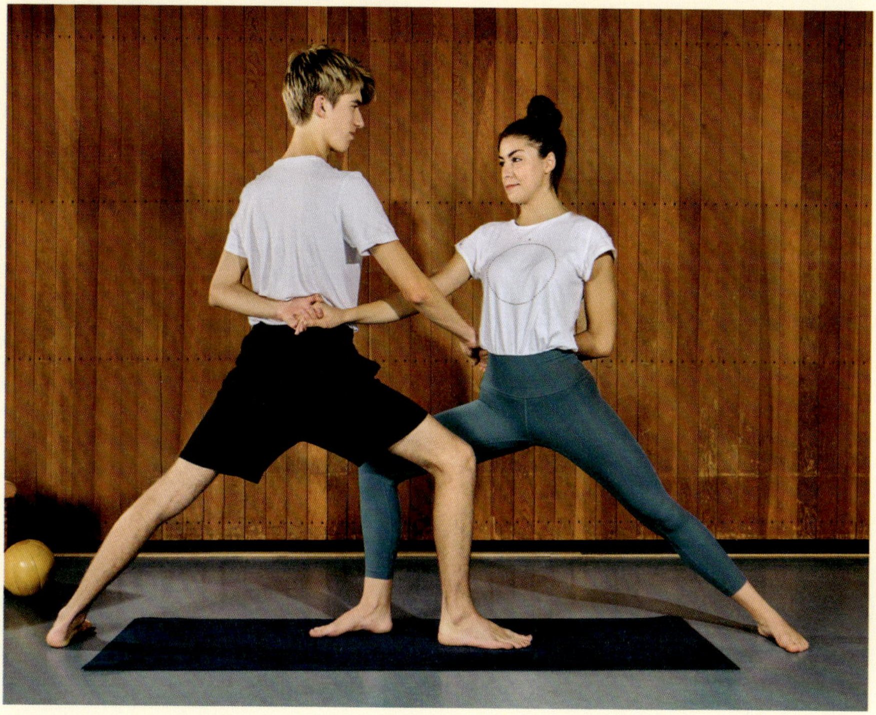

5.4 Mehr Standfestigkeit erfahren

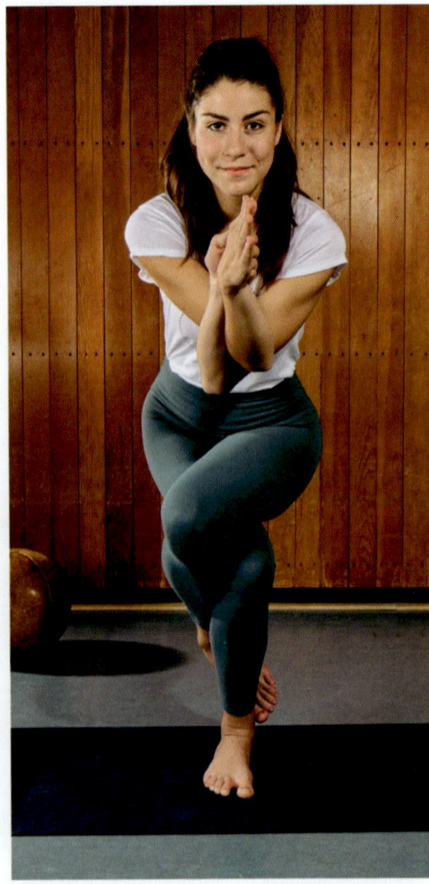

HAUPTINTENTIONEN

Die Schüler lernen die Standpositionen ***Adler, Krieger 3*** *sowie den* ***Halbmond*** *kennen und führen diese korrekt aus.*

Die Schüler schulen ihr Gleichgewicht.

Die Schüler können aus (vorgegebenen) Asanas zum Thema Standfestigkeit einen eigenen Bewegungsablauf entwickeln.

- Die Schüler erweitern in dieser Stunde ihr Repertoire an Standhaltungen und schulen so ihren Gleichgewichtssinn.
- Die Mobilisierungsphase wird um die Balanceübung des *kleinen Halbmonds* erweitert.
- Gleichgewichtsübungen sind mitunter schwierig und abhängig von der Tagesform. Daher bieten sich Partner- und Gruppenübungen an, in denen sich die Partner jeweils gegenseitig Halt geben. Erfolgserlebnisse stellen sich so gegebenenfalls schneller ein.
- Als Partnerübung bietet sich der *doppelte Adler* an. Haben Sie wenig Zeit oder ist die Balance der Schüler noch nicht so ausgeprägt, üben Sie zunächst die Variante des *Adlers* als Partner- oder Gruppenübung, bevor die Schüler sie alleine durchführen.
- Für die komplexe Asana des *Halbmondes* können sich die Schüler auch gerne gegenseitig helfen: Sie erhalten dadurch nicht nur ein vertieftes Verständnis der Asana, sondern können in den meisten Fällen die Position leichter halten.
- In der selbstständigen Erarbeitungsphase entwickeln die Schüler eine eigene Abfolge zum Thema Standfestigkeit. Dabei haben Sie die Möglichkeit, zu differenzieren: Entweder geben Sie die einzubauenden Asanas vor oder Sie überlassen den Schülern die Auswahl der Asanas. Sollten Sie diese Erarbeitungsphase durchführen wollen, vermitteln Sie den Schüler zunächst die neuen Standhaltungen.

Auf einen Blick „Mehr Standfestigkeit erfahren"

1. Ankommen: Einfacher Sitz
2. Mobilisieren: Hier zusätzlich *kleiner Halbmond*
3. Schwung:
   - Zwei Runden *Sonnengruß B*
   - Abfolge „Mehr Standfestigkeit erfahren"
     - Variante A im Seitenwechsel
     - Variante B im Fluss
   - Gegebenenfalls Partner-/Gruppenübung: *doppelter Adler, doppelter Krieger 3,* Helfen im *Halbmond, Krieger 3* im Kreis
   - Gegebenenfalls Erarbeitungsphase (AB „Standhaltungen verbinden 1 und 2" Seite 209/210)
   - Gegebenenfalls. Thai-Yoga-Übung
4. Entspannung: Schlusssequenz
5. Leichtigkeit: *Savasana*

- **Mögliche Impulse für die Reflexion**
  - Welche Asanas kräftigen die Beinmuskulatur?
  - Welche Asanas wirken auf die Hüftmuskulatur?
  - Welche Asanas fordern euer Gleichgewicht besonders heraus?
  - Womit könnt ihr es unterstützen?
  - Wie ist euch die Entwicklung der eigenen Abfolge zum Thema Standfestigkeit gelungen?

NEUE ASANAS: *kleiner Halbmond, Berg auf Zehenspitzen, Adler, Krieger 3, Halbmond, Tisch*

KLEINER HALBMOND *Ardha-Chandrasana-Variante*

1. Aus dem Vierfüßlerstand das linke Bein nach hinten ausstrecken. Den Fuß parallel zum kurzen Mattenende aufstellen.
2. Das Gewicht auf die rechte Hand bringen. Die linke Hand unter der rechten Schulter halten. Die linke Hand ist an der rechten Taille.
3. Einatmend den Oberkörper nach links oben aufdrehen, dabei das linke Bein anheben und den linken Arm nach oben strecken. Den Blick in Verlängerung des Brustbeins halten.

Der zweite Blick:

- Die Schultern auf einer Linie halten.
- Den hinteren Fuß flektieren.

Variante:

- Das lange Bein am Boden absetzen. Den Oberkörper aufrichten und in Richtung des langen Beins absenken.

3-5 Atemzüge, Seitenwechsel.

Die Asana verlassen: Ausatmend zurück in den Vierfüßlerstand kommen.

Wirkung: Der Brustkorb wird geöffnet, die Zwischenrippenmuskulatur wird gedehnt. Die Asana schult das Gleichgewicht und bereitet auf den *Halbmond* vor. Die Variante streckt die Flanken.

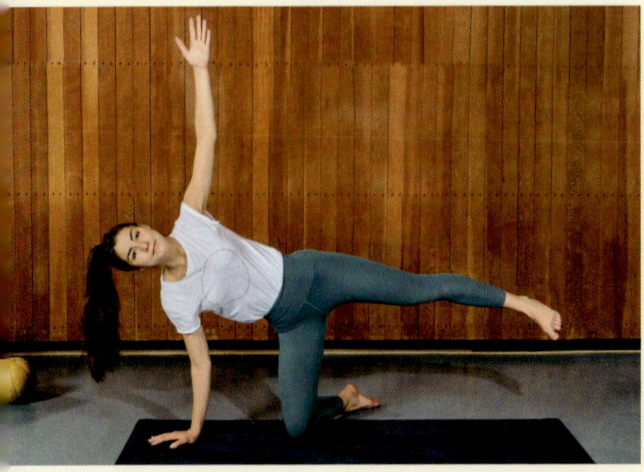

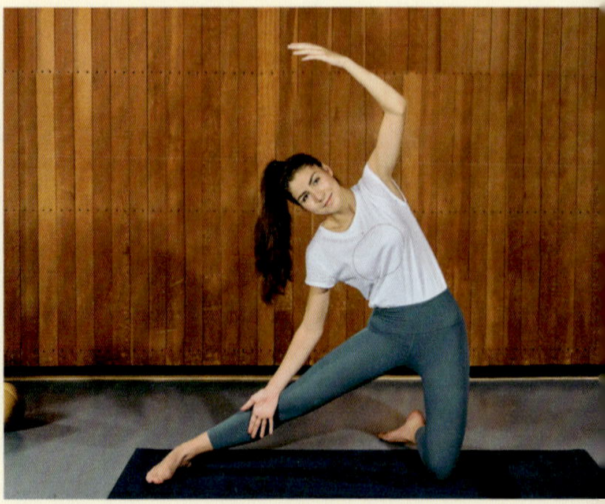

GESTRECKTER BERG AUF ZEHENSPITZEN

1. Aus der Berghaltung einatmend auf die Zehenspitzen kommen. Die Arme mit der Einatmung nach oben bis über den Kopf heben.
2. Ausatmend die Arme senken. Die Fersen in der Luft halten.

Der zweite Blick:

- Die Fersen im Zehenstand nicht auseinanderfallen lassen.

3-5 dynamische Wiederholungen, dann für drei Atemzüge halten.

Die Asana verlassen: Ausatmend die Fersen und die Arme senken.

Wirkung: Die Übung stärkt die Bein- und Fußmuskulatur, besonders die Wadenmuskulatur. Die Zehen werden gedehnt. Die Haltung schult den Gleichgewichtssinn.

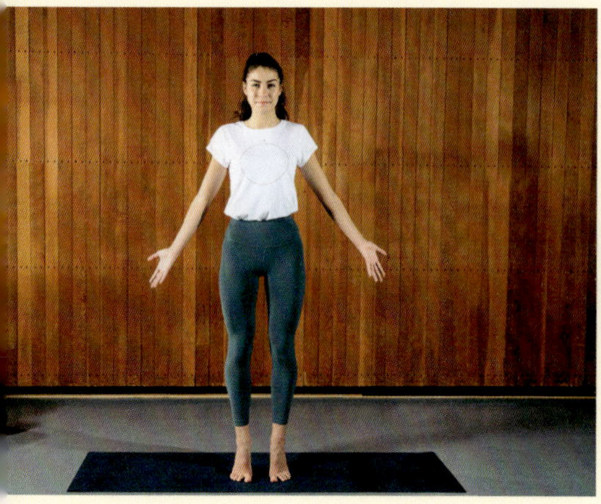

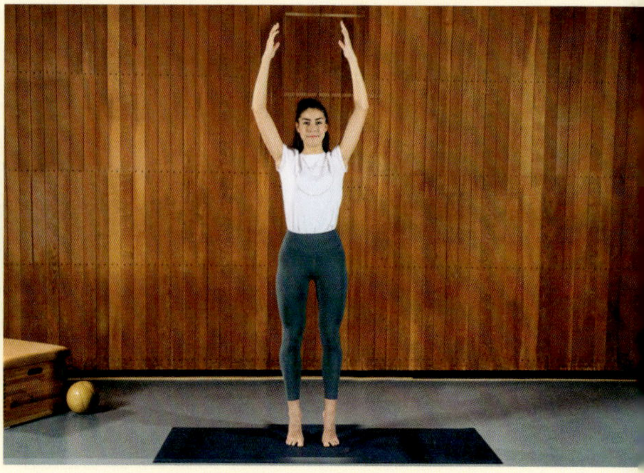

ADLER *Garudasana*

1. Das Gewicht im hüftweiten Stand auf das rechte Bein verlagern und es beugen.
2. Das linke Bein gebeugt anheben und von vorne um den rechten Unterschenkel schlingen. Den Fußrücken hinter die rechte Wade legen. Der linke Oberschenkel liegt nun auf dem rechten.
3. Die Arme lang nach vorn ausstrecken. Den linken Ellbogen auf den rechten Ellbogen legen.
4. Die Ellbogen beugen, die Unterarme verschränken und die Handflächen zusammenführen.

Der zweite Blick:

- Den Nabel nach innen ziehen.
- Ellbogen und Schultern in einer Höhe halten. Die Schultern nach unten ziehen.

Variante 1:

- Die Zehenspitzen des linken Fußes bei Gleichgewichtsproblemen aufstellen.

Variante 2:

- Wer die Handflächen nicht zusammenbringen kann, verhakt die Daumen oder führt die Hände in die Grußhaltung.

3-5 Atemzüge, Seitenwechsel.

Die Asana verlassen: Ausatmend beide Füße hüftweit aufstellen und die Arme senken.

Wirkung: Die Haltung stärkt die Oberschenkel- und Wadenmuskulatur und den Fußknöchel. Die Asana dehnt den Schultergürtel und schult den Gleichgewichtssinn.

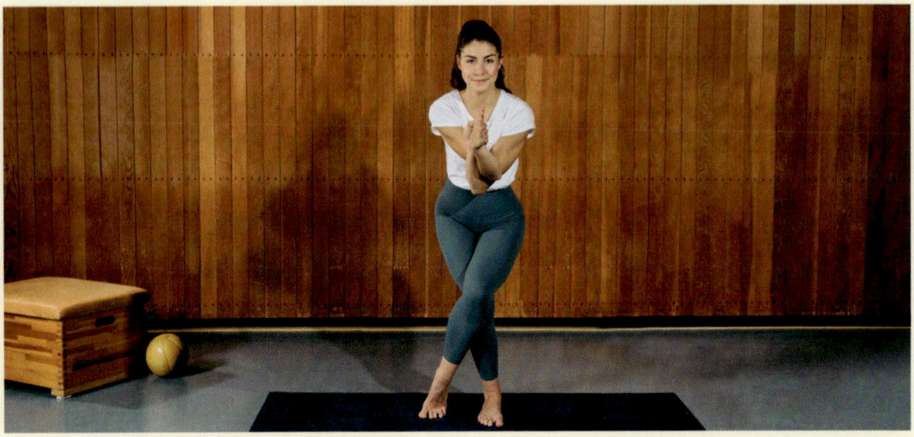

KRIEGER 3 *Virabhadrasana 3*

1. Das Gewicht auf das rechte Bein verlagern. Das linke Bein einatmend anwinkeln. Die Arme in einem Bogen über die Seite gestreckt nach oben führen.
2. Ausatmend das linke Bein gestreckt nach hinten in die Waagerechte schieben. Den Oberkörper gleichzeitig in die Waagerechte nach vorne absenken.
3. Die Arme mit nach hinten ziehen, sodass sie links und rechts neben dem Rumpf mit den Fingern nach hinten schweben. Der Kopf ist in Verlängerung der Wirbelsäule.

Der zweite Blick:

- Das Becken parallel halten und den hinteren Fuß flektieren. Die Zehen schauen nach unten.
- Den Beckenboden für mehr Stabilität aktivieren. Den Nabel nach innen ziehen.

Variante 1:

- Die Hände in die Grußhaltung nehmen.

Variante 2:

- Die Arme nach vorne strecken; die Handflächen schauen zueinander.

3-5 Atemzüge, Seitenwechsel.

Die Asana verlassen: Einatmend den Oberkörper aufrichten, ausatmend den hinteren Fuß absetzen.

Wirkung: Rumpf, Arme, Beine und Füße werden gekräftigt, während sich Brust und Schultern öffnen. Die Haltung fördert den Gleichgewichtssinn.

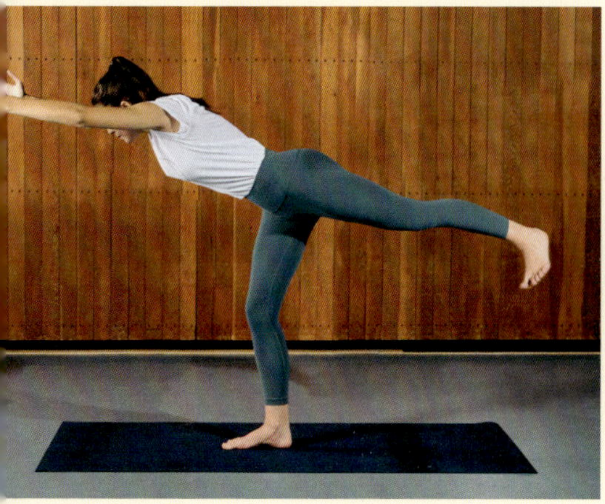

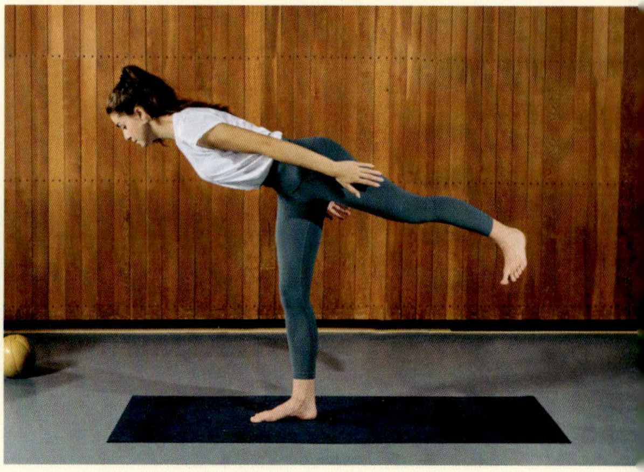

HALBMOND *Ardha Chandrasana*

1. Einen großen Schritt mit links zurücktreten; den *Krieger 2* aufbauen und das Gewicht auf den vorderen Fuß bringen.
2. Den hinteren Fuß ein Stück nach vorne ziehen. Die hintere Hand an die Taille bringen.
3. Den Oberkörper ausatmend nach vorne neigen. Die Fingerspitzen circa 20-30 Zentimeter vor dem vorderen Fuß auf dem Boden aufsetzen.
4. Einatmend das hintere Bein anheben, bis es gestreckt parallel zum Boden schwebt. Den Oberkörper in Richtung Decke aufdrehen, bis beide Schultern übereinanderliegen.
5. Die Hand von der Taille lösen, den Arm in einer Linie mit den Schlüsselbeinen nach oben strecken. Den Blick auf den Boden oder nach oben zur anderen Hand richten. Bei Nackenproblemen den Blick zur Seite ausrichten.

Der zweite Blick:

- Das Gewicht auf dem Standbein halten. Die Hand am Boden arbeitet nur unterstützend.
- Den Oberkörper weiter aufdrehen; sich imaginär an eine Wand lehnen.
- Den oberen Fuß für mehr Standfestigkeit flektieren; vom Fuß bis zum Scheitel Länge schaffen.
- Die Schulterblätter zueinander ziehen.

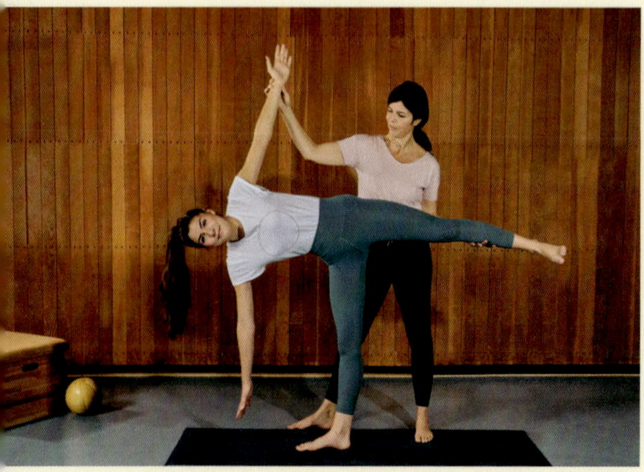

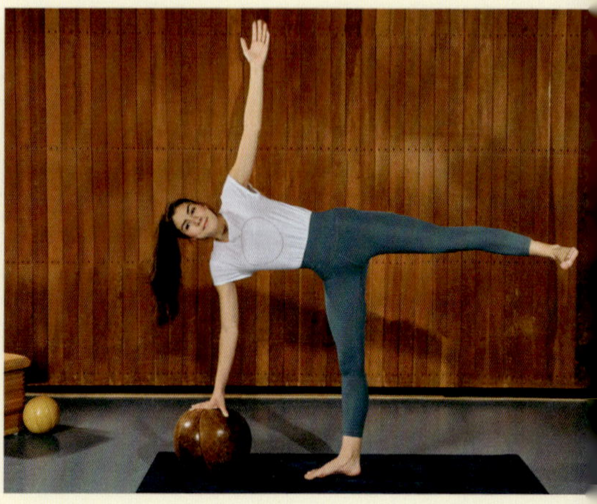

Variante:

- Die vordere Hand gegebenenfalls auf einem Block oder Medizinball abstützen bzw. die Hand schweben lassen.

3-5 Atemzüge, Seitenwechsel.

Die Asana verlassen: Ausatmend zurück in den Stand kommen.

Wirkung: Die Asana kräftigt Bein-, Gesäß-, Rücken- und Bauchmuskulatur, weitet den Becken- und Brustraum. Das Fußgelenk des Standbeins wird gekräftigt. Sie schult das Gleichgewicht.

TISCH *Purvottanasana Variante*

1. Die Hände im aufrechten Sitz circa eine Handlänge hinter dem Rücken aufsetzen.
2. Die Füße hüftweit aufstellen und das Brustbein anheben.
3. Einatmend das Becken bis auf die Höhe von Schultern und Knie anheben.
4. Den Kopf in der Verlängerung der Wirbelsäule halten.

Der zweite Blick:

- Hände und Füße in den Boden drücken.
- Die Knie über den Fußgelenken halten, nicht nach außen ausweichen.
- Die Oberarme sanft nach außen rotieren.

Variante:

- Die Füße aufgestellt lassen und nur das Brustbein anheben.

3-5 Atemzüge.

Die Asana verlassen: Ausatmend das Gesäß zurück zum Boden bringen.

Wirkung: Die Asana dehnt die Vorderseite des Körpers und kräftigt die Schultern, Arme und Beine. Sie ist ein Ausgleich zu Vorbeugen.

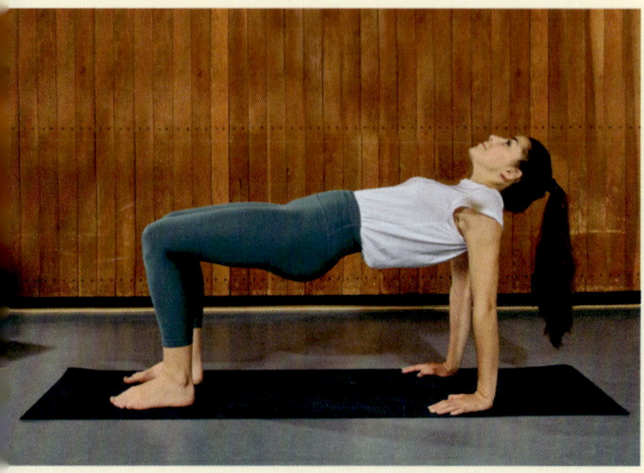

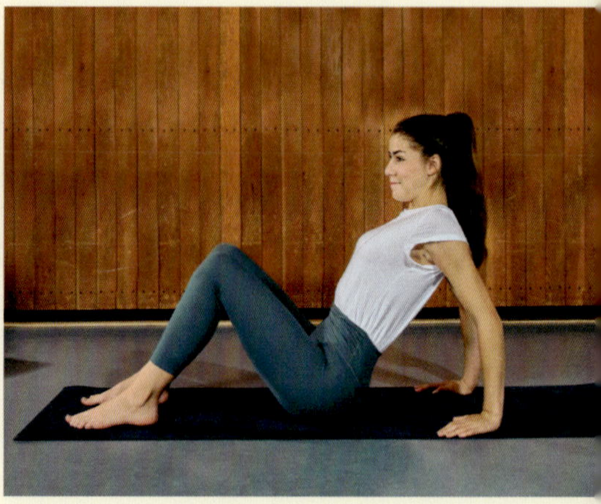

ABFOLGE „MEHR STANDFESTIGKEIT ERFAHREN"

IM SEITENWECHSEL	IM FLUSS	
Gestreckter Berg auf Zehenspitzen	*Gestreckter Berg* auf Zehenspitzen	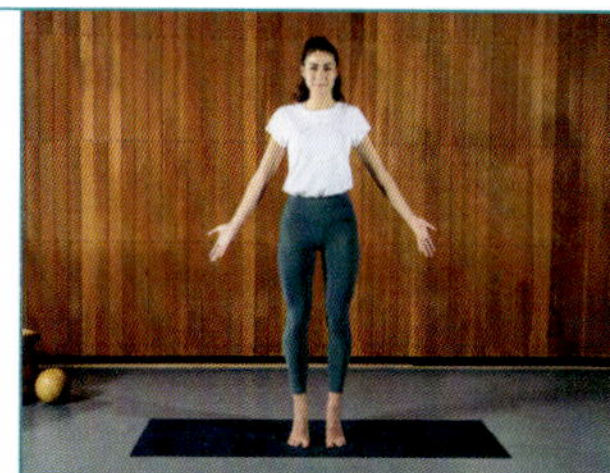 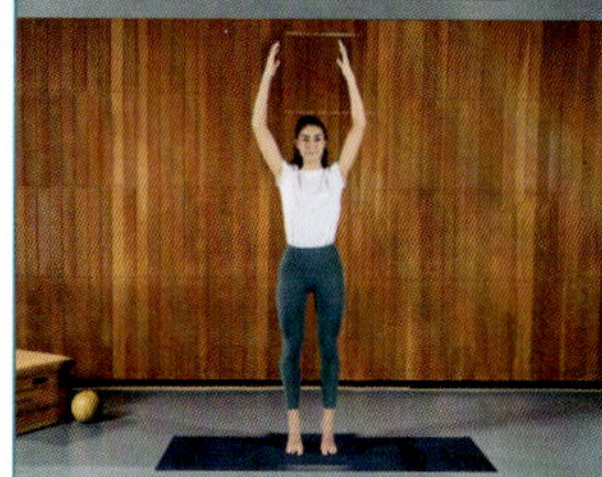
Baum links, rechts	*Baum* • Das angewinkelte Bein um die Wade des Standbeins wickeln. Die Arme sind in der *Adler*-Arme-Haltung.	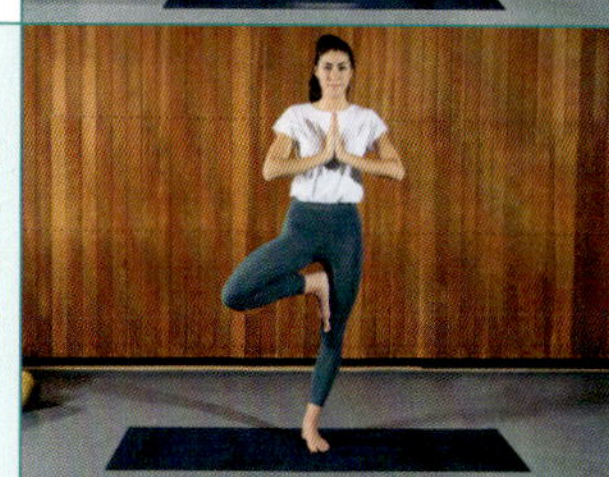
Adler links, rechts	*Adler* • Das um die Wade gewickelte Bein gebeugt nach vorne bringen. Die Arme gehen nach oben. • Den Oberkörper in die Waagerechte nach vorne bringen. Beide Beine strecken. • Die Arme sind links und rechts neben dem Rumpf.	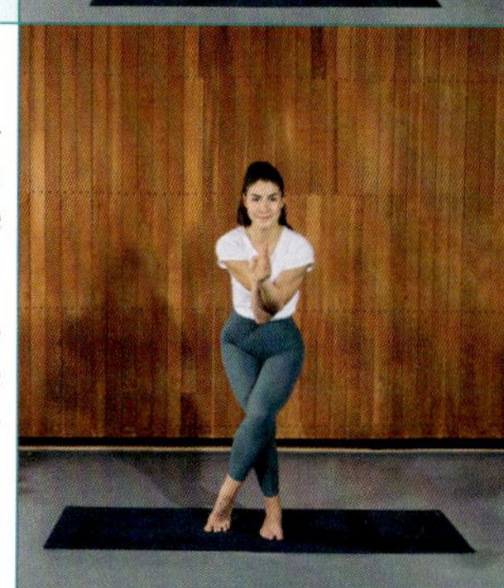
Krieger 3 links, rechts	*Krieger 3* • Den hinteren Fuß auf die Zehenspitzen stellen. • Das vordere Bein beugen. • Den Oberkörper anheben; die Arme sind in der Luft.	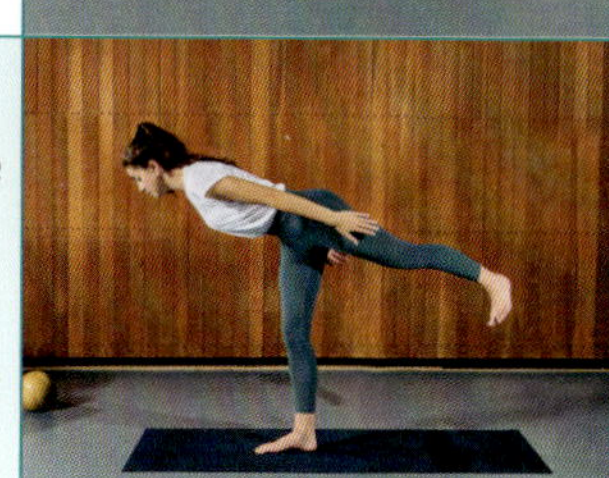

Krieger 1 links, rechts	*Krieger 1* • Die Hüfte öffnen und den hinteren Fuß parallel zum kurzen Mattenende ausrichten. • Die Arme in die Waagerechte nach vorne und hinten strecken.	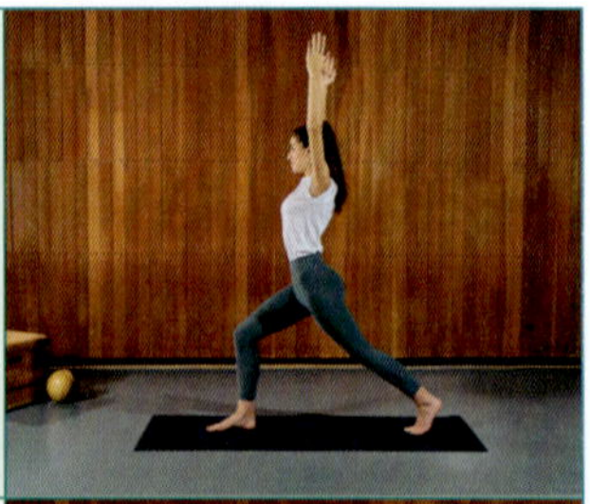
Krieger 2 links, rechts	*Krieger 2* • Die Position der Beine beibehalten. • Den unteren Unterarm quer auf den Oberschenkel legen. • Den Oberkörper aufdrehen, den oberen Arm über den Kopf nach vorne strecken.	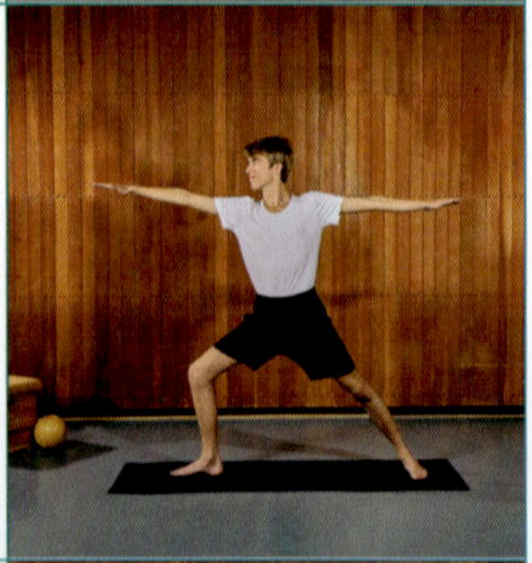
Gestreckter Winkel links, rechts	*Gestreckter Winkel* • Den Oberkörper aufrichten, die Arme ausstrecken.	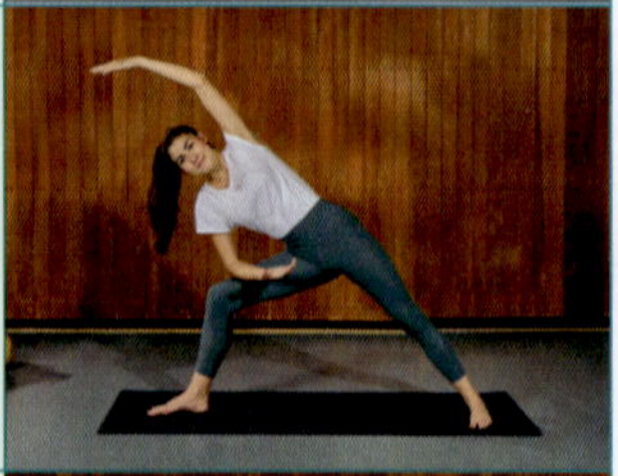
Krieger 2 links, rechts	*Krieger 2* • Den Oberkörper nach vorne neigen und die vordere Hand am Boden absetzen. • Das hintere Bein gestreckt anheben und das vordere Bein strecken. • Den Oberkörper aufdrehen und den oberen Arm nach oben strecken.	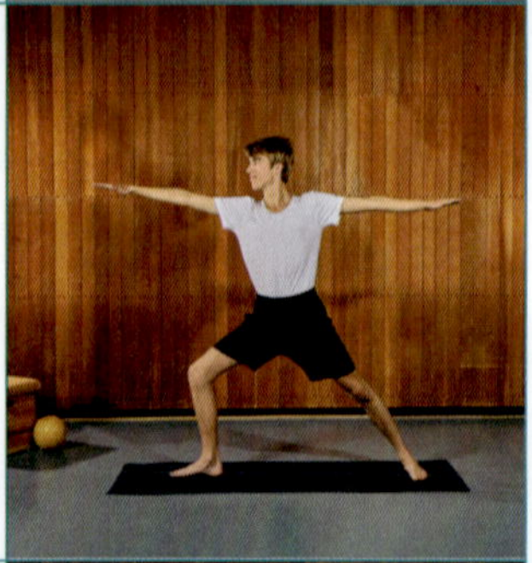
Halbmond links, rechts Halber *Sonnegruß*	*Halbmond* • Den hinteren Fuß neben den vorderen Fuß in die tiefe Vorbeuge stellen. • Sich in den *Berg* aufrichten. **Seitenwechsel** • Halber *Sonnengruß*	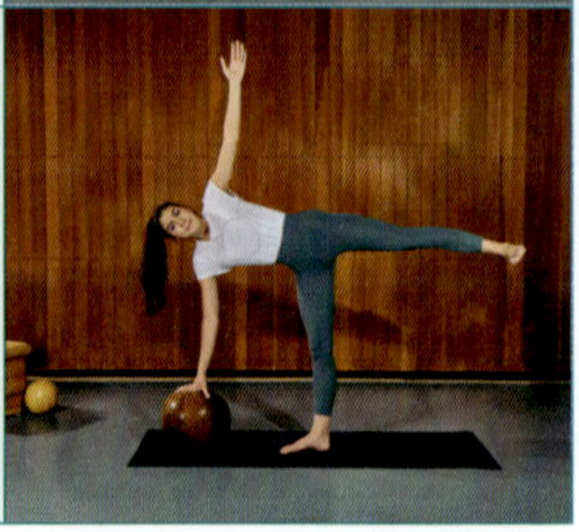

Vierfüßlerstand • Die Füße überkreuzen und zum Sitzen kommen.	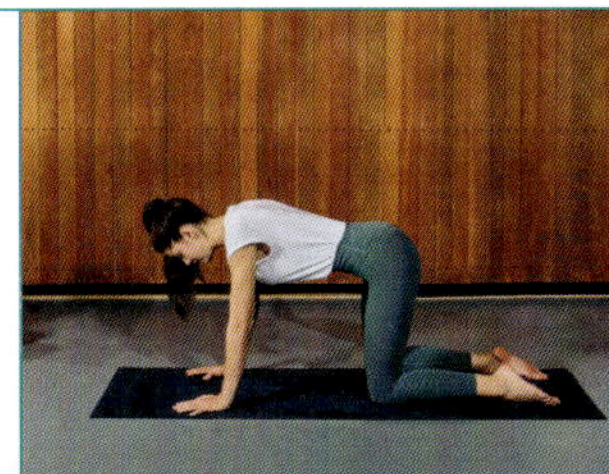
Stocksitz	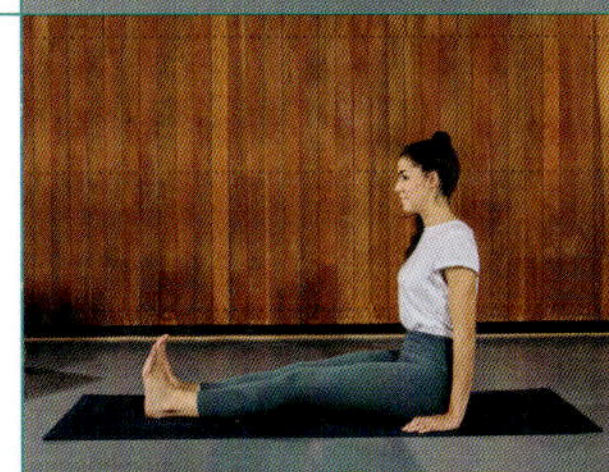
Drehsitz auf beiden Seiten	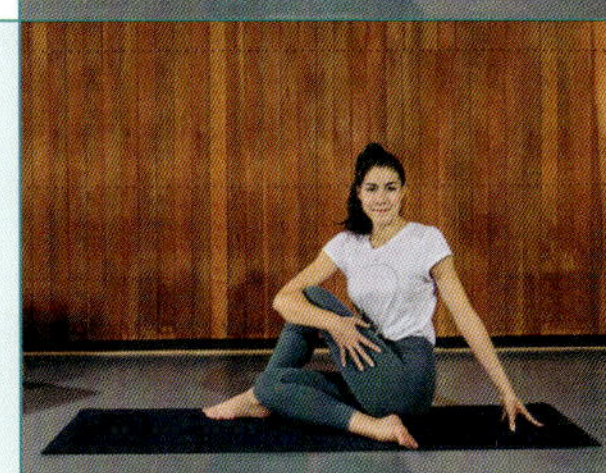 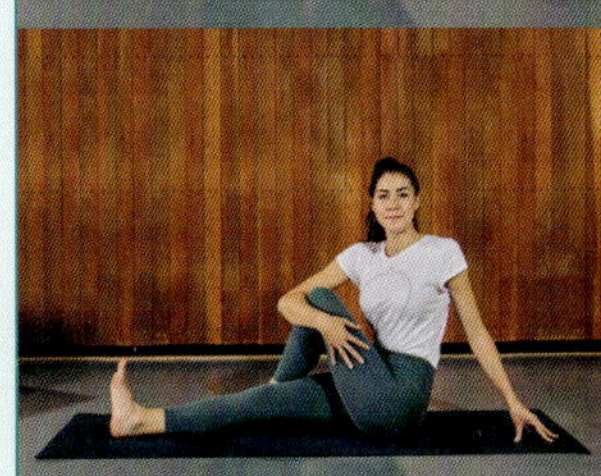
Sitzende Vorbeuge	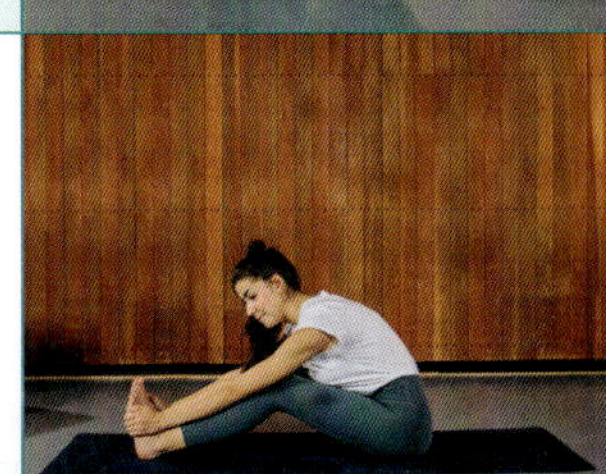
Tisch	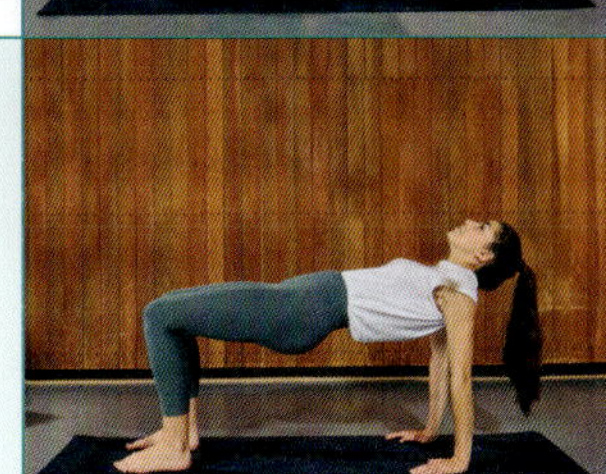

Partnerübung: Doppelter Adler

1. Stellt euch Schulter an Schulter hüftweit nebeneinander auf.
2. Verlagert das Gewicht jeweils auf das innere Bein und beugt es leicht an. Hebt das äußere Bein an, schlingt es von vorne um den Unterschenkel des Standbeins und legt den Fußrücken hinter die Wade. Die Oberschenkel liegen aufeinander.
3. Beugt jeweils den inneren Ellbogen und legt die Handflächen ineinander. Gebt euch so Halt und führt den äußeren Arm gestreckt in einem Bogen über den Kopf.

- Um aus der Position zu kommen, senkt ihr jeweils den oberen Arm, löst die Handflächen des anderen Arms und stellt beide Füße nebeneinander.

Drei Atemzüge halten, Seitenwechsel.

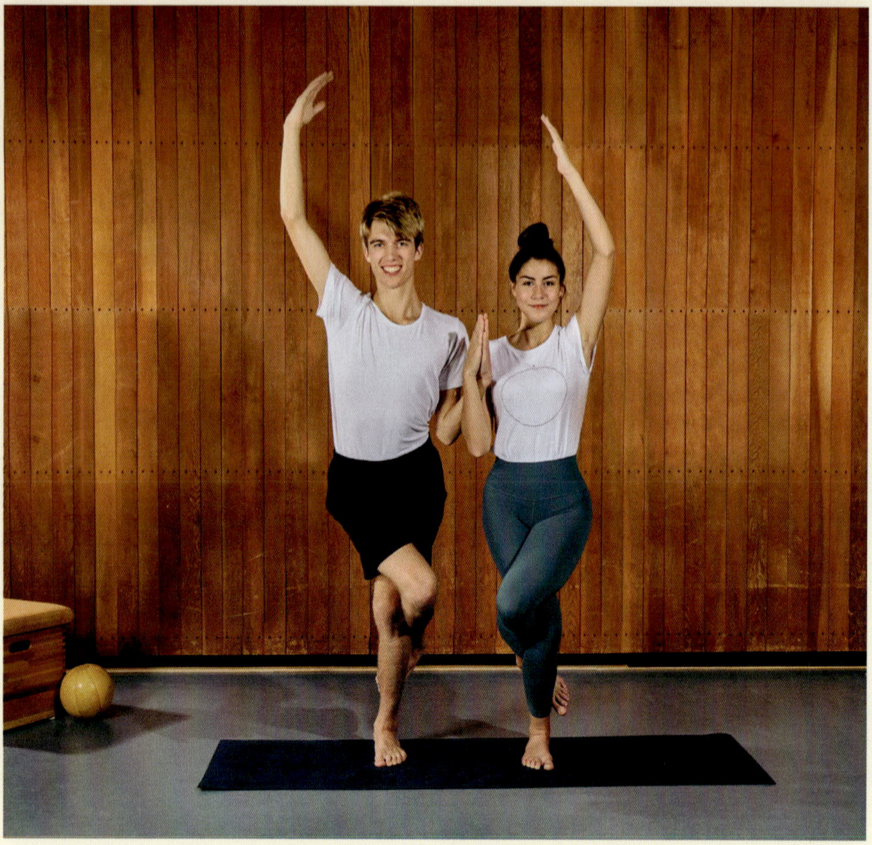

Partnerübung: Helfen im Halbmond

1. Entscheidet euch, wer zunächst den *Halbmond* übt und wer unterstützt.
2. Der Helfer stellt sich auf Höhe des Beckens hinter den Partner.
3. Der Partner kommt langsam in den *Halbmond*. Der Helfer gibt Stabilität, indem er mit der einen Hand den oberen Arm des Partners am Handgelenk hält und ihn sanft nach oben zieht. Die andere Hand legt er unter die Wade und stabilisiert so das hintere Bein. Alternativ kann die hintere Hand auch an das Becken des übenden Partners gelegt werden, um den Partner so besser zu halten.
4. Der Partner lehnt sich vertrauensvoll gegen den Helfer und kann den Oberkörper so besser aufdrehen.

- Um aus der Position zu kommen, setzt der Partner im Halbmond den hinteren Fuß ab und richtet den Oberkörper auf.

3-5 Atemzüge halten, dann Seitenwechsel, Rollenwechsel.

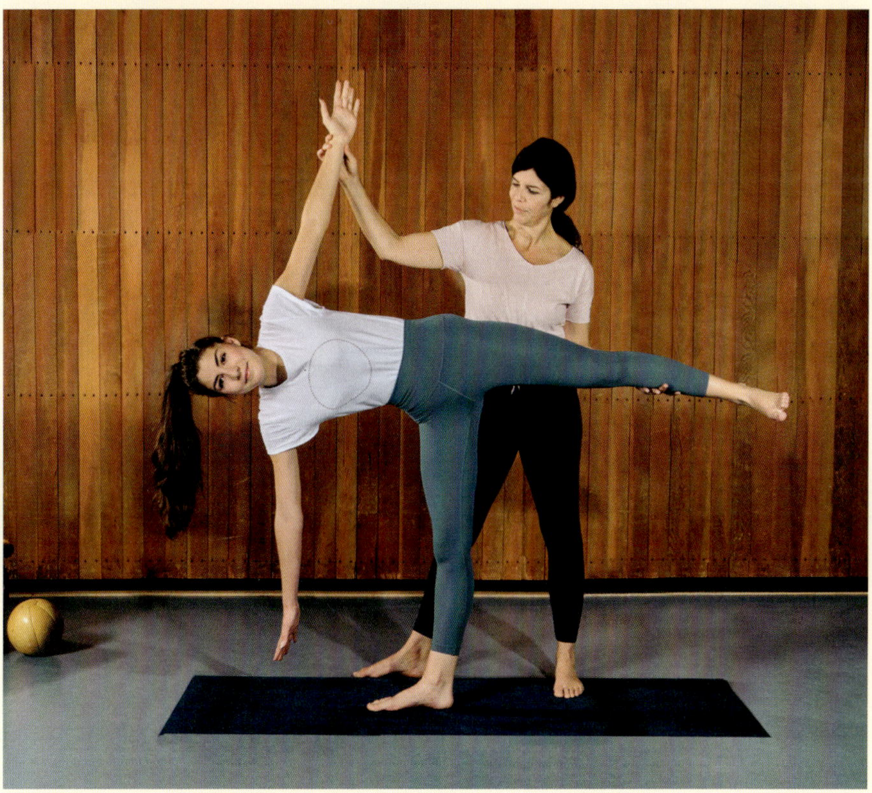

Partnerübung: Doppelter Krieger 3

1. Stellt euch im Abstand von circa einem Meter gegenüber auf.
2. Legt eure Hände auf die Schultern des anderen. Verlagert das Gewicht jeweils auf das innere Bein und beugt es leicht an. Hebt das äußere Bein gestreckt an und neigt den Oberkörper nach vorne.

- Um aus der Position zu kommen, senkt ihr die Beine wieder.

3-5 Atemzüge halten, Seitenwechsel.

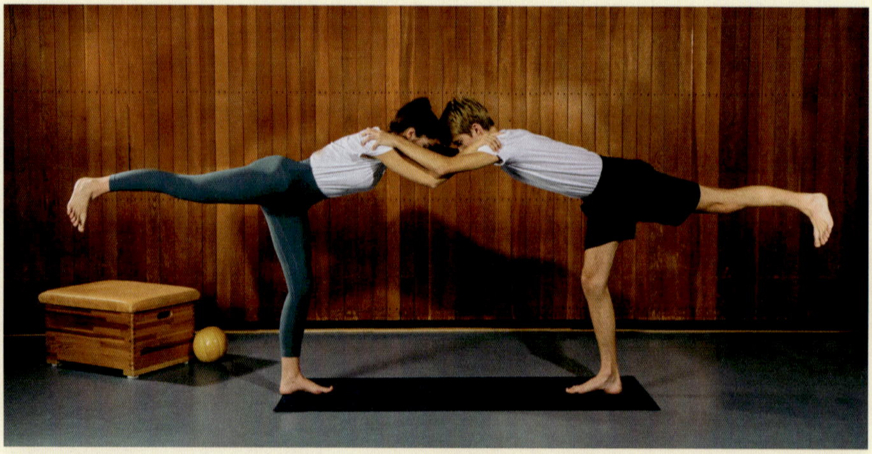

Gruppenübung: Krieger 3 im Kreis

1. Stellt euch hüftbreit in einen Kreis und greift euch an den Händen.
2. Verlagert das Gewicht auf das rechte Bein. Hebt mit einer Einatmung das linke Bein gebeugt nach vorne an.
3. Ausatmend neigt ihr gemeinsam eure Oberkörper und Arme nach vorne und schiebt das linke Bein gestreckt nach hinten in die Waagerechte. Flektiert den linken Fuß.

- Um aus der Position zu kommen, richtet euch einatmend gemeinsam auf und stellt beide Füße nebeneinander.

3-5 Atemzüge halten, Seitenwechsel.

5.5 Neue Perspektiven durch Drehhaltungen

HAUPTINTENTIONEN

*Die Schüler lernen die Drehhaltungen **gedrehter Stuhl, gedrehter Ausfallschritt, gedrehter Krieger 1, gedrehtes Boot sowie die sitzende weite Grätsche** kennen und führen diese korrekt aus.*

Die Schüler können zu (vorgegebenen) Asanas gedrehte Variationen entwickeln.

Die Schüler reflektieren die Wirkung und Bedeutung von Rückbeugen in der Yogapraxis.

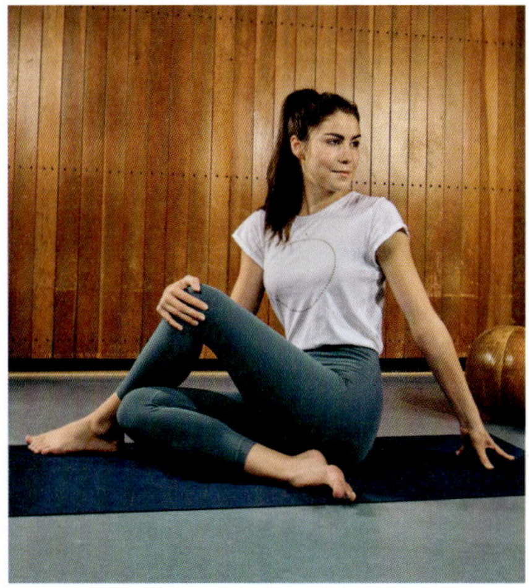

- In dieser Stunde lernen die Schüler Asanas in einer gedrehten Variante kennen, die für die Gesunderhaltung – vor allem der Bandscheiben – sehr bedeutsam sind.
- Weisen Sie darauf hin, in der Einatmung Länge in der Wirbelsäule zu schaffen und mit der Ausatmung in die Drehung zu kommen. Halten Sie die Schüler dazu an, bei Nackenproblemen den Kopf nicht mit in die Drehung zu nehmen und weisen Sie auf das stabile Becken hin. Üben Sie die Drehpositionen auch zunächst wieder dynamisch, bevor Sie länger in einer Haltung verbleiben.
- Die vielen Drehungen werden durch die *sitzende weite Grätsche* abschließend ausgeglichen, die die Schüler in dieser Stunde kennenlernen.
- Für die selbstständige Erarbeitungsphase sollen die Schüler zu 3-4 Asanas (zum Beispiel *Berg, Baum, Krieger 1, Boot*) Drehungen entwickeln. Wahlweise können Sie die Asanas vorgeben oder nicht. Hierbei sind auch Partnerübungen denkbar. Diese Phase sollte dann im Anschluss an die *Sonnengrüße* gelegt werden.
- Als Alternative dazu können Sie Drehhaltungen vorgeben und die Schüler bitten, dazu einen eigenen Bewegungsablauf zu konzipieren.
- Als dritte Möglichkeit lassen Sie die Schüler frei einen Ablauf zu Drehungen konzipieren.
- Die Partnerübung führen Sie in dieser Sequenz in der Mobilisierungsphase durch.

Auf einen Blick „Neue Perspektiven durch Drehhaltungen"

- Ankommen: Einfacher Sitz mit Wechselatmung
- Mobilisieren
  - Gegebenenfalls Partnerübung: *doppelter Drehsitz*
  - Gegebenenfalls Thai-Yoga-Übung
- Schwung:
  - Zwei Runden *Sonnengruß B*
  - Gegebenenfalls Erarbeitungsphase (AB „Gedrehte Asanas entwickeln 1 und 2", Seite 211/212)
  - Abfolge „Neue Perspektiven durch Drehhaltungen"
    - Variante A im Seitenwechsel
    - Variante B im Fluss
- Entspannung: Schlusssequenz
- Leichtigkeit: *Savasana*
- **Mögliche Impulse für die Reflexion**
  - Welche neuen Perspektiven auf euren Körper haben sich durch die Drehhaltungen entwickelt?
  - Welche Wirkungen haben Drehungen?
  - Zu welchen Asanas lassen sich leicht gedrehte Varianten finden?
  - Zu welchen Asanas ist das schwieriger?
  - Woran liegt das jeweils?

NEUE ASANAS: *gedrehter Berg, Seitneige im Stand, gedrehter Ausfallschritt in Variationen, gedrehter Krieger 1, gedrehter Stuhl, gedrehtes Boot, sitzende weite Grätsche, Boot, kosmisches Ei*

GEDREHTER BERG *Parivritta Tadasana*

1. Die Arme anwinkeln. Die Oberarme sind parallel zum Boden ausgerichtet. Die Unterarme sind senkrecht. Die Schulter nach hinten und unten ziehen.
2. Ausatmend sich mit dem Oberkörper nach rechts drehen.
3. Das Becken dabei stabil halten.

Der zweite Blick:

- Den Nabel sanft nach innen ziehen und die Finger spreizen.

Variante 1:

- Die Arme ausstrecken.

Variante 2:

- Das Gewicht auf das linke Bein verlagern. Das rechte Bein einatmend gebeugt anheben.
- Ausatmend sich nach rechts drehen; die Arme zu den Seiten lang ausstrecken.

Dreimal rechts und links im Wechsel.

Die Asana verlassen: Einatmend den Oberkörper in die Mitte führen und die Arme ausatmend senken.

Wirkung: Die Beweglichkeit der Wirbelsäule wird erhöht. In der Variante 1 werden die Schultern geöffnet, in der Variante 2 wird das Gleichgewicht zusätzlich geschult.

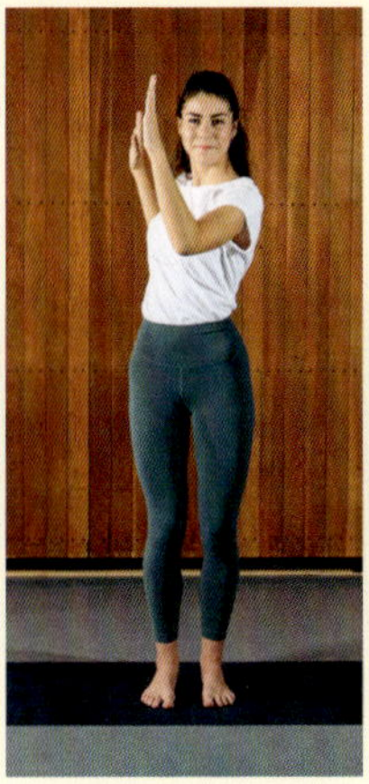

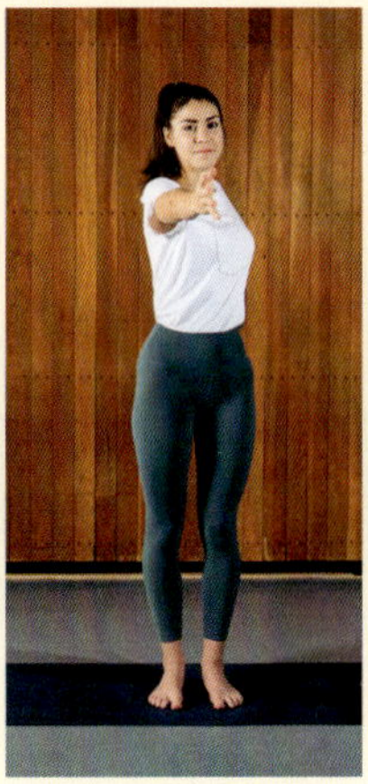

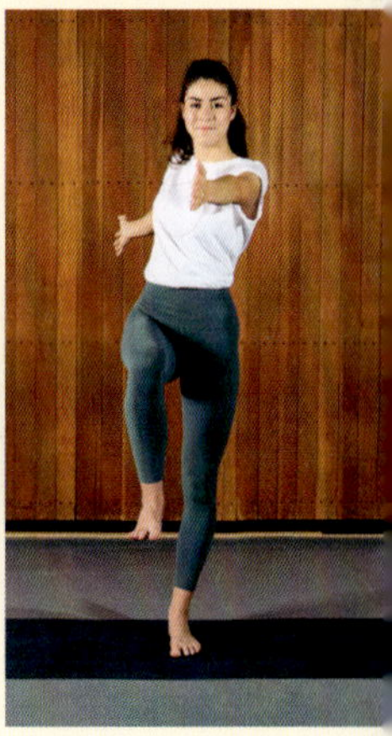

SEITNEIGE IM STAND *Tadasana-Variante*

1. Ausatmend mit dem Oberkörper nach rechts neigen. Das Becken stabil halten und die Arme über dem Kopf gestreckt halten.

Der zweite Blick:

- Beide Füße aktiv in den Boden drücken.
- Die Schultern nach hinten und unten ziehen.

Variante:

- Mit rechts das linke Handgelenk greifen und nach rechts lehnen.

Dreimal rechts und links im Wechsel, drei Atemzüge halten.

Die Asana verlassen: Einatmend den Oberkörper in die Mitte führen und die Arme ausatmend senken.

Wirkung: Die Flanken werden weit geöffnet. Die Rippen werden geöffnet.

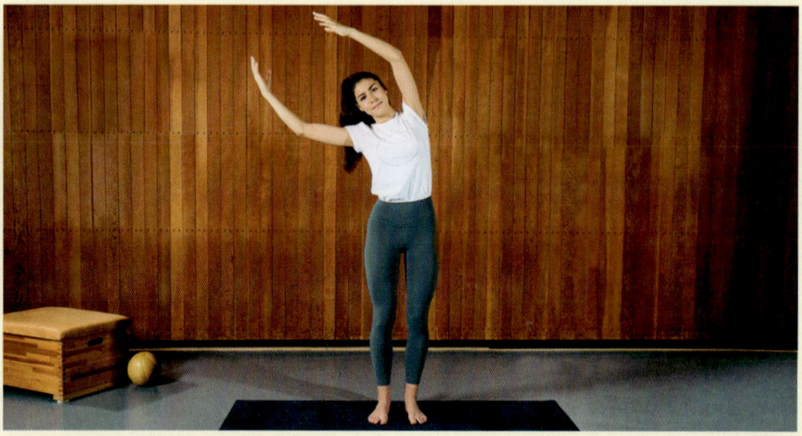

GEDREHTER TIEFER AUSFALLSCHRITT *Parivritta Anjaneyasana*

1. Im Ausfallschritt das Knie absetzen, die Arme über die Seite nach oben führen.
2. Einatmend den Rücken in die Länge ziehen, ausatmend mit dem Oberkörper nach rechts drehen.
3. Die Arme in eine Linie mit den Schlüsselbeinen in die Waagerechte zum Boden ziehen. Die Handflächen zur Decke öffnen.
4. Einatmend Länge im Oberkörper schaffen und ihn ausatmend drehen.

Der zweite Blick:

- Das Becken stabil halten.
- Den Bauchnabel mit jeder Ausatmung nach innen ziehen und den Beckenboden aktivieren.
- Die Schultern unten halten.

Drei dynamische Wiederholungen, drei Atemzüge halten, Seitenwechsel.

Die Asana verlassen: Einatmend den Oberkörper in die Mitte führen, die Arme ausatmend senken, mit einem Schritt nach vorne die Füße schließen.

Wirkung: Die Brustwirbelsäule wird mobilisiert.

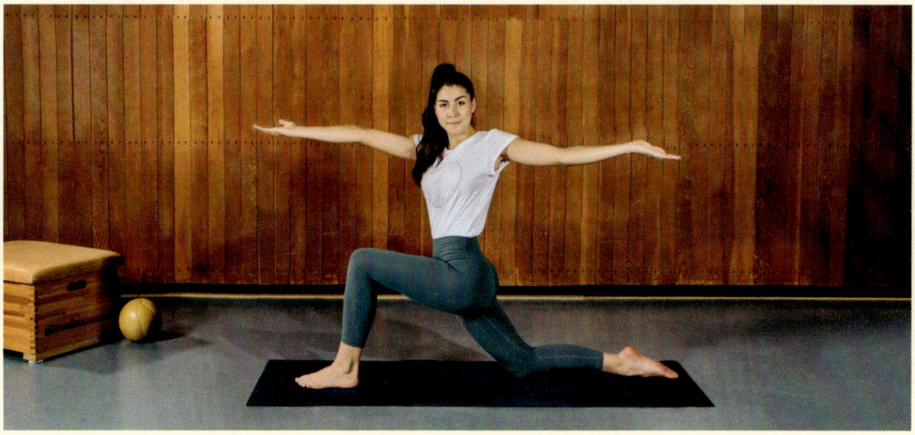

GEDREHTER (TIEFER) AUSFALLSCHRITT MIT AUFGESTELLTER HAND

Parivritta Anjaneyasana-Variante

1. Im gedrehten Ausfallschritt ausatmend die vordere Hand an die Innenseite des vorderen Fußes setzen.
2. Die Schultern senkrecht übereinanderbringen. Der obere Arm zeigt in Richtung Decke. Den Nacken in Verlängerung der Wirbelsäule lang halten.

Der zweite Blick:

- Das vordere Knie stabil über dem Knöchel ausgerichtet halten.
- Den Bauchnabel mit jeder Ausatmung nach innen ziehen. Den Beckenboden aktivieren.

Variante:

- Für die tiefe Variante das Knie absetzen.

Drei Atemzüge halten, Seitenwechsel.

Die Asana verlassen: Ausatmend die obere Hand an die Außenseite des vorderen Fußes setzen, mit einem Schritt nach vorne die Füße schließen.

Wirkung: Die gesamte Wirbelsäule wird mobilisiert, der große Brustmuskel wird gedehnt.

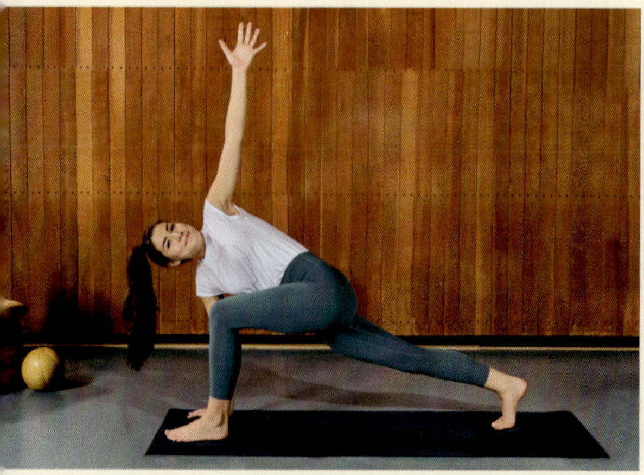

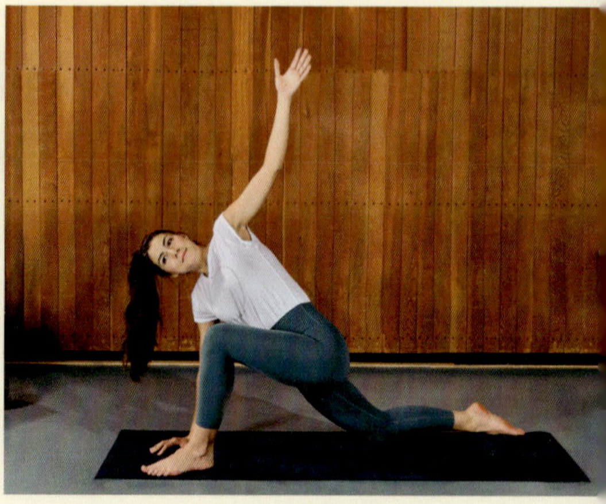

GEDREHTER STUHL *Parivritta Ut Katassana*

1. Die Hände im *Stuhl* in die Grußhaltung bringen.
2. Ausatmend den Oberkörper nach rechts drehen. Den rechten Ellbogen außen gegen den linken Oberschenkel setzen.
3. Den Kopf in Verlängerung der Wirbelsäule halten.

Der zweite Blick:

- Das Gewicht gleichmäßig auf beiden Füßen verteilen.
- Die Knie bleiben auf einer Linie.
- Das Becken ist stabil, die Drehung erfolgt aus der Brustwirbelsäule.

Drei Atemzüge halten, Seitenwechsel.

Die Asana verlassen: Einatmend den Oberkörper in die Mitte bringen.

Wirkung: Die Haltung stärkt die Oberschenkel und die seitliche Bauchmuskulatur. Die Bauchorgane werden massiert. Die Beweglichkeit der Brustwirbelsäule wird erhöht.

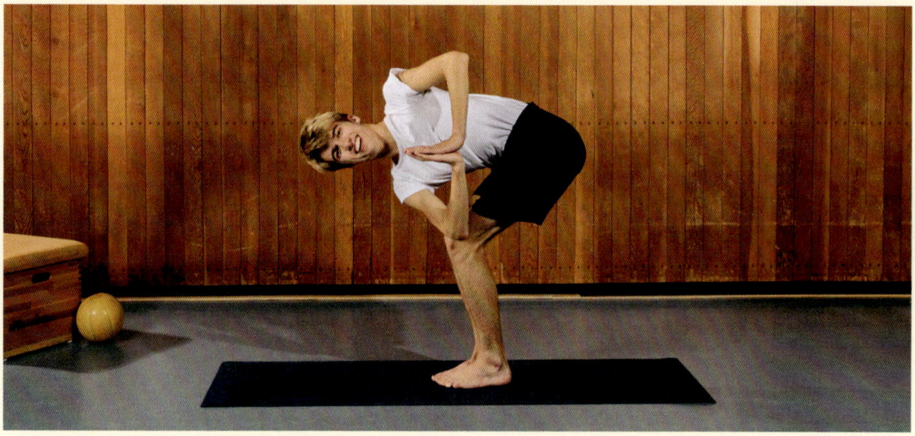

GEDREHTER KRIEGER 1 *Parivritta Virabhadrasana*

1. Aus dem Stand in den *Krieger 1* kommen
2. Einatmend das Brustbein anheben, ausatmend mit dem Oberkörper zur geschlossenen Seite drehen. Die Arme sind nach oben geöffnet.
3. Das Becken stabil halten. Die Schultern nach hinten und unten ziehen.

Der zweite Blick:

- Die Füße zueinander aktivieren.

Variante:

- Die Arme lang zu den Seiten auf Schulterhöhe ausstrecken.

Drei dynamische Wiederholungen, drei Atemzüge halten, Seitenwechsel.

Die Asana verlassen: Einatmend den Oberkörper in die Mitte bringen.

Wirkung: Die Haltung kräftigt die Beine und mobilisiert die Wirbelsäule. Die schrägen Bauchmuskeln werden aktiviert, der Rücken wird gestärkt und die Schultermuskulatur wird gekräftigt.

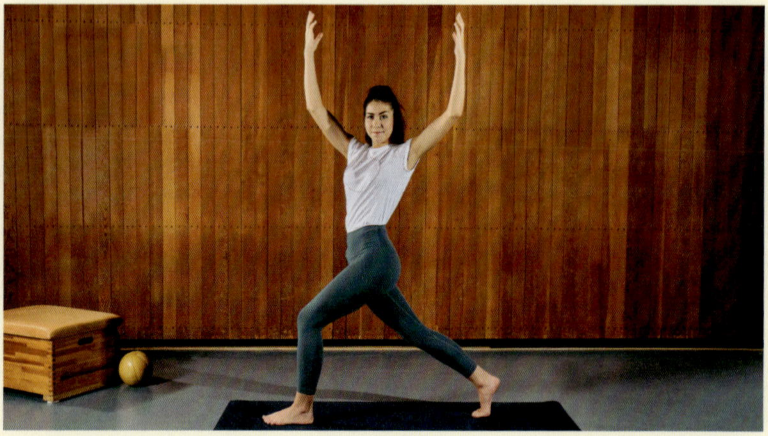

GEDREHTES KIND *Parivritta Balasana*

1. Einatmend im *Kind* die Arme nach vorne ausstrecken, auf die Fingerspitzen kommen.
2. Ausatmend mit den Fingerspitzen und dem Oberkörper zur linken Seite wandern.

Der zweite Blick:

- Den Nacken lang halten und den Kopf in Verlängerung der Wirbelsäule halten.

Drei Atemzüge halten, Seitenwechsel.

Die Asana verlassen: Einatmend Fingerspitzen und Oberkörper in die Mitte bringen.

Wirkung: Die Flanken des Rumpfs werden gedehnt.

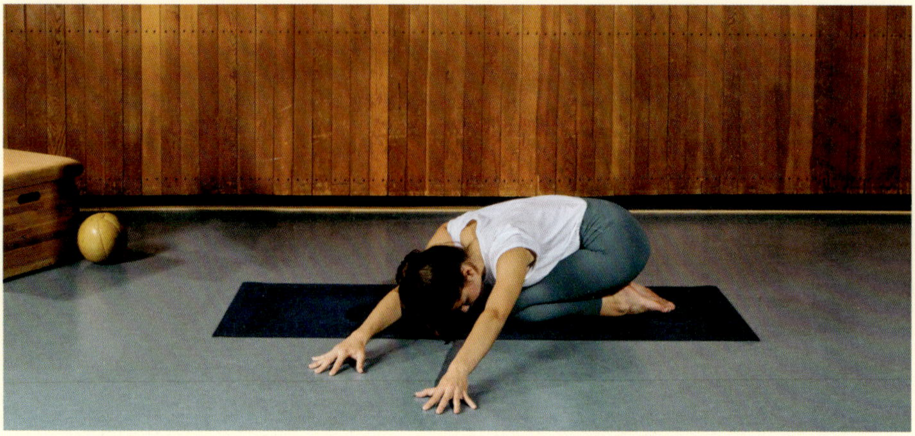

BOOT *Navasana*

1. Sich aufrecht auf die Matte setzen und die Füße hüftweit aufstellen.
2. Die Beine angewinkelt anheben und die Kniekehlen fassen. Den Rücken lang und gerade halten. Die Füße flektieren und die Unterschenkel waagerecht ausrichten.
3. Die Arme in eine waagerechte Position nach vorne strecken. Die Handflächen nach oben ausrichten und den Nacken lang halten.

Der zweite Blick:

- Die Knie zusammenhalten.
- Das Brustbein anheben; die Schultern tief ziehen.
- Den Beckenboden ausatmend aktivieren.

Variante:

- Die Beine ausstrecken und die Fußspitzen pointen.

3-5 Atemzüge halten, gegebenenfalls drei Wiederholungen.

Die Asana verlassen: Ausatmend die Beine absetzen.

Wirkung: Die Haltung trainiert das Gleichgewicht. Der Rücken wird stabilisiert. Die Bauchmuskulatur wird ebenso wie die Oberschenkelvorderseite und der Hüftbeuger gekräftigt.

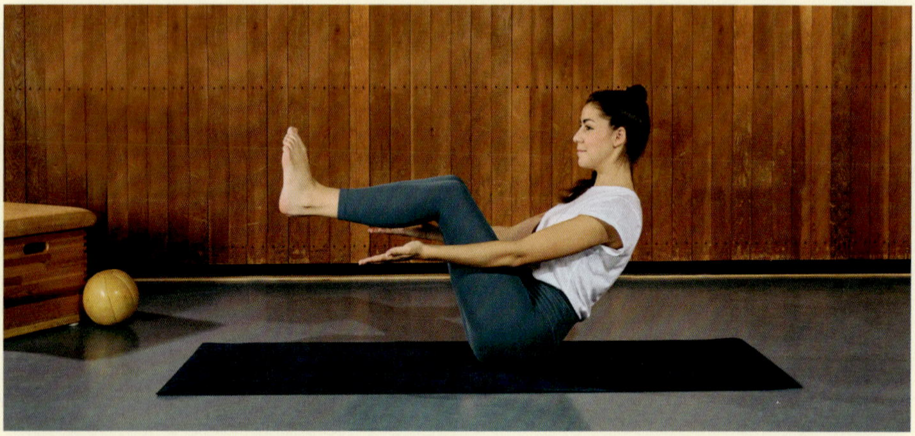

Gedrehtes Boot *Parivritta Navansa*

1. Im *Boot* die Hände in die Grußhaltung führen.
2. Einatmend das Brustbein anheben, ausatmend mit dem geraden Oberkörper nach rechts drehen.
3. Den Kopf in einer Linie mit dem Brustbein halten.

Der zweite Blick:

- Die Knie zusammenhalten.
- Das Brustbein anheben und die Schultern tief ziehen.
- Den Beckenboden ausatmend aktivieren.

Drei dynamische Wiederholungen, drei Atemzüge halten, Seitenwechsel.

Die Asana verlassen: Einatmend den Oberkörper in die Mitte bringen, ausatmend die Beine absetzen.

Wirkung: Die Haltung trainiert die schrägen Bauchmuskeln und mobilisiert die Brustwirbelsäule.

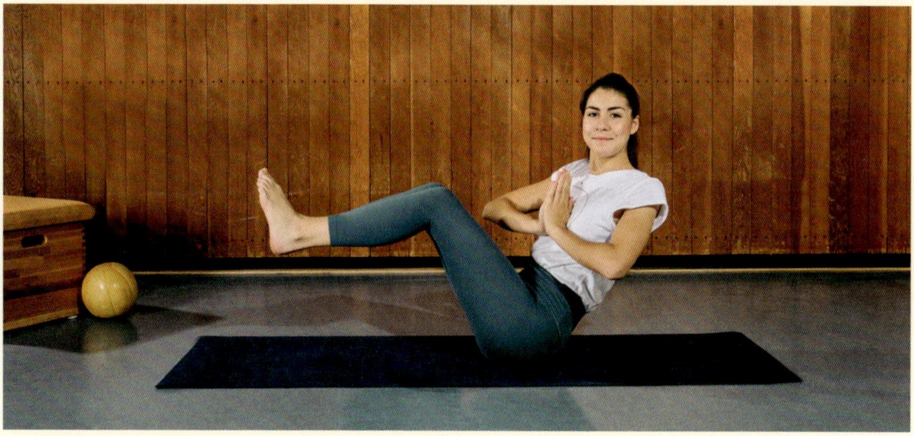

KOSMISCHES EI *Brahmandasana*

1. Im Sitz die Knie zur Brust ziehen.
2. Die Arme um die Knie legen; die Füße anheben.
3. Die Nasenspitze zwischen die Knie bringen.

Der zweite Blick:

- Den Rücken runden.

Fünf Atemzüge halten.

Die Asana verlassen: Einatmend den Oberkörper anheben, ausatmend die Beine absetzen.

Wirkung: Die Haltung wirkt entlastend auf den unteren Rücken und wirkt nach Bauchmuskelübungen entspannend.

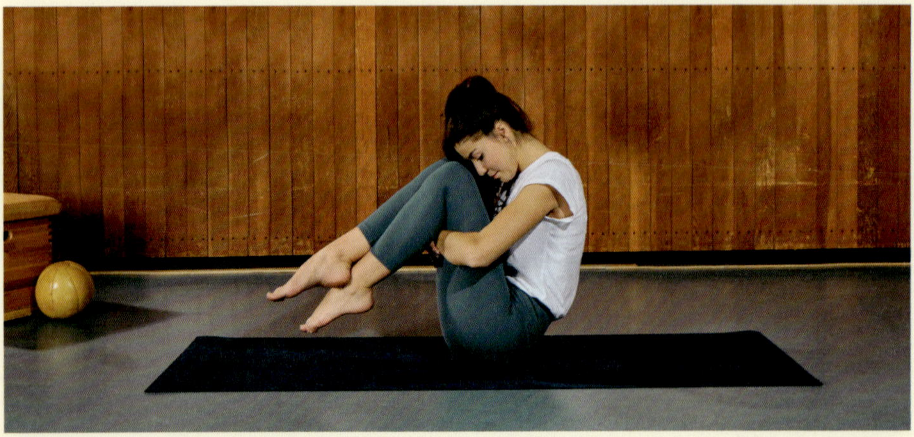

SITZENDE WEITE GRÄTSCHE *Upavistha Konasana*

1. Aus dem Stocksitz die Beine in eine sitzende weite Grätsche bringen. Dabei die Beine aktiv halten, indem die Fersen in den Boden gedrückt und die Füße flektiert werden.
2. Einatmend das Brustbein anheben und die Hände aufstellen.
3. Ausatmend aus der Hüfte mit geradem Oberkörper in die Vorbeuge kommen. Den Kopf in der Verlängerung der Wirbelsäule halten.

Der zweite Blick:

- Das Becken aufrecht halten und nicht hinter die Sitzbeinhöcker rutschen.

Variante:

- Gegebenenfalls Unterarme und Stirn zum Boden bringen.

Mindestens fünf Atemzüge halten.

Die Asana verlassen: Einatmend den Oberkörper anheben, ausatmend die Beine lockern.

Wirkung: In der Haltung werden die Beinrückseiten und -innenseiten gedehnt, die Leisten geöffnet. Nach intensiven Drehungen neutralisiert sie die Wirbelsäule.

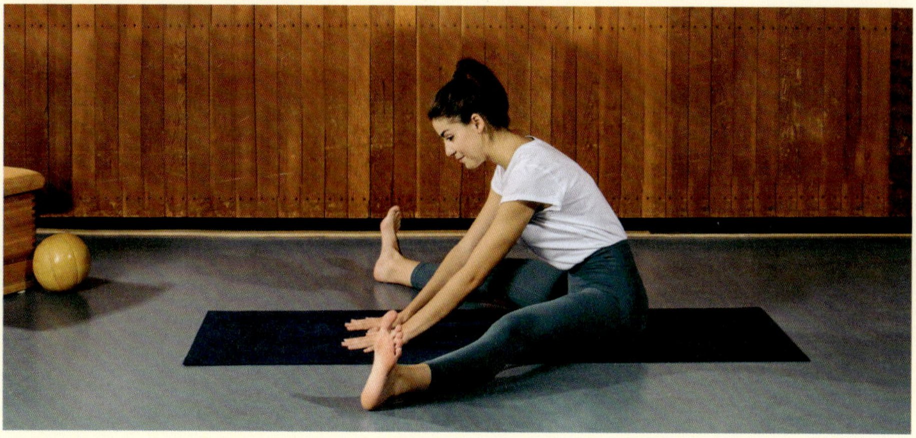

ABFOLGE „NEUE PERSPEKTIVE DURCH DREHHALTUNGEN"

<table>
<tr><th>IM SEITENWECHSEL</th><th>IM FLUSS</th><th></th></tr>
<tr><td>Gedrehter Berg mit angewinkelten Armen links, rechts</td><td>Gedrehter Berg mit angewinkelten Armen links, rechts</td><td>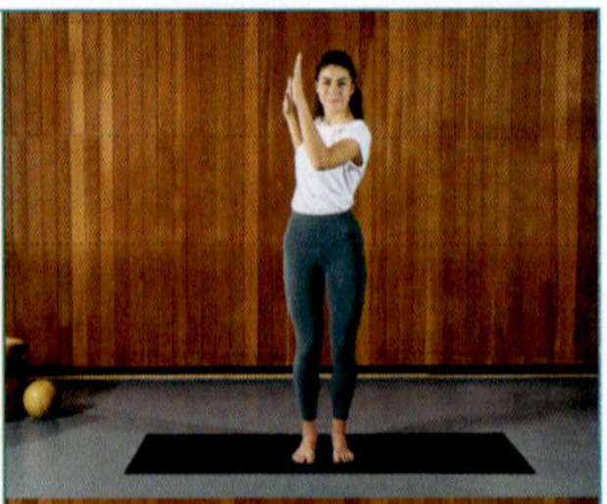
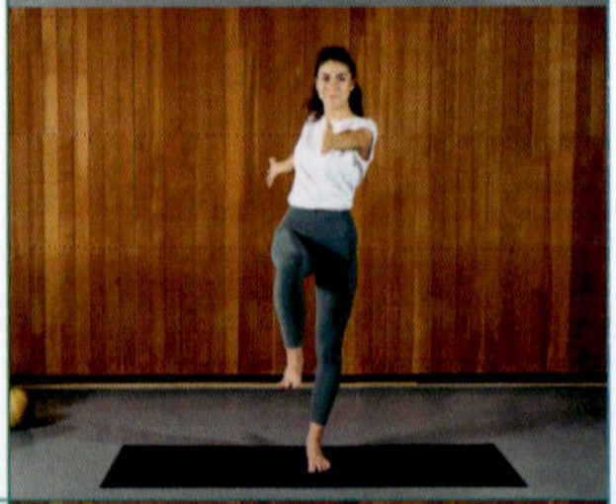</td></tr>
<tr><td>Seitneige im Stand links, rechts</td><td>Seitneige im Stand links, rechts
• Halber Sonnengruß</td><td>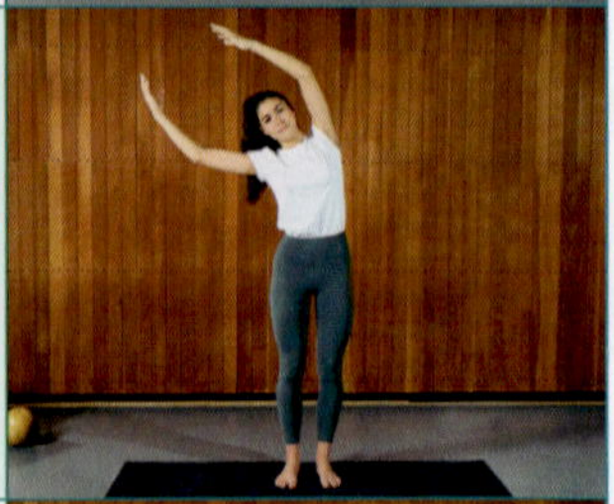</td></tr>
<tr><td colspan="2">Tiefer Ausfallschritt
• Einatmend Länge schaffen, ausatmend zur geschlossenen Seite drehen. Die Handflächen zeigen nach oben.</td><td>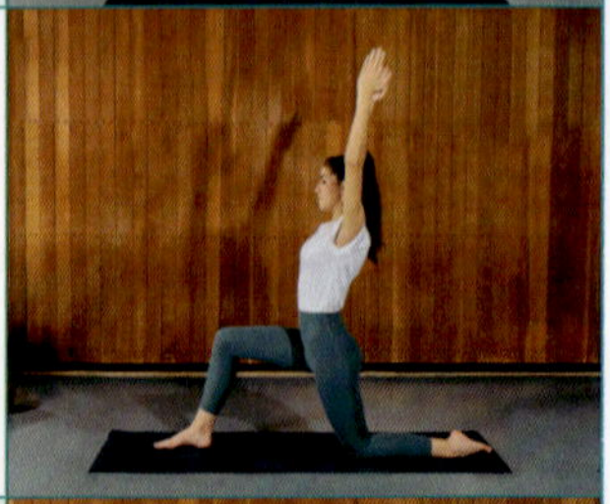</td></tr>
<tr><td colspan="2">Gedrehter tiefer Ausfallschritt
• Ausatmend die vordere Hand an die Innenseite des vorderen Fußes stellen; einatmend zur Seite öffnen.</td><td>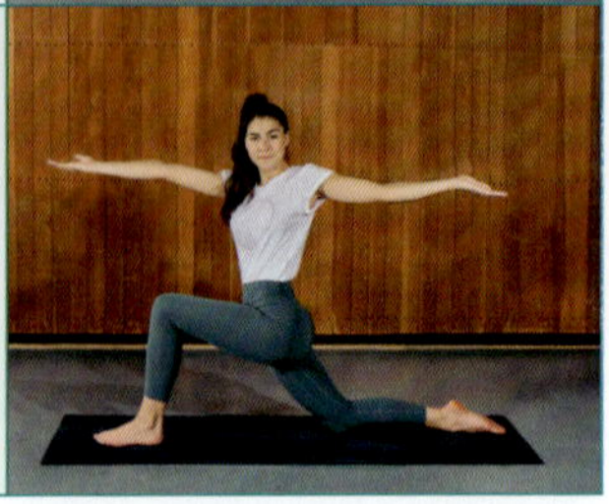</td></tr>
</table>

Gedrehter tiefer Ausfallschritt mit der Hand am Boden

- Die obere Hand auf der Außenseite des vorderen Fußes abstellen. Das Knie anheben und den hinteren Fuß nach vorne in die tiefe Vorbeuge stellen.
- *Halbe Vorbeuge*

Seitenwechsel

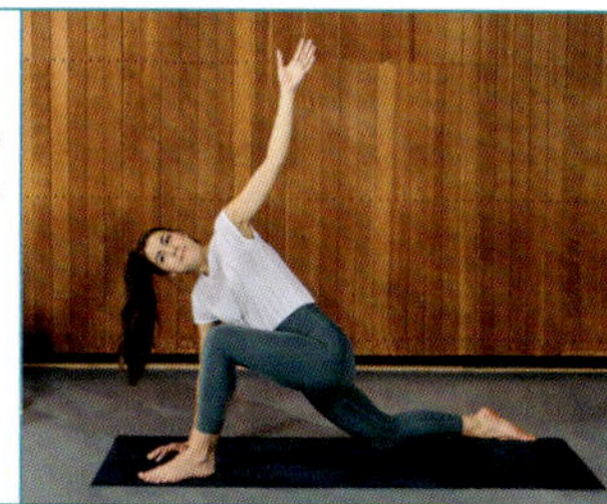

Stuhl

- Die Hände sind in der Gebetshaltung, ausatmend in die Drehung kommen.

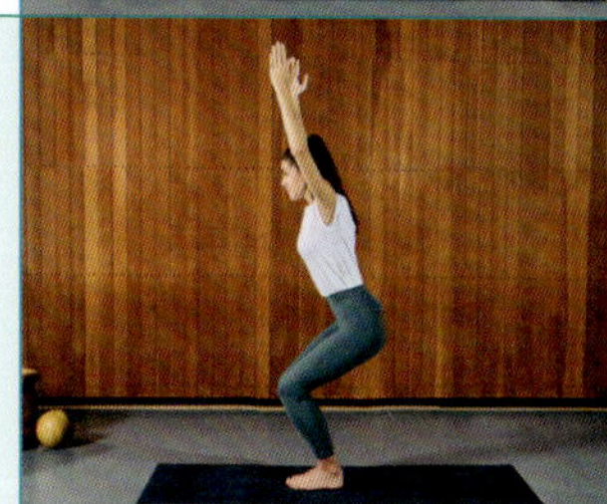

Gedrehter Stuhl links, rechts

- *Gedrehter Stuhl,* tiefe Vorbeuge, Ausfallschritt

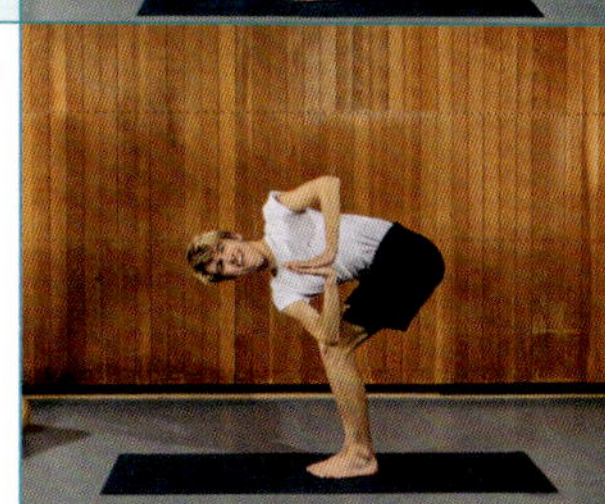

Krieger 1

- Einatmend Länge schaffen, ausatmend zur geschlossenen Seite drehen; die Handflächen zeigen nach oben.

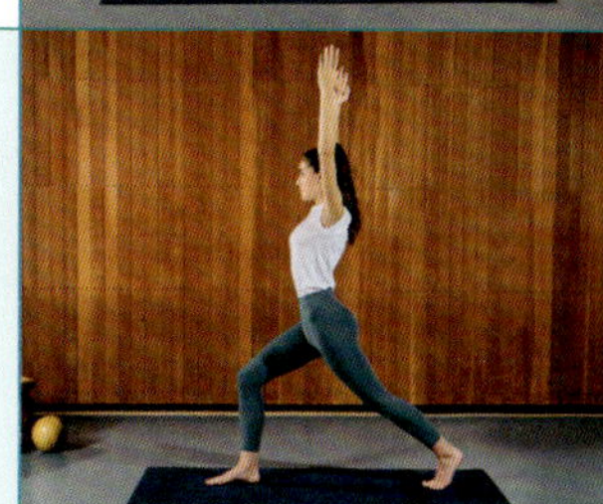

Gedrehter Krieger 1

- Ausatmend die vordere Hand an die Innenseite des vorderen Fußes stellen; einatmend zur Seite öffnen.

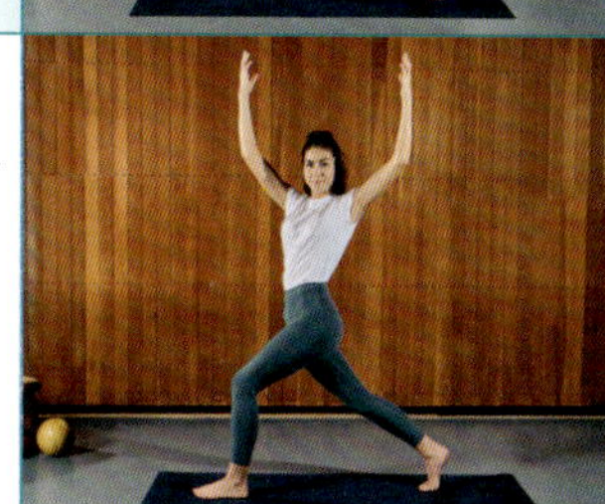

Gedrehter Ausfallschritt mit Hand am Boden • Die obere Hand auf der Außenseite des vorderen Fußes abstellen. Den hinteren Fuß nach vorne in die *tiefe Vorbeuge* stellen. • *Halbe Vorbeuge* **Seitenwechsel**	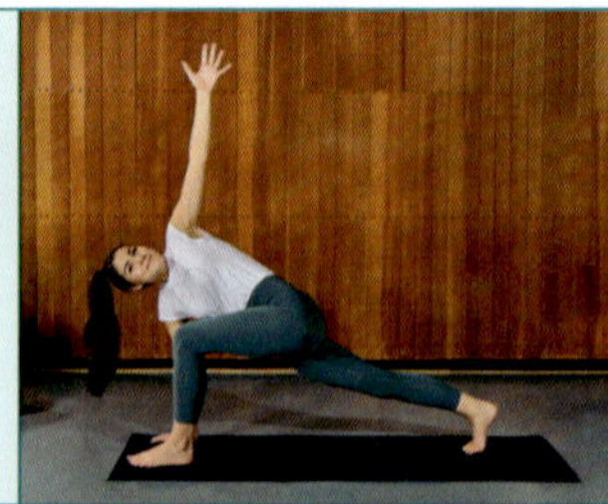
Vierfüßlerstand	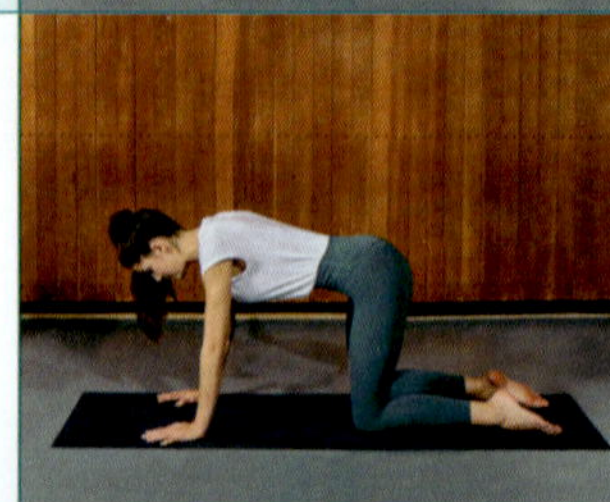
Kind, gedrehtes Kind links, rechts • Die Füße überkreuzen und zum Sitzen kommen.	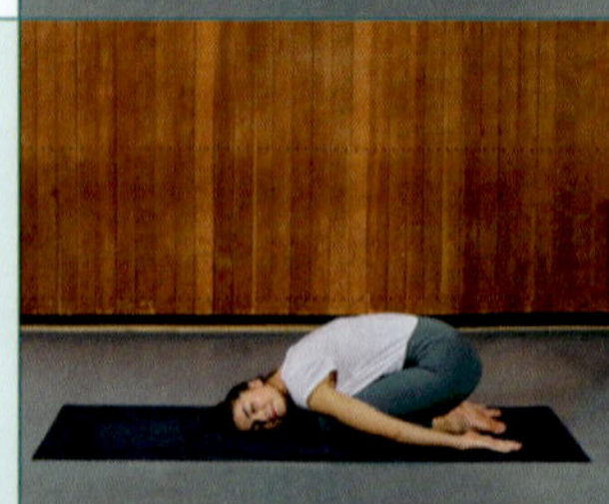 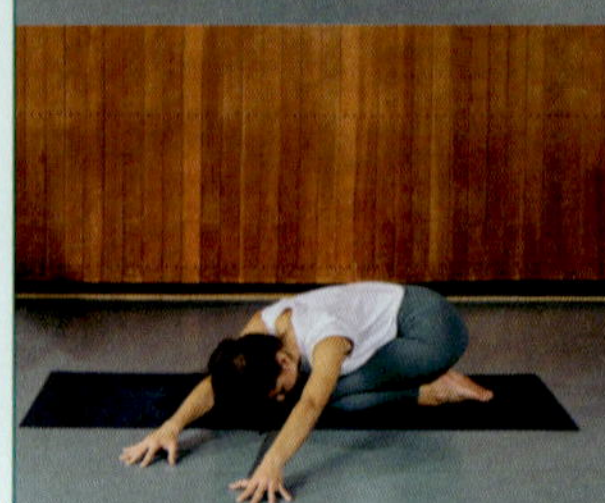
Stocksitz • Die Füße hüftweit aufstellen.	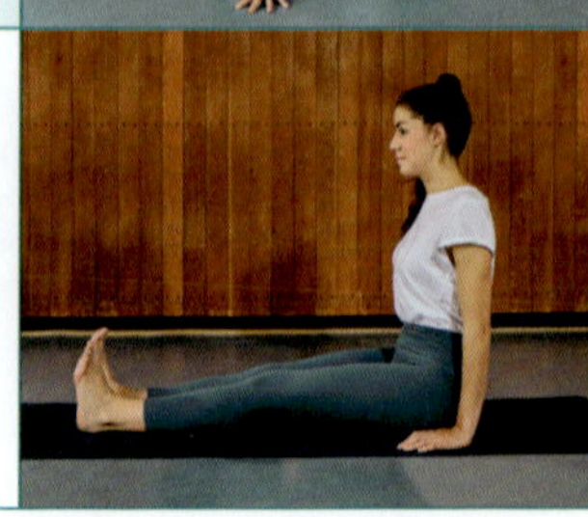

Boot, gedrehtes Boot links, rechts • Die Nasenspitze zwischen die Knie, die Knie nah zur Brust ziehen.	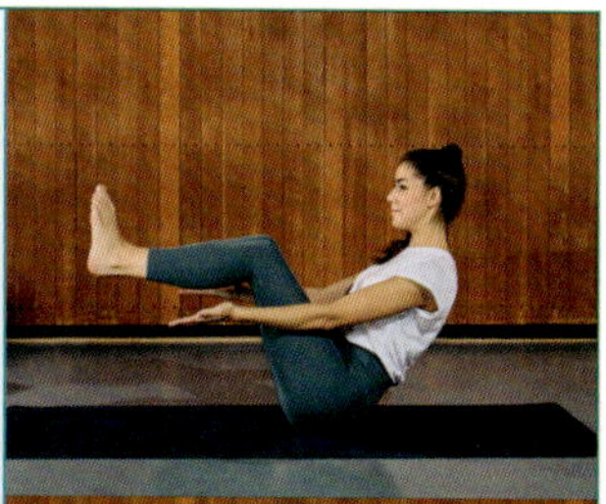 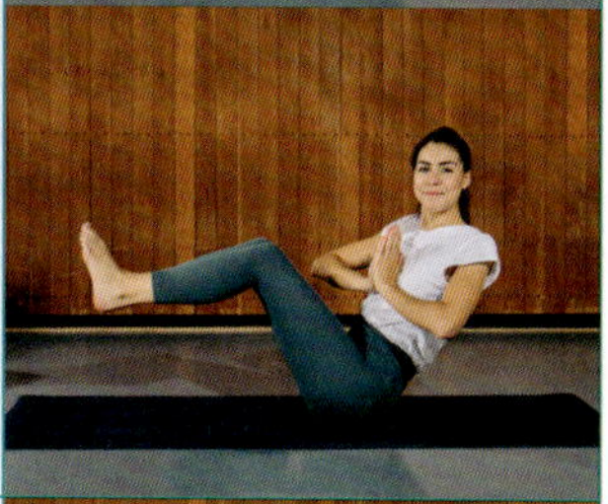
Kosmisches Ei • Die Nasenspitze anheben, die Füße aufstellen und in die Grätsche bringen.	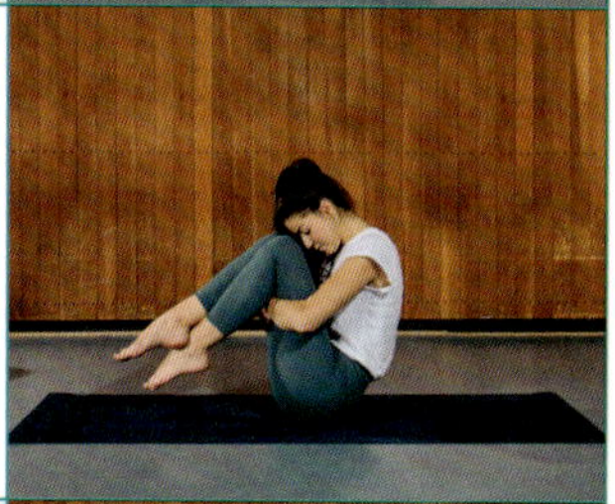
Sitzende weite Grätsche	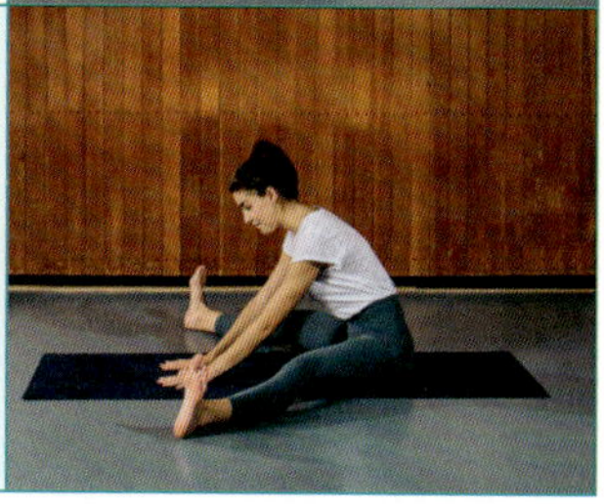

Partnerübung: Doppelter Drehsitz

1. Setzt euch im einfachen Sitz Rücken an Rücken. Stellt einen gemeinsamen Atemrhythmus her.
2. Hebt beide einatmend eure Arme über die Seite nach oben und dreht euch ausatmend jeweils nach links.
3. Legt eure rechte Hand auf euren linken Oberschenkel und eure linke Hand auf den rechten Oberschenkel eures Partners.

- Um aus der Position zu kommen, dreht ihr den Oberkörper einatmend zur Mitte.

Drei dynamische Wiederholungen, dann für drei Atemzüge halten, Seitenwechsel.

Variante:

1. Setzt euch im einfachen Sitz gegenüber und greift jeweils mit eurer rechten Hand den rechten Oberarm des Partners, sodass ihr euch gut halten könnt.
2. Streckt einatmend den Rücken und dreht euch ausatmend nach links und legt eure linke Hand an euren Rücken.

- Um aus der Position zu kommen, löst ihr die Hände und dreht den Oberkörper einatmend zur Mitte.

Drei Atemzüge, Seitenwechsel.

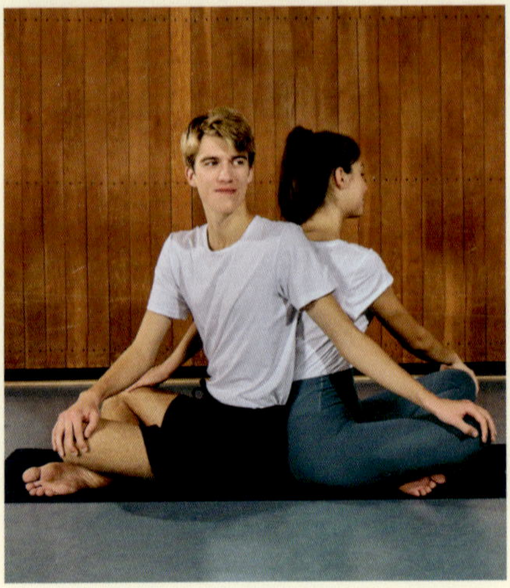

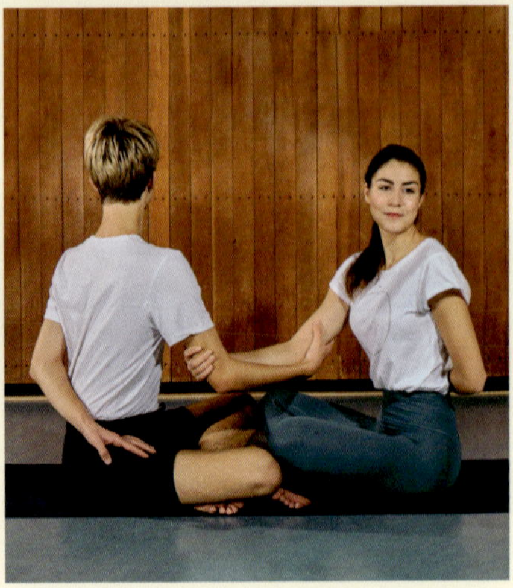

5.6 Vorbeugen erleben und vertiefen

HAUPTINTENTIONEN

*Die Schüler lernen die Vorbeugen **Pyramide, stehende Grätsche** und die **Kopf-zu-Knie-Haltung** kennen und führen diese korrekt aus.*

*Die Schüler reflektieren die erfahrene Dehnung sowie den Dehnungsgrad in verschiedenen **Vorbeugen**.*

Die Schüler entwickeln, ausgehend von einer vorgegebenen Asana, eine Bewegungsabfolge mit mindestens fünf weiteren Asanas.

*Die Schüler üben gemeinsam mit einem Partner **Vorbeugen** und gehen dabei rücksichtsvoll und behutsam miteinander um.*

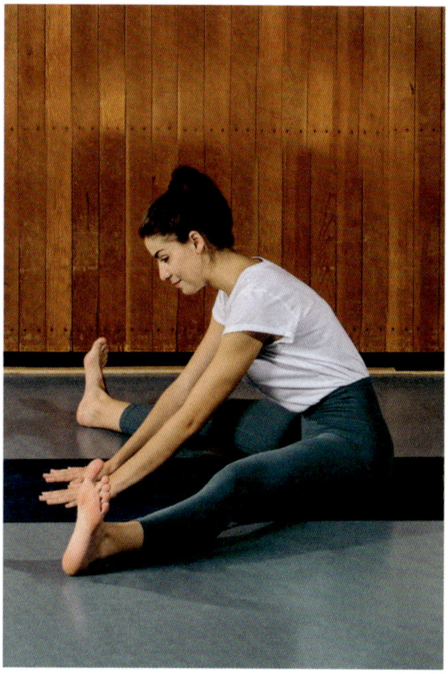

- Aus den *Sonnengrüßen* sind *stehende Vorbeugen* bereits bekannt. Jetzt lernen die Schüler weitere *Vorbeugen* kennen. Daher wird die Mobilisierungsphase um eine besonders schonende Dehnung der Beinrückseiten erweitert.
- Wiederholen Sie während der *Sonnengrüße A* und *B* die Abfolge *stehende tiefe Vorbeuge- halbe Vorbeuge* jeweils dreimal, bevor Sie zur nächsten Asana gehen.
- Erinnern Sie die Schüler an die Wichtigkeit des behutsamen Übens und praktizieren Sie auch die sitzenden Vorbeugen zunächst dynamisch, bevor diese länger gehalten werden. Weisen Sie auf die Möglichkeit des erhöhten Sitzens in Vorbeugen hin. Achten Sie darauf, dass die Schüler den Kopf in Verlängerung der Wirbelsäule lang halten.
- Um die Hüfte intensiv zu öffnen, werden nach den *Sonnengrüßen* einige Standhaltungen praktiziert. Danach folgende sitzende Vorbeugen, die mit einem lang gehaltenen Drehsitz abgeschlossen werden. Die Abschlusssequenz wird ohne die sitzende Vorbeuge praktiziert.
- Erklären Sie den Schülern, dass wir in Vorbeugen einen Blick nach innen werfen können, um unsere Gefühle wahrzunehmen. Das kann manchmal beruhigend sein, wie zum Beispiel in der Position des *Kindes*. Andere Vorbeugen, wie beispielsweise die sitzende weite Grätsche, wühlen uns an manchen Tagen auf.

- Den einen oder anderen bringen Vorbeugen an seine körperlichen Grenzen. Für einen entspannten Start in diese Sequenz empfiehlt sich deshalb die ausgleichende Wechselatmung.
- Lassen Sie die Schüler ihre Plantarfaszie mit Igel- oder Tennisbällen massieren. Dies stellt eine gute Vorbereitung für alle Vorbeugen dar.
- Die vorgeschlagenen Partnerübungen können Sie in den Ablauf integrieren oder aber vor- bzw. nachschalten.
- Für die Erarbeitungsphase sollen die Schüler 3-4 Vorbeugen selbstständig üben und reflektieren, in welchen Bereichen des Körpers eine Dehnung wahrzunehmen ist und in welcher Asana sie selbst die größte Dehnung verspüren. Als Alternative geben Sie den Schülern in Gruppen unterschiedliche Asanas mit dem Auftrag, dazu Abfolgen aus mindestens fünf Asanas zu entwickeln.
- Sollten Sie in dieser Stunde die Erarbeitungsphase umsetzen wollen, bietet es sich an, diese nach dem Ablauf „Sich mit Vorbeugen verneigen" durchzuführen.

Die komplette Stunde zu „Vorbeugen erleben und vertiefen"

- **A**nkommen: einfacher Sitz mit Wechselatmung
- **M**obilisieren: hier zusätzlich liegende Beinstreckung
- **S**chwung:
  - Zwei Runden *Sonnengruß A* und *B*: stehende tiefe Vorbeuge – halbe Vorbeuge jeweils dreimal wiederholen
  - Abfolge „Vorbeugen erleben und vertiefen"
    - Variante A im Seitenwechsel
    - Variante B im Fluss
- Gegebenenfalls Erarbeitungsphase (AB „Vorbeugen erforschen", Seite 213, AB „Eigene Abläufe gestalten", Seite 214)
- Gegebenenfalls Thai-Yoga-Übung
- Gegegebenenfalls Partnerübungen: doppelte sitzende weite Grätsche, Vor- und Rückbeuge 1 und 2
- **E**ntspannung: Schlusssequenz ohne Vorbeugen
- **L**eichtigkeit: *Savasana*
- **Mögliche Impulse für die Reflexion**
  - Wie ist euch die Umsetzung einer eigenen Abfolge gelungen?
  - Was würdet ihr verändern?
  - Was beibehalten?
  - In welcher Asana ist die jeweils stärkste Dehnung wahrnehmbar?
  - Was ist beim Üben von Vorbeugen besonders zu berücksichtigen?

NEUE ASANAS: *liegende Beinstreckung, Pyramide, stehende Grätsche, Kopf-zu-Knie-Haltung*

LIEGENDE BEINSTRECKUNG *Supta Padangusthasana*

1. In Rückenlage die Beine ausstrecken und das Kinn für Länge im Nacken in Richtung Brustbein ziehen.
2. Einatmend das rechte Knie mit beiden Händen gebeugt zur Brust ziehen. Die Hände an den hinteren Oberschenkel legen.
3. Ausatmend das Bein in die Luft strecken. Beide Füße flektieren. Mit jeder Ausatmung das gestreckte Bein weiter zum Körper ziehen.

Der zweite Blick:

- Ein Hohlkreuz vermeiden, das Becken am Boden halten.
- Die Schultern weit weg von den Ohren ziehen.

Variante 1:

- Beide Beine hüftweit aufstellen; die Übung mit angewinkeltem linken Bein ausführen.

Variante 2:

- Anstatt des Oberschenkels die Wade oder den Fuß greifen.

Fünf Atemzüge, Seitenwechsel.

Die Asana verlassen: Ausatmend beide Beine am Boden ablegen.

Wirkung: Die Rückseite der Beine wird gedehnt und sanft auf die folgenden Asanas vorbereitet.

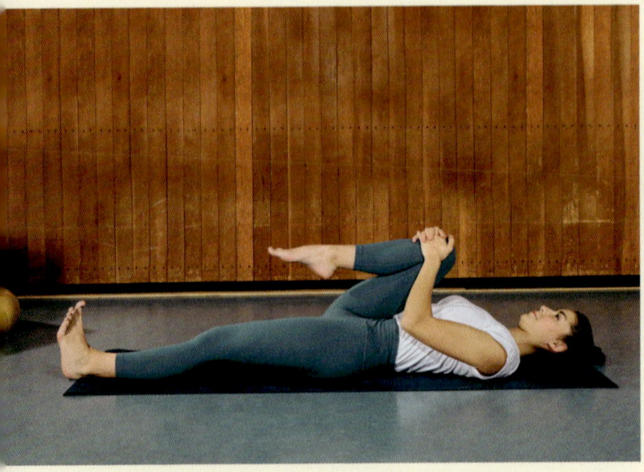

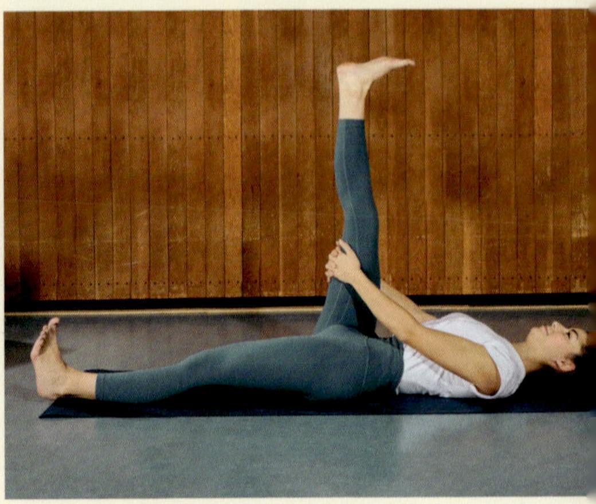

PYRAMIDE *Parsvottanasana*

1. Das linke Bein schrittweit zurücksetzen und den hinteren Fuß 45 Grad eindrehen. Die Füße stehen auf zwei Linien. Die Hände an die Hüfte bringen.
2. Das vordere Bein minimal beugen und das hintere Bein strecken. Beide Hüftseiten nach vorne ausrichten und sie gegebenenfalls mit den Händen korrigieren.
3. Einatmend den gegenüberliegenden Ellbogen hinter dem Rücken greifen. Den Brustkorb anheben und ausatmend aus der Hüfte über das vordere Bein senken.
4. Den Kopf in Verlängerung der Halswirbelsäule halten.

Der zweite Blick:

- Das Brustbein mit jeder Einatmung minimal anheben, ausatmend tiefer über das vordere Bein sinken.
- Die Schulterblätter für mehr Öffnung im Brustkorb zusammenziehen.

Variante:

- Die Handinnenflächen in der Grußgeste hinter dem Rücken zusammenführen.

3-5 Atemzüge halten, Seitenwechsel.

Die Asana verlassen: Einatmend den Oberkörper anheben, die Arme lösen und beide Füße nebeneinanderstellen.

Wirkung: In der Haltung werden die Beinrückseiten gedehnt und die Hüfte mobilisiert. Der Brustkorb wird geöffnet. Bei Kontakt des Bauchs mit dem Oberschenkel werden die Bauchorgane massiert.

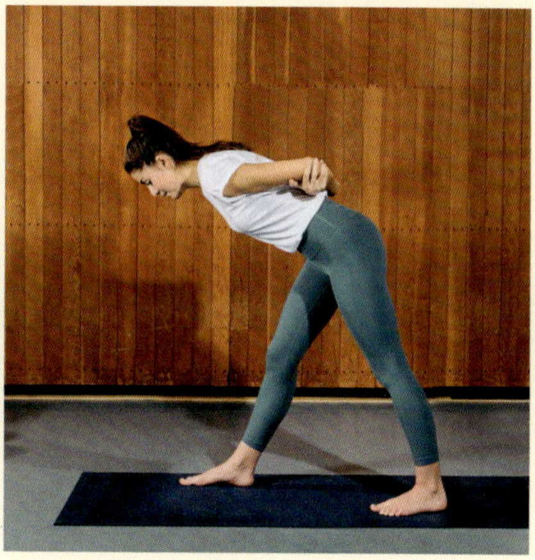

STEHENDE GRÄTSCHE *Prasarita Padottanasana*

1. Aus dem Stand den linken Fuß einen großen Schritt zurückstellen. Beide Fußaußenkanten für die Grätsche parallel zu den kurzen Mattenenden ausrichten und in eine Linie bringen. Die Beine bis auf die Mikrobeuge strecken.
2. Einatmend die Finger mit gesenkten Armen hinter dem Rücken verschränken. Das Brustbein anheben.
3. Ausatmend den Oberkörper aus der Hüfte in die Vorbeuge absenken. Die verschränkten Hände weit über den Kopf ziehen.

Der zweite Blick:

- Auf die gleichmäßige Verteilung des Gewichts auf dem ganzen Fuß achten.
- Gesäß und Füße in einer Linie halten: Nicht mit dem Gesäß nach hinten ausweichen!

Variante:

- Die Hände an die Hüfte setzen und sich von hier aus zum Boden neigen. Die Schulterblätter dabei zusammenziehen.

3-5 Atemzüge halten.

Die Asana verlassen: Einatmend den Oberkörper anheben, gegebenenfalls die Knie beugen. Ausatmend Schritt zurück in die Bergposition kommen.

Wirkung: In dieser Position wird die innere und hintere Oberschenkelmuskulatur gedehnt, die vordere und äußere Oberschenkelmuskulatur gekräftigt. Die Muskulatur rund um Halswirbelsäule, Nacken und Schultern wird entlastet.

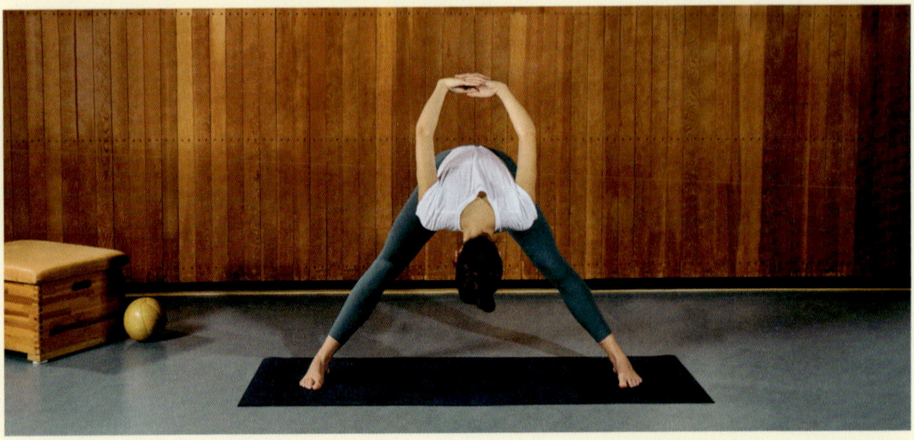

KOPF ZU KNIE HALTUNG *Janu Sirsana*

1. Aus dem Stocksitz das linke Bein beugen und nach außen senken. Die Fußsohle an die Innenseite des rechten Oberschenkels setzen.
2. Einatmend die Arme gestreckt über die Seite nach oben bringen. Ausatmend den geraden Oberkörper aus der Hüfte nach vorne beugen.
3. Den Nacken lang halten. Die Hände links und rechts neben den Beinen platzieren bzw. mit beiden Händen um den Fuß greifen.

Der zweite Blick:

- Die Sitzbeinhöcker in die Matte drücken.
- Das Knie unterpolstern, falls es in der Luft hängt.
- Den Oberkörper gerade halten.
- Einatmend das Brustbein heben, ausatmend tiefer sinken.

Variante:

- Den Oberkörper ausatmend seitlich gedreht in Richtung des gestreckten Beins absenken.
- Den unteren Arm an der Innenseite des gestreckten Beins vorschieben. Den oberen Arm über den Kopf ziehen.
- Den Kopf in Verlängerung der Wirbelsäule halten.

Dreimal dynamisch üben, mindestens fünf Atemzüge halten, Seitenwechsel.

Die Asana verlassen: Einatmend den Oberkörper anheben, ausatmend beide Beine ausstrecken.

Wirkung: Die Asana dehnt die Rücken-, die Waden- und die Gesäßmuskulatur. In der Variante wird die Rückseite des gestreckten Beins gedehnt; die Hüfte wird geöffnet.

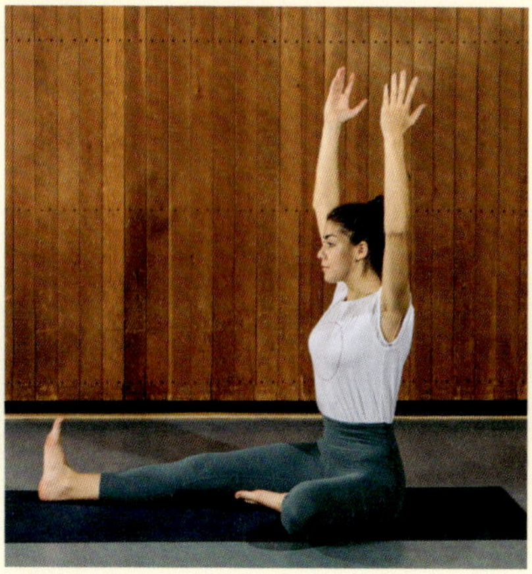

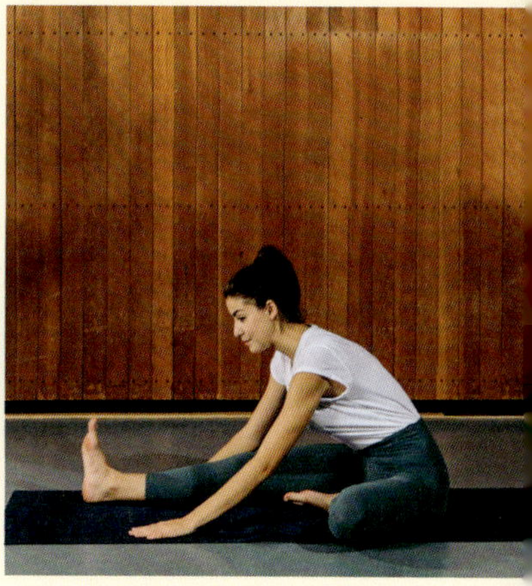

ABFOLGE „VORBEUGEN ERLEBEN UND VERTIEFEN"

IM SEITENWECHSEL	IM FLUSS	
Pyramide links, rechts	*Pyramide* links, rechts • *Halber Sonnengruß* in den Ausfallschritt	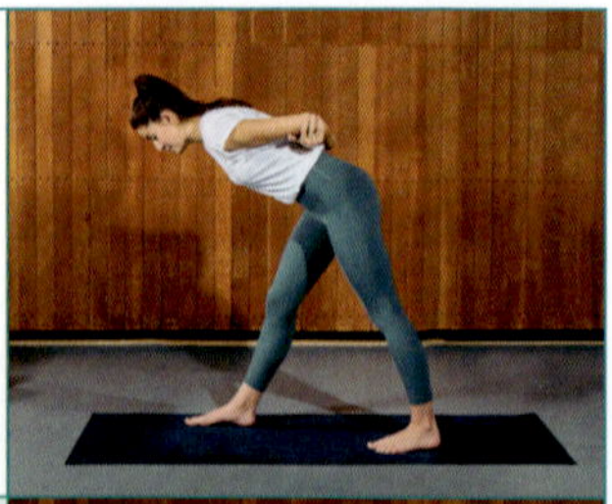
Krieger 2 links, rechts	*Krieger 2* • Die Position der Beine beibehalten. • Den vorderen Unterarm quer mit der Handfläche nach oben auf den vorderen Oberschenkel legen. • Mit dem Oberkörper aufdrehen. Den hinteren Arm über den Kopf nach vorne strecken.	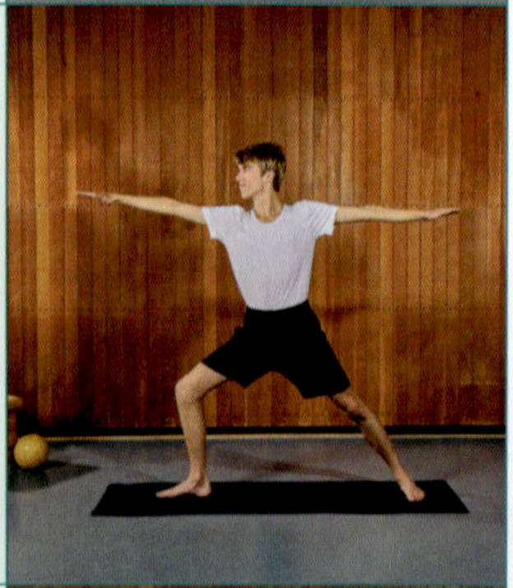
Gestreckter Winkel links, rechts	*Gestreckter Winkel* • Das vordere Bein strecken. Die Arme auf Schulterhöhe waagerecht strecken. • Den Oberkörper unter Beibehaltung der waagerechten Arme gestreckt in Richtung vorderes Bein verschieben. • Den Oberkörper absenken und den unteren Handrücken an die Wade legen. • Den oberen Arm mit den Schultern in einer Linie strecken.	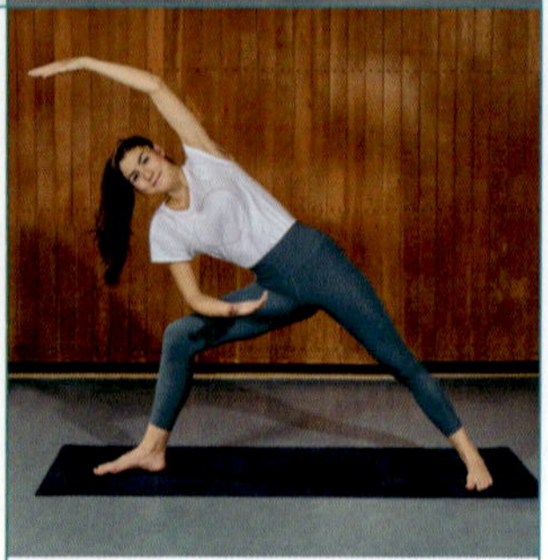
Dreieck links, rechts	*Dreieck* • Den Oberkörper anheben. • Beide Füße parallel zu den kurzen Mattenenden ausrichten.	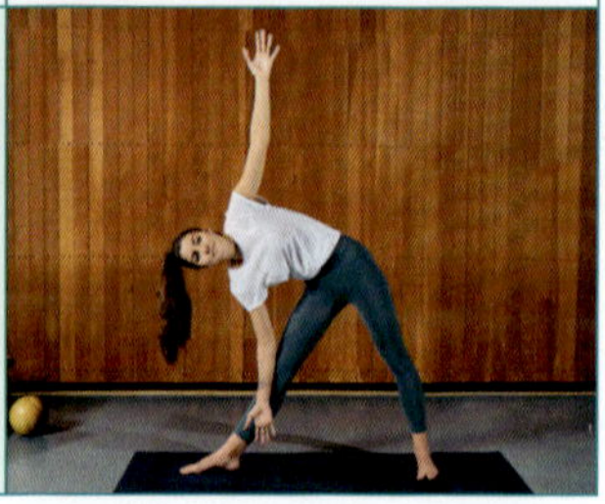

<table>
<tr><td>Stehende Grätsche</td><td>Stehende Grätsche

Seitenwechsel
• Den Oberkörper in den Krieger 2 aufrichten.
• Herabschauender Hund</td><td>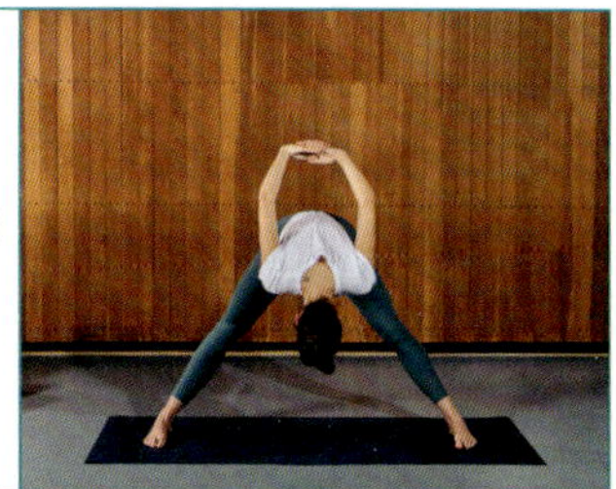</td></tr>
<tr><td colspan="2">Vierfüßlerstand
• Die Füße überkreuzen und zum Sitzen kommen.</td><td>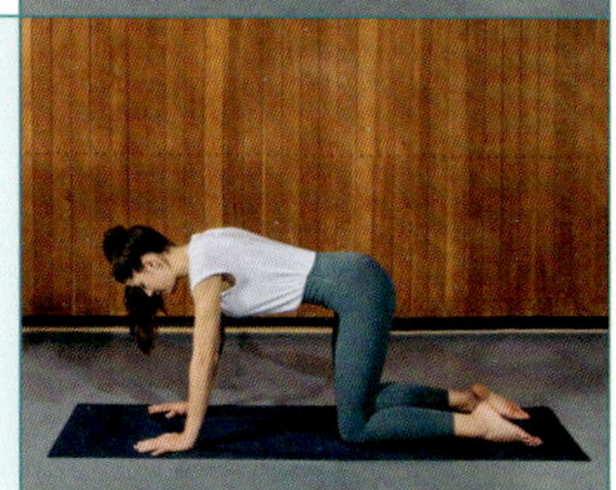</td></tr>
<tr><td colspan="2">Sitzende weite Grätsche</td><td>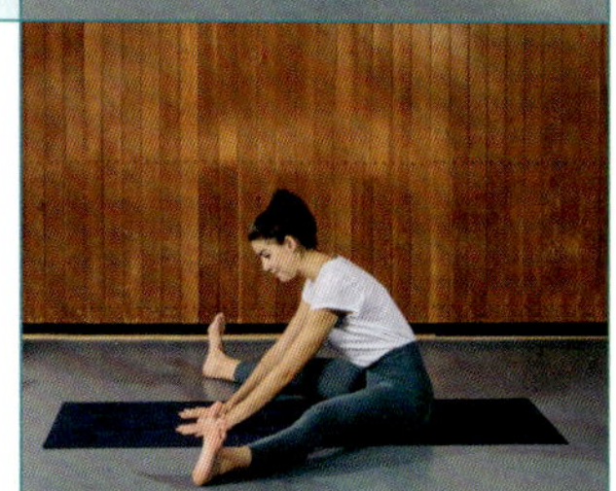</td></tr>
<tr><td colspan="2">Stocksitz</td><td>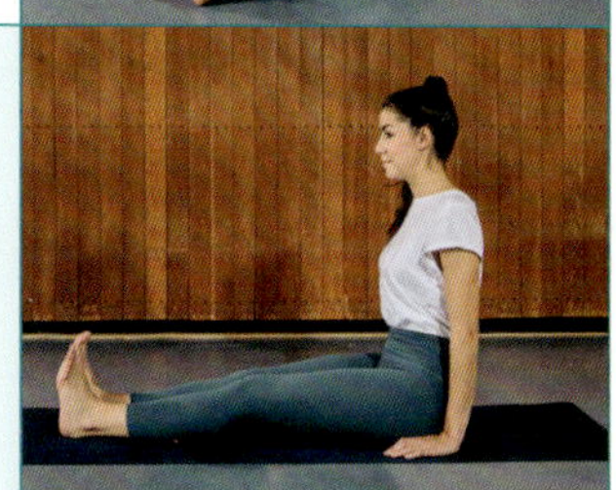</td></tr>
<tr><td colspan="2">Sitzende Vorbeuge</td><td>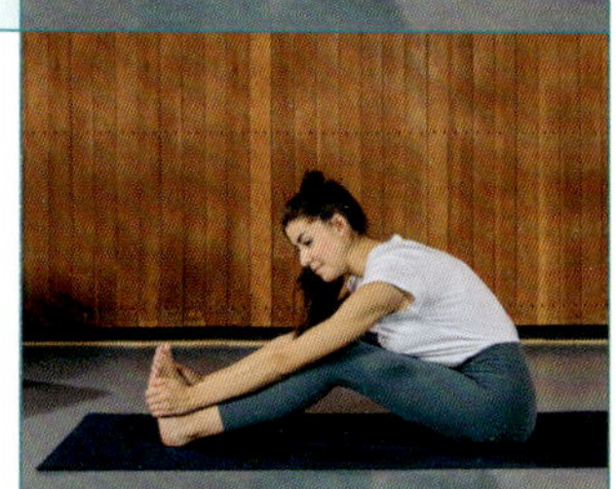</td></tr>
</table>

Kopf-zu-Knie-Haltung auf beiden Seiten	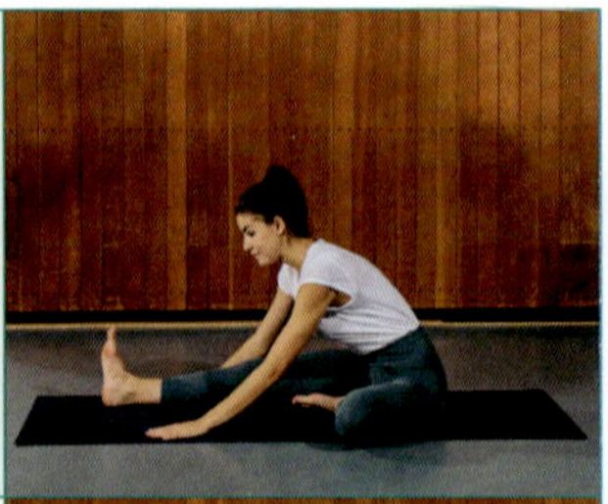
Drehsitz auf beiden Seiten	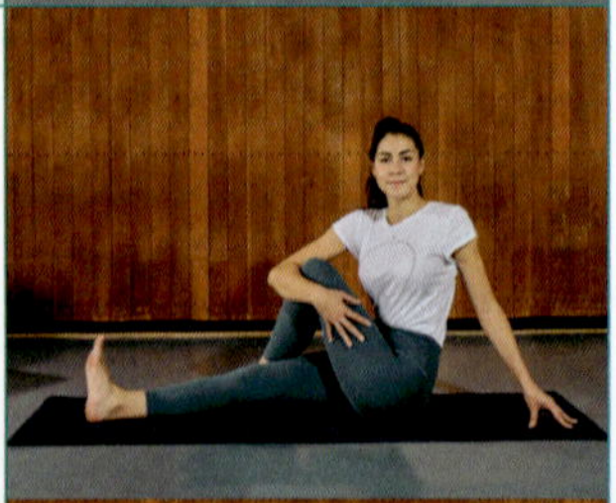 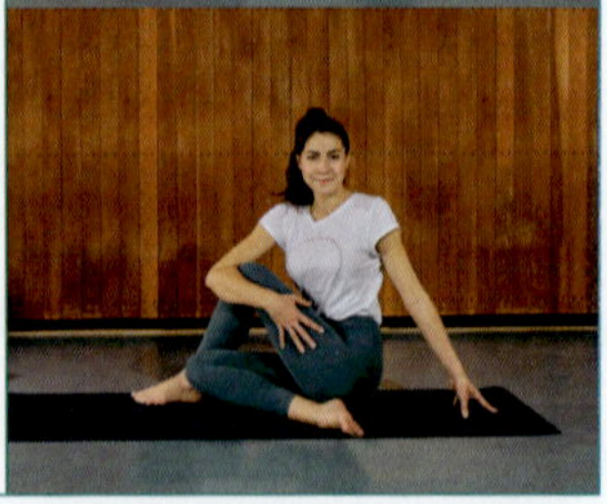

Partnerübung: Doppelte sitzende weite Grätsche

1. Sitzt euch in der sitzenden weiten Grätsche gegenüber und bringt die Fußsohlen aneinander. Richtet eure Oberkörper auf. Beugt dafür gegebenenfalls die Knie. Bei einem Größenunterschied kann der Fuß auch an den Knöchel des Partners angelegt werden.
2. Einigt euch, wer zuerst in die Vorbeuge geht, und wer den anderen sanft in die Vorbeuge zieht.
3. Greift euch mit aufgerichteten Oberkörpern an den Händen oder an den Handgelenken: Atmet gemeinsam ein. Dann zieht ein Partner den anderen sanft in die Vorbeuge, indem er sich nach hinten legt. Beide Partner halten den Rücken gerade und den Kopf in der Verlängerung der Wirbelsäule. Falls die Hände zu weit entfernt sind, mit einem Gurt oder Band arbeiten.
4. Um aus der Position zu kommen, hebt der Partner in der Vorbeuge den Oberkörper langsam an. Dadurch richten sich beide Partner auf.

Geht achtsam und behutsam miteinander um, um euch nicht zu verletzen. Nicht zerren!

Der Partner in der Vorbeuge sagt, wenn er nicht weiter in die Vorbeuge gezogen werden möchte.

Jeweils fünf gemeinsame Atemzüge, Positionswechsel.

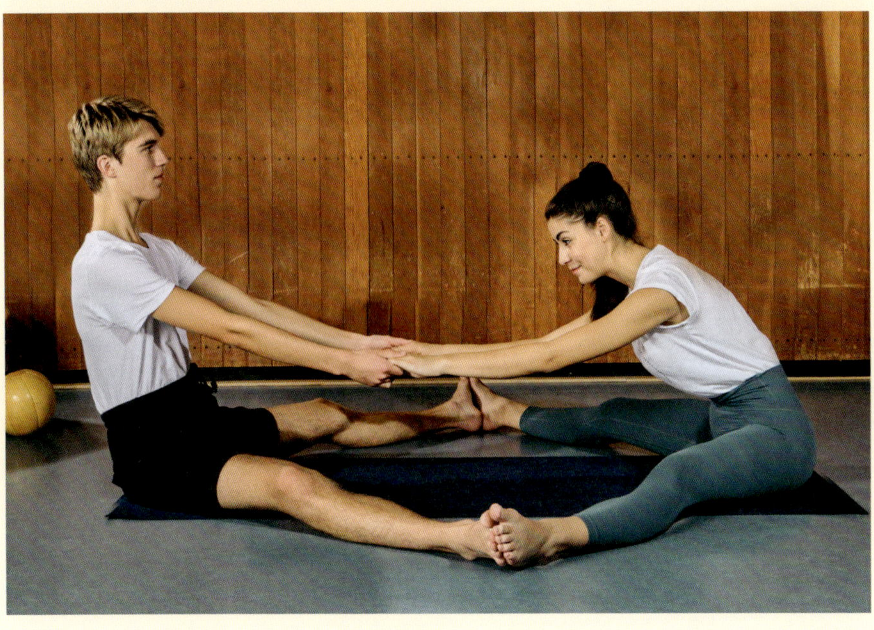

Partnerübung: Vorbeuge und Rückbeuge 1

1. Setzt euch Rücken an Rücken und streckt die Beine aus. Richtet euren Oberkörper auf. Beugt dafür gegebenenfalls die Knie.
2. Einigt euch, wer zuerst die Vorbeuge und wer die Rückbeuge übt.
3. Der Partner, der die Rückbeuge ausführt, lässt sich ausatmend auf dem Rücken des Partners sanft nach hinten sinken. Dadurch sinkt der andere in die sitzende Vorbeuge.
4. Um aus der Position zurückzukommen, hebt der Partner in der Vorbeuge den Oberkörper langsam an. Der zurückgelehnte Partner arbeitet nach vorne mit.

Geht achtsam und behutsam miteinander um, um euch nicht zu verletzen.

Der Partner in der sitzenden Vorbeuge sagt, wenn er tief genug in der Vorbeuge ist.

Jeweils fünf gemeinsame Atemzüge, Positionswechsel.

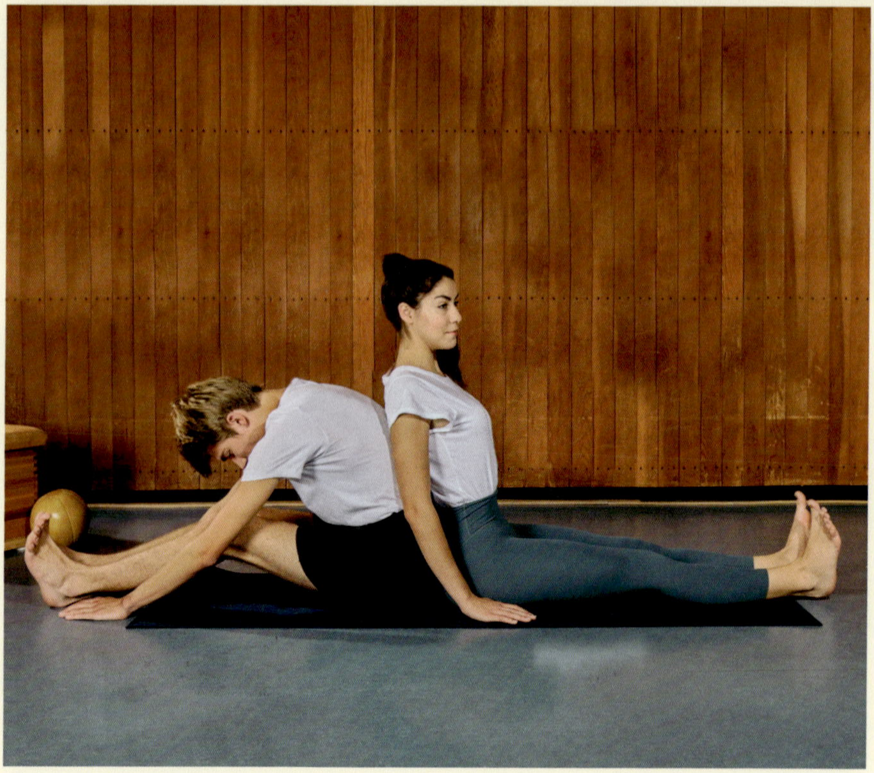

Partnerübung: Vorbeuge und Rückbeuge 2

1. Einigt euch, wer zuerst die Vorbeuge in der Haltung des *Kindes* und wer die Rückbeuge übt.
2. Einer der Partner nimmt die Position des *Kindes* (gegebenenfalls mit Decke zwischen Ober- und Unterschenkel) ein. Die Hände liegen mit den Handrücken nach oben rechts und links neben dem Becken bzw. den Füßen.
3. Der andere Partner setzt sich mit dem Rücken vor die Füße und das Gesäß und legt sich langsam und vorsichtig auf den Rücken des anderen. Die Beine sind dabei gestreckt und die Arme sind zu den Seiten mit den Handflächen nach oben geöffnet. Falls der Nacken in dieser Position zu überstreckt sein sollte, kann eine Decke oder ein Schal in den Nacken gelegt werden.
4. Möchte der Partner im *Kind* aus der Asana zurückkommen, zieht er die Hände links und rechts mit den Handflächen nach unten neben die Knie und bringt Gewicht in die Hände. Dann langsam den Oberkörper anheben.

Geht achtsam und behutsam miteinander um, um euch nicht zu verletzen. Insbesondere der obere Partner achtet auf die Bedürfnisse des Partners in der Haltung des ***Kindes****.*

Der Partner in der ***Kind****-Position gibt Rückmeldung darüber, mit wie viel Gewicht der Partner sich auf ihn legen darf.*

Jeweils fünf gemeinsame Atemzüge, Positionswechsel.

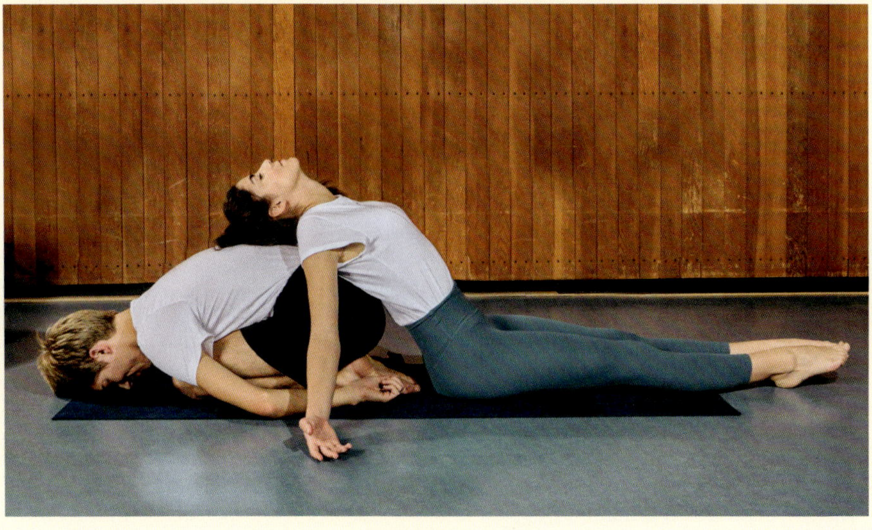

5.7 Mit Rückbeugen den Herzraum öffnen

HAUPTINTENTIONEN

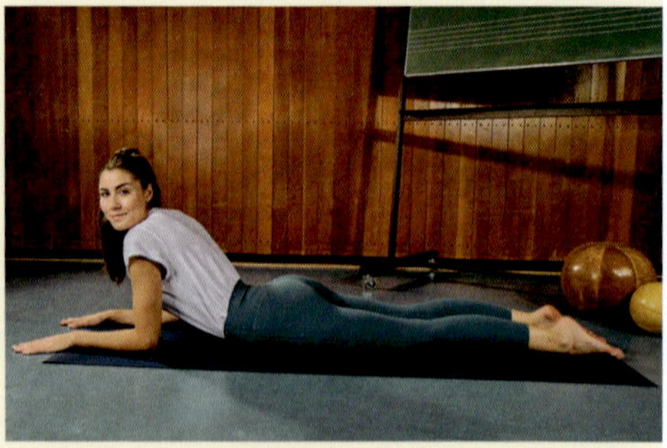

*Die Schüler lernen die Rückbeugen **Tänzer, Heuschrecke, tanzender Krieger, halber** und **ganzer Bogen** kennen und führen diese korrekt aus.*

Die Schüler leiten die Schlusssequenz eigenständig an bzw. entwickeln eine eigene Abfolge für die Schlusssequenz.

*Die Schüler entwickeln, ausgehend vom **Berg**, eine eigene Abfolge, die in der Haltung des **Tänzers** mündet.*

- Rückbeugen in verschiedenen Varianten stehen im Zentrum dieser Stunde. Sie tragen zur Beweglichkeit von Wirbelsäule und Schultergürtel bei und kräftigen die Rückenmuskulatur.
- Rückbeugen erfordern einen weiten Schultergürtel, eine entspannte Körpermitte und gedehnte Hüften. Diese Sequenz wird diesen Ansprüchen gerecht, indem in der Mobilisierungsphase im einfachen Sitz bereits die Adlerarme zur Weitung des Schultergürtels geübt werden. Variieren Sie den *Krieger 1* ebenfalls mit den Adlerarmen, um den Schultergürtel intensiv zu erwärmen.
- In den *Sonnengrüßen* kommt als Variante der *Kobra* die *Heuschrecke* ins Spiel, die die Rückenstrecker besonders stärkt. Betonen Sie in den *Sonnengrüßen* die Rückbeuge im *Krieger 1* und im *gestreckten Berg*.
- Die Sequenz „Mit Rückbeugen den Herzraum öffnen" besteht aus einigen Standhaltungen sowie aus dem *Tänzer* und bereitet auf die intensive Haltung des *Bogens* vor, eine Asana, die den Schülern aus der Kindheit bekannt sein dürfte.
- Lassen Sie die Schüler nach den intensiven Rückbeugen unbedingt einige Atemzüge im *Kind* entspannen. Um die Hüften so gut wie möglich zu entlasten, üben Sie dafür die Alternative mit nach außen geöffneten Knien und zusammengeführten Zehen.
- Die Partnerübung „Doppelter Tänzer" bietet sich nach der Abfolge „Mit Rückbeugen den Herzraum öffnen" an.
- Für die Erarbeitungsphase gibt es zwei Möglichkeiten: Die Schüler führen die Schlusssequenz selbstständig durch oder entwickeln in Kleingruppen eine eigene Schlusssequenz. Die Schüler können dann auch das *Savasana* anleiten. Alternativ dazu entwickeln die Schüler, ausgehend von der Haltung des *Berges*, eine Abfolge aus mindestens fünf Asanas, die in der Haltung des *Tänzers* mündet.

Die komplette Stunde „Mit Rückbeugen den Herzraum öffnen"

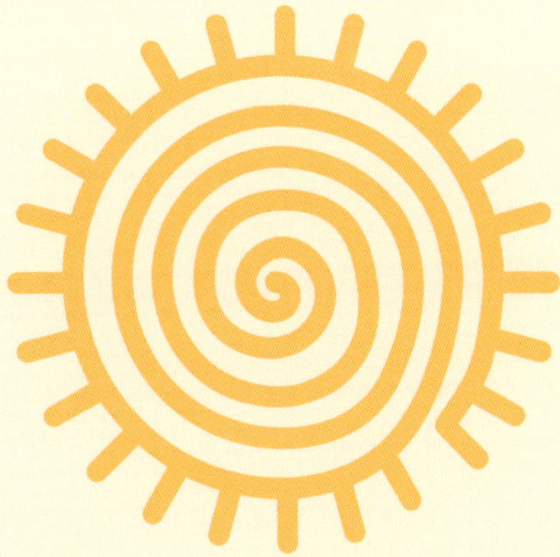

1. **A**nkommen: einfacher Sitz
2. **M**obilisieren: hier zusätzlich einfacher Sitz mit Adlerarmen
3. **S**chwung:

- Zwei Runden *Sonnengruß B*: *Heuschrecke* anstelle der *Kobra*
- Abfolge „Mit Rückbeugen den Herzraum öffnen"
    - Variante A im Seitenwechsel
    - Variante B im Fluss
- Gegebenenfalls Partner-/Gruppenübung: *doppelter Tänzer, Vor-* und *Rückbeuge 2*
- Gegebenenfalls Thai-Yoga-Übung
- Gegebenenfalls Erarbeitungsphase (AB „Vom *Berg* in den *Tänzer*", Seite 217)

4. **E**ntspannung: Schlusssequenz, gegebenenfalls als Erarbeitungsphase (AB „Die Schlusssequenz selbständig anleiten", Seite 215, AB „Einen eigenen Bewegungsablauf für die Schlusssequenz gestalten", Seite 216)
5. **L**eichtigkeit: *Savasana*

Mögliche Impulse für die Reflexion

- Welche Rückbeuge fällt euch leicht?
- Welche schwer?
- Worin liegen dafür jeweils die Gründe?
- Wie ist euch die Gestaltung der Abfolge „Vom *Berg* in den *Tänzer*" gelungen?
- Wie ist euch das Anleiten der Schlusssequenz gelungen?
- Was würdet ihr das nächste Mal anders umsetzen?

NEUE ASANAS: *einfacher Sitz mit Adlerarmen, Heuschrecke, tanzender Krieger, Tänzer, halber Bogen, Bogen*

EINFACHER SITZ MIT ADLERARMEN

1. Im einfachen Sitz die Arme lang nach vorn ausstrecken.
2. Den linken Ellbogen auf den rechten Ellbogen legen. Die Ellbogen beugen, die Unterarme verschränken und die Handflächen zusammenbringen.
3. Einatmend die Ellbogen heben, in die Rückbeuge kommen; ausatmend die Ellbogen senken.

Der zweite Blick:

- Den Nabel nach innen ziehen. Ellbogen und Schultern in einer Höhe halten und die Schultern nach unten ziehen.

Variante:

- Wer die Handflächen nicht zusammenbringen kann, verhakt die Daumen oder führt die Hände in die Grußhaltung.

Dreimal dynamisch üben, drei Atemzüge, Seitenwechsel.

Die Asana verlassen: Ausatmend die Arme entknoten.

Wirkung: Die Adlerarme mobilisieren und öffnen den Schultergürtel. In der dynamischen Variante wird auch die Wirbelsäule mobilisiert.

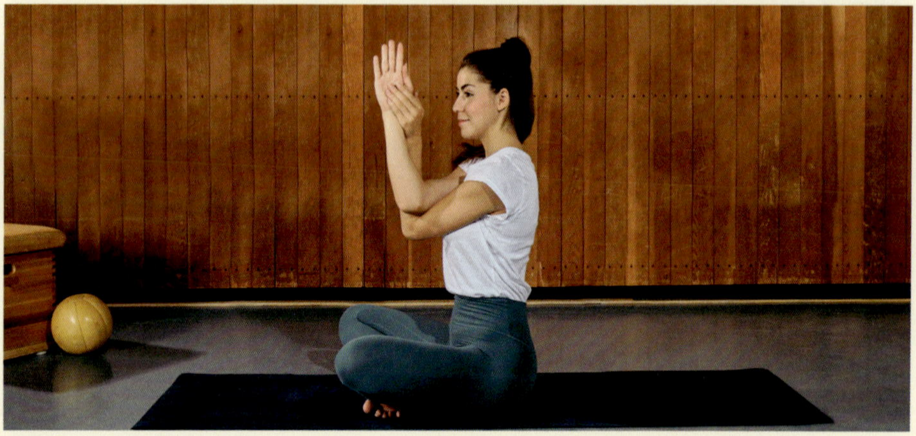

HEUSCHRECKE *Shalambhasana*

1. In Bauchlage die Fußrücken hüftweit an den Boden drücken. Die Stirn ablegen. Die Arme nach hinten ausstrecken und die Handflächen zum Boden ausrichten.
2. Einatmend Beine und Oberkörper gleichzeitig vom Boden anheben. Beine und Zehen dabei strecken. Den Nabel nach innen ziehen und die Arme anheben.
3. Den Kopf in Verlängerung der Wirbelsäule halten und den Blick schräg nach vorne zum Boden richten.

Der zweite Blick:

- Den unteren Rücken in die Länge strecken: Das Kreuzbein zu den Füßen verlängern.
- Becken und Schambein in den Boden drücken.
- Die Schultern weg von den Ohren ziehen.

Variante:

- Für mehr Kraft im Rumpf die Arme nach vorne strecken. Die Daumen zeigen dabei nach oben.

Dreimal dynamisch üben, drei Atemzüge halten.

Die Asana verlassen: Sich mit einer Ausatmung wieder am Boden ablegen, gegebenenfalls das Becken sanft von links nach rechts bewegen.

Wirkung: In der Haltung wird die tiefe Rumpfmuskulatur gekräftigt. Die Vorderseite des Körpers erfährt Weite.

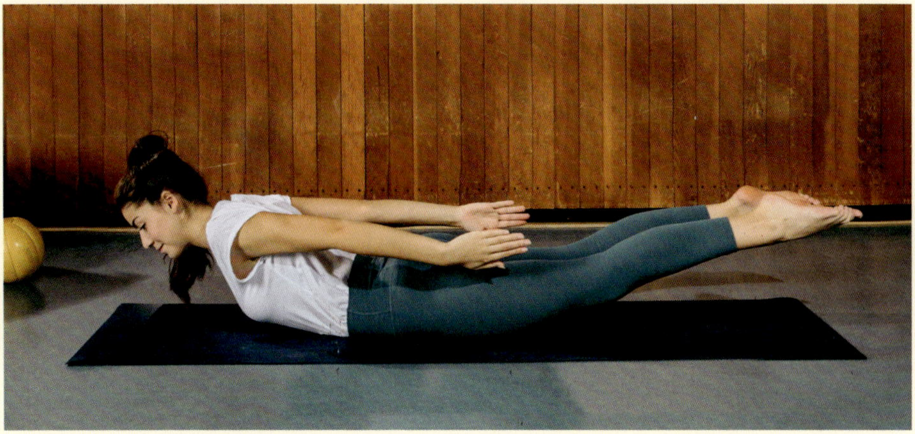

TANZENDER KRIEGER *Shanti Virabhadrasana*

1. In die Position des *Kriegers 2* kommen: Die hintere Hand flach auf das Gesäß oder den hinteren Oberschenkel legen.
2. Die vordere Hand zur Decke öffnen. Einatmend den vorderen Arm nach oben strecken.
3. Ausatmend den Oberkörper zurücklegen und den vorderen Arm weiter nach oben strecken. Der untere Arm schiebt dadurch weiter nach unten.
4. Der Kopf bleibt in der Verlängerung der Wirbelsäule.

Der zweite Blick:

- Das vordere Knie über dem Fußgelenk halten (nicht nach innen oder außen ausweichen).
- Im hinteren Bein die Mikrobeuge halten.
- Die Beine stabil halten.

3-5 Atemzüge, Seitenwechsel.

Die Asana verlassen: Einatmend zurück in den *Krieger 2* kommen und ausatmend zurück an den Anfang der Matte kehren. Die Arme senken.

Wirkung: Die Haltung stärkt Oberschenkel- und Gesäßmuskulatur und dehnt die Leisten. Der Brustraum wird geöffnet.

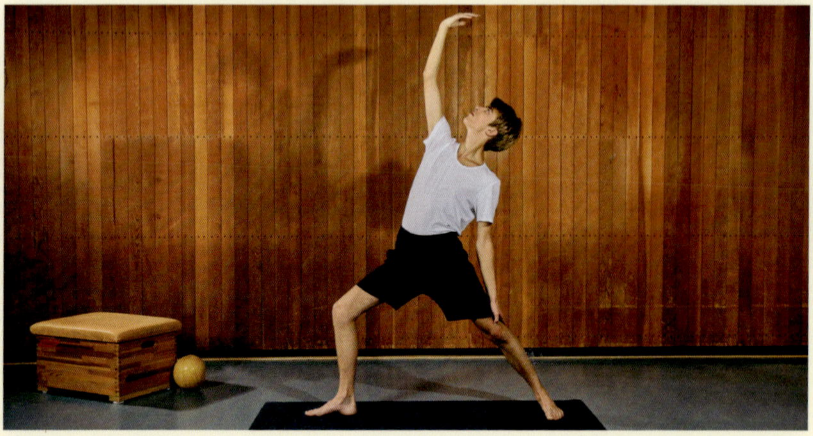

TÄNZER *Natarajasana*

1. Das Gewicht im Stand nach rechts verlagern. Das linke Bein anwinkeln und die Ferse nach hinten in Richtung des Gesäßes führen.
2. Mit der linken Hand das Fußgelenk von außen greifen, den Fuß nach hinten ziehen.
3. Einatmend den rechten Arm bei langer Wirbelsäule nach vorne und oben strecken. Den Oberkörper nach vorne beugen.
4. Den Kopf in der Verlängerung der Halswirbelsäule halten.

Der zweite Blick:

- Den unteren Rücken lang halten und ein starkes Hohlkreuz vermeiden.
- Knie und Becken parallel halten.
- Den Nabel nach innen ziehen.

Variante:

- Wenn Hand und Fuß nicht zusammenkommen, mit einem Gurt oder Tuch arbeiten.

Drei Atemzüge, Seitenwechsel.

Die Asana verlassen: Einatmend den Oberkörper aufrichten, ausatmend den Griff lösen und den Fuß absetzen.

Wirkung: Die Oberschenkel und Leisten des gebeugten Beins werden gedehnt; Bein und Fuß des Standbeins werden gekräftigt. Brust, Bauch und Schultern werden gedehnt. Die Flanke des gestreckten Arms wird gestreckt. Das Gleichgewicht wird geschult.

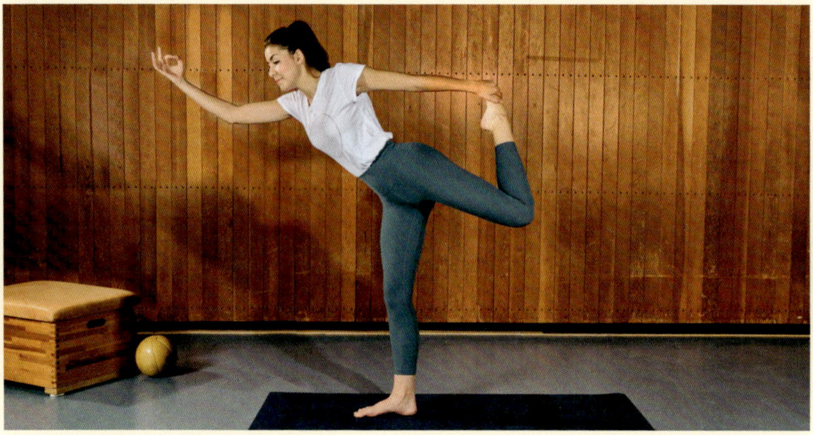

HALBER BOGEN *Ardha Dhanurasana*

1. In Bauchlage den Nabel nach innen und oben ziehen. Den unteren Rücken verlängern: Das Kreuzbein in Richtung der Fersen ausrichten.
2. Den rechten Unterarm parallel zum vorderen kurzen Mattenende bringen. Das linke Knie anwinkeln und das Fußgelenk mit der linken Hand von außen umgreifen.
3. Einatmend den Fuß aktiv in die Hände schieben und den Brustkorb anheben.

Der zweite Blick:

- Die Wirbelsäule in einem C-Bogen aufspannen.
- Die Schultern aktivieren, besonders die Schulter des aufgestellten Arms nach unten ziehen.

Variante:

- Wenn Hand und Fuß nicht zusammenkommen, mit einem Gurt oder Tuch arbeiten.

3-5 Atemzüge, Seitenwechsel.

Die Asana verlassen: Ausatmend den Oberkörper senken, die Hände lösen und am Mattenanfang übereinanderlegen. Die Stirn darauf ablegen und das Becken sanft von links nach rechts bewegen.

Wirkung: In der Asana wird die gesamte Vorderseite des Körpers gedehnt. Der Brust- und Schulterbereich auf der Seite des angewinkelten Beins erfährt besondere Weite.

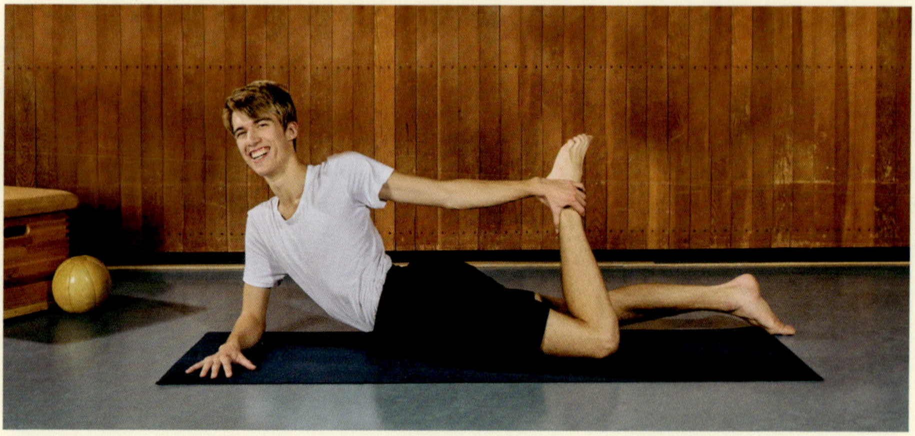

BOGEN *Dhanurasana*

1. In der Bauchlage den Nabel nach innen und oben ziehen. Den unteren Rücken verlängern: Das Kreuzbein in Richtung der Fersen ausrichten und das Schambein in den Boden drücken.
2. Beide Knie anwinkeln und mit den Händen die Fußgelenke von außen fassen. Die Füße flektieren.
3. Einatmend die Füße aktiv in die Hände schieben und den Brustkorb anheben.

Der zweite Blick:

- Die Wirbelsäule in einem C-Bogen aufspannen.
- Die Schultern aktivieren.

Variante:

- Wenn Hand und Fuß nicht zusammenkommen, mit einem Gurt oder Tuch arbeiten.

3-5 Atemzüge halten.

Die Asana verlassen: Ausatmend den Oberkörper senken, die Hände lösen und am Mattenanfang übereinanderlegen. Die Stirn darauf ablegen und das Becken sanft von links nach rechts bewegen.

Wirkung: In der Asana wird die gesamte Vorderseite des Körpers gedehnt.

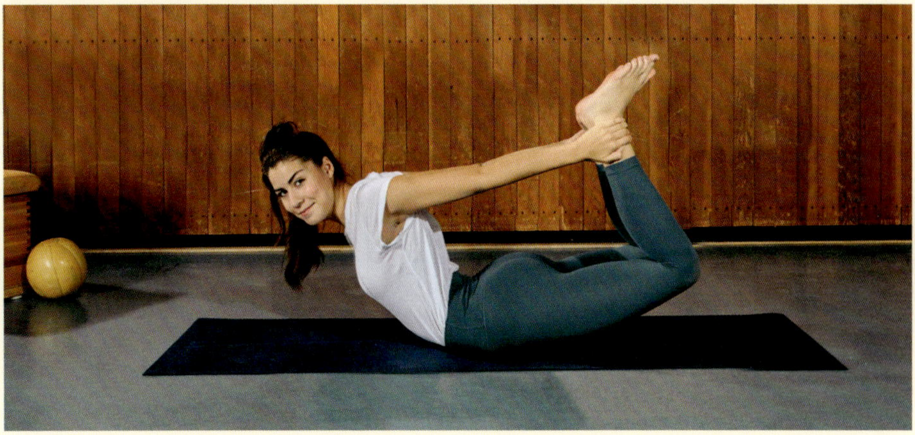

ABFOLGE „MIT RÜCKBEUGEN DEN HERZRAUM ÖFFNEN"

IM SEITENWECHSEL	IM FLUSS	
Berg links, rechts	*Berg* • *Halber Sonnengruß* in den Ausfallschritt • Den hinteren Fuß parallel zum Mattenende stellen.	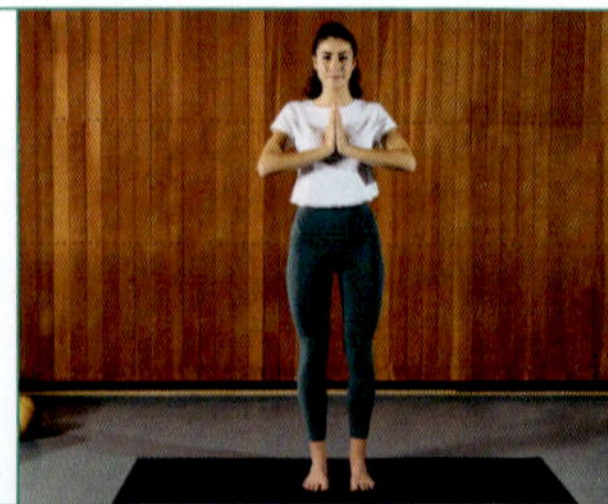
Krieger 2 links, rechts	*Krieger 2* • Den vorderen Arm und den Oberkörper anheben. • Den hinteren Arm auf das Gesäß oder auf dem hinteren Oberschenkel ablegen.	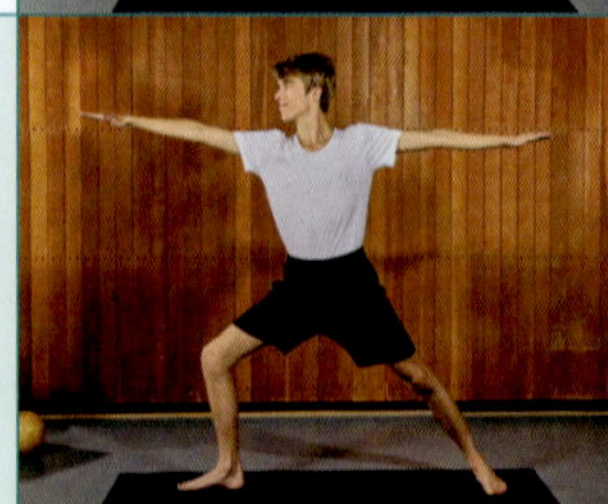
Tanzender Krieger links, rechts	*Tanzender Krieger* Den oberen Unterarm quer auf den vorderen Oberschenkel legen. • Mit dem Oberkörper aufdrehen und den anderen Arm über den Kopf nach vorne strecken.	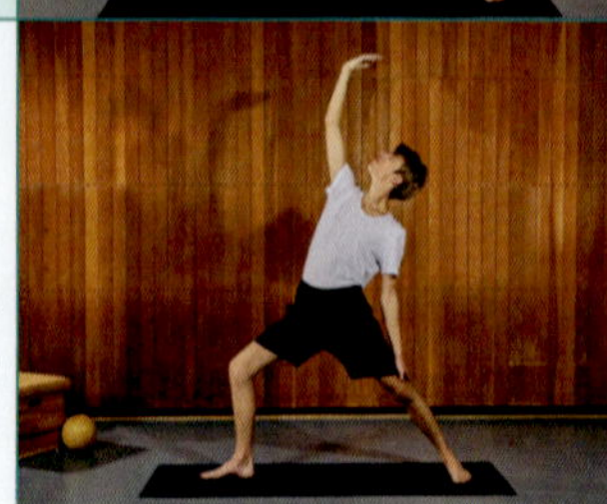
Gestreckter Winkel links, rechts	*Gestreckter Winkel* • Das vordere Bein strecken. Die Arme auf Schulterhöhe waagerecht strecken. • Den Oberkörper in Richtung vorderes Bein verschieben. • Den Oberkörper absenken und den unteren Handrücken an die Wade legen.	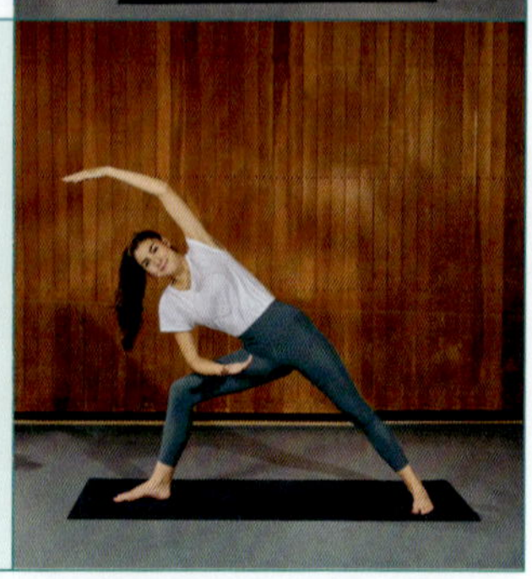

Dreieck links, rechts	*Dreieck* • Den Oberkörper anheben. • Beide Füße parallel zu den kurzen Mattenenden ausrichten.	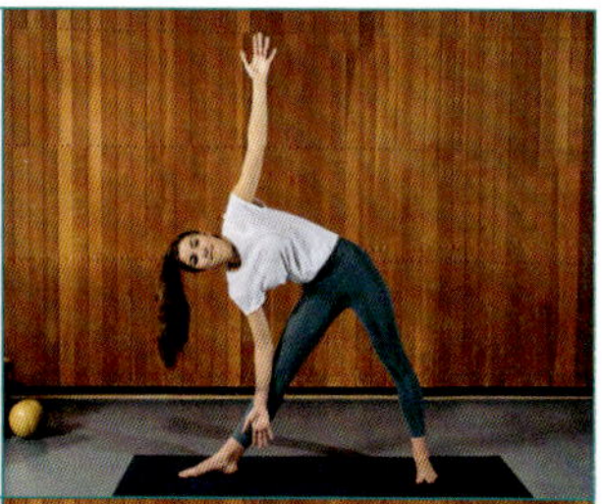
	Stehende Grätsche • Den Oberkörper anheben. • Die Füße in die Position des *Kriegers 1* ausrichten.	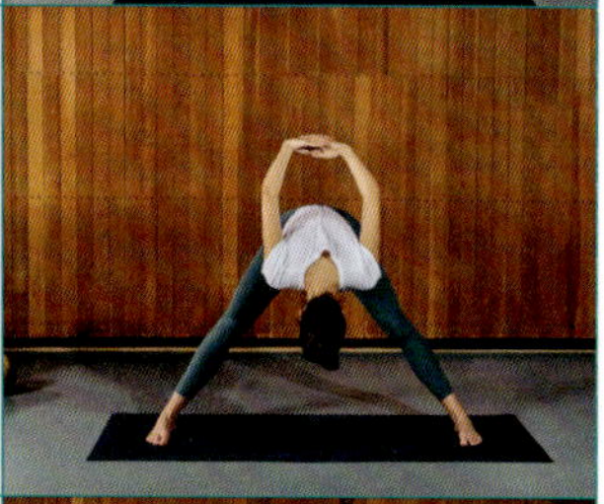
Krieger 1 links, rechts *Gedrehter Krieger* links, rechts *Krieger 1* links, rechts	*Krieger 1* *Gedrehter Krieger* *Krieger 1* • Das Gewicht auf das vordere Bein verlagern. • Das hintere Bein anheben. • Den Oberkörper in die Waagerechte nach vorne bringen. Beide Beine strecken. • Die Arme sind links und rechts neben dem Rumpf.	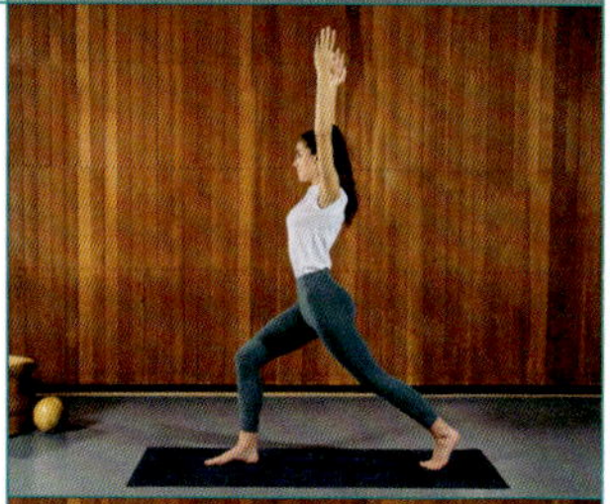 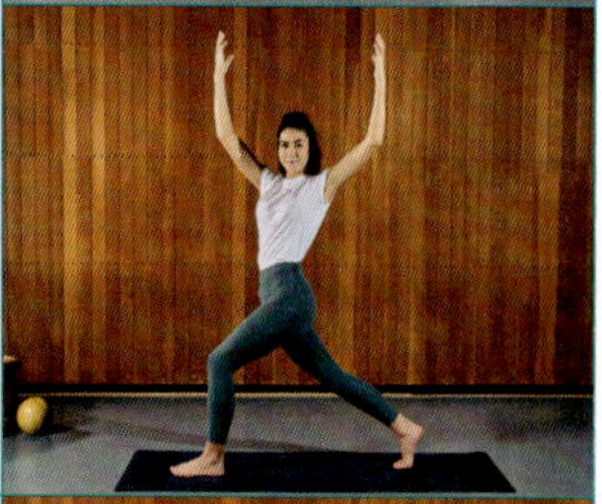
Krieger 3 links, rechts	*Krieger 3* **Seitenwechsel**	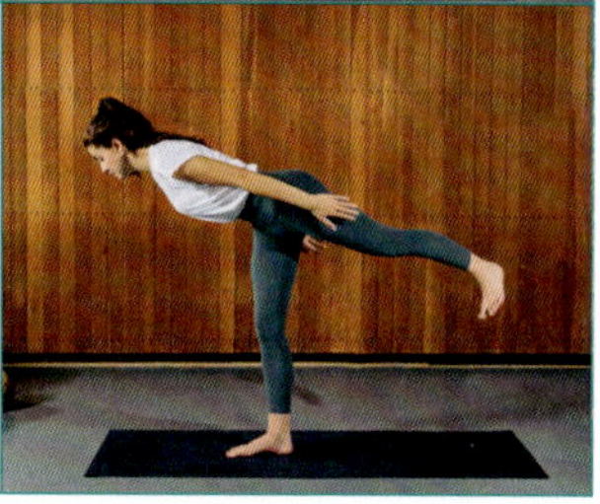

<table>
<tr><td>Tänzer links, rechts

Bei beiden Varianten Sonnengruß A bis zur Bodenlage</td><td>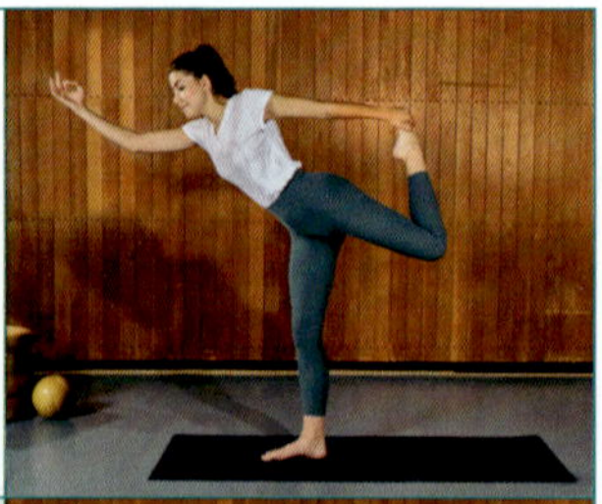</td></tr>
<tr><td>Halber Bogen links, rechts</td><td>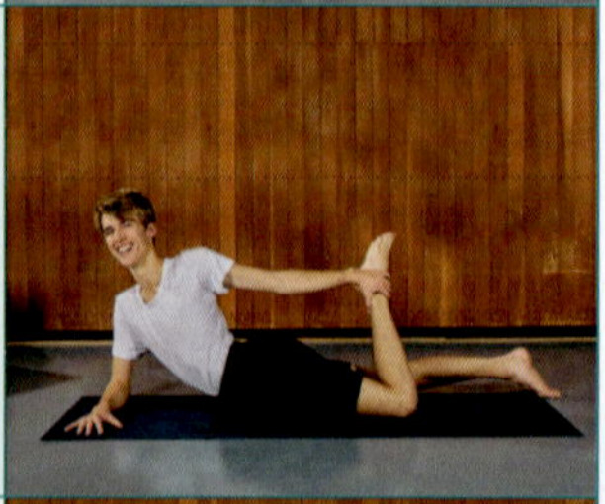</td></tr>
<tr><td>Ganzer Bogen</td><td>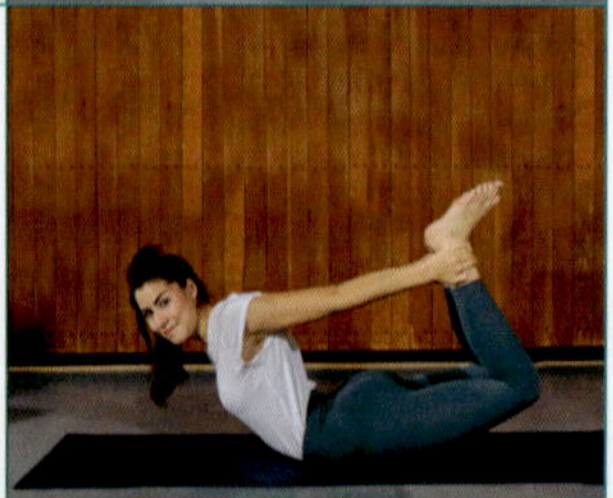</td></tr>
<tr><td>Kind</td><td>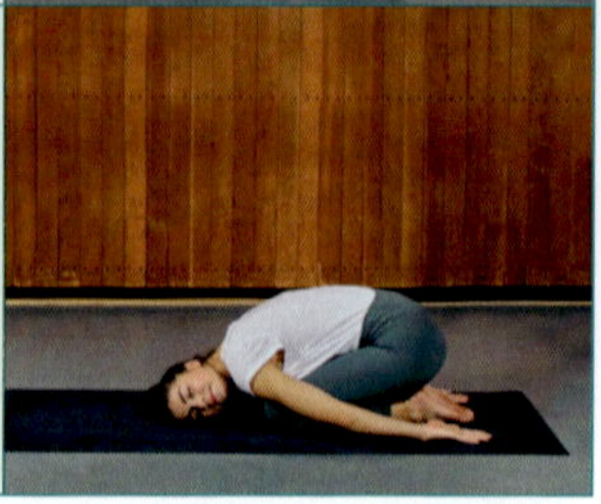</td></tr>
</table>

Partnerübung: Doppelter Tänzer

1. Stellt euch gegenüber in den hüftweiten Stand.
2. Die Partner bringen einander eine rechte und linke Hand entgegen. Das handseitige Bein ist das Standbein (Mikrobeuge halten).
3. Bringt die Handflächen auf Brusthöhe aneinander und verlagert das Gewicht auf das jeweilige Standbein.
4. Beugt das entlastete Bein nach hinten, führt die Ferse in Richtung Gesäß und ergreift mit der freien Hand das Fußgelenk von außen.
5. Einatmend schiebt ihr die Hände nach oben, drückt den Fuß in die Hand und schiebt den Oberkörper sanft nach vorne
6. Etabliert einen gemeinsamen Atemrhythmus.

Variante:

- Übt den *Tänzer* in Vierergruppen. Stellt euch zu viert in einen Kreis und streckt die Hände zur Mitte. Fortsetzung wie oben.

3-5 Atemzüge halten, Seitenwechsel.

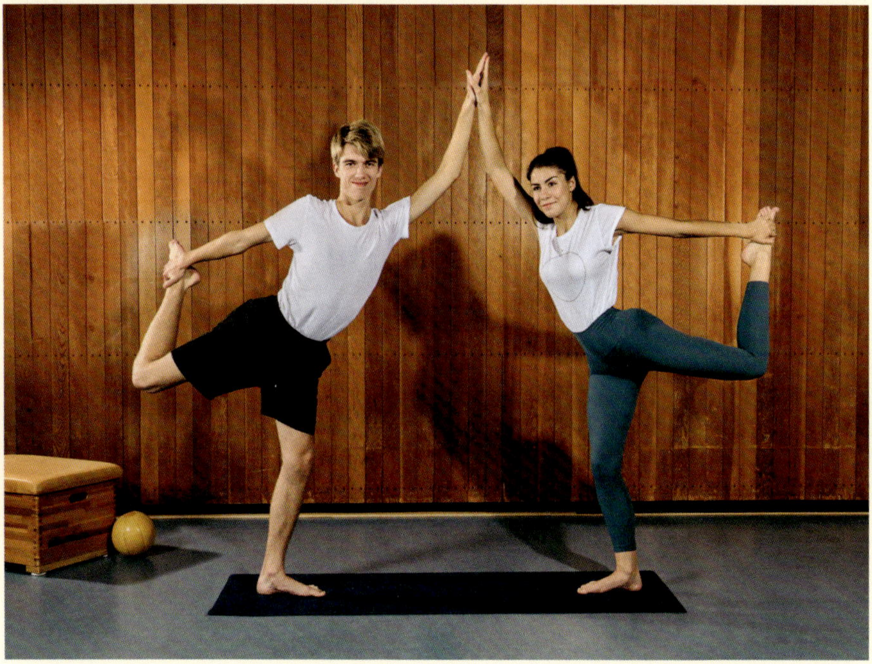

Partnerübung: Vorbeuge und Rückbeuge 2

1. Einigt euch, wer zuerst die Vorbeuge in der Haltung des *Kindes* und wer die Rückbeuge übt.
2. Einer der Partner nimmt die Position des *Kindes* (gegebenenfalls mit Decke zwischen Ober- und Unterschenkeln) ein. Die Hände liegen mit den Handrücken nach oben rechts und links neben dem Becken bzw. den Füßen.
3. Der andere Partner setzt sich mit dem Rücken vor die Füße und das Gesäß und legt sich langsam und vorsichtig auf den Rücken des anderen. Die Beine sind dabei gestreckt und die Arme sind zu den Seiten mit den Handflächen nach oben geöffnet. Falls der Nacken in dieser Position zu überstreckt sein sollte, kann eine Decke oder ein Schal in den Nacken gelegt werden.
4. Möchte der Partner im *Kind* aus der Asana zurückkommen, zieht er die Hände links und rechts mit den Handflächen nach unten neben die Knie und bringt Gewicht in die Hände. Dann langsam den Oberkörper abheben.

- *Geht achtsam und behutsam miteinander um, um euch nicht zu verletzen. Insbesondere der obere Partner achtet auf die Bedürfnisse des Partners in der Haltung des* ***Kindes***.
- *Der Partner in der* ***Kind****-Position gibt Rückmeldung darüber, mit wie viel Gewicht der Partner sich auf ihn legen darf.*
- Alternativ kann die Rückbeuge in der Haltung des *Fisches* auch allein praktiziert werden: entweder auf einem Medizinball oder mit den Händen, die unter das Gesäß gelegt werden.

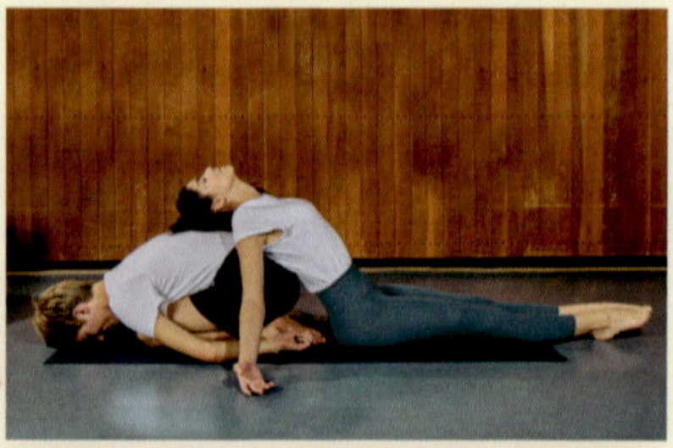

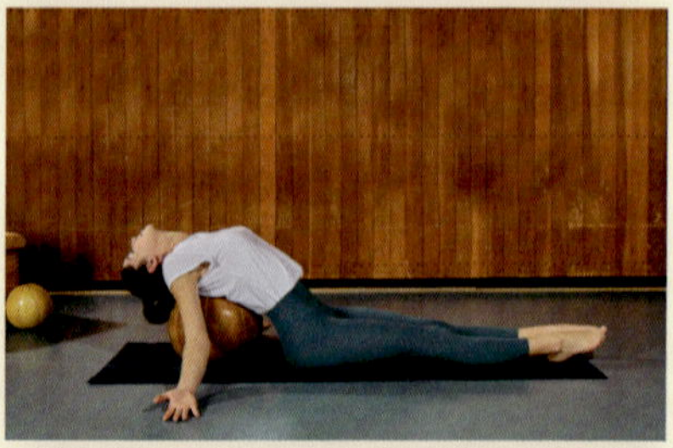

Fünf Atemzüge halten, Positionswechsel.

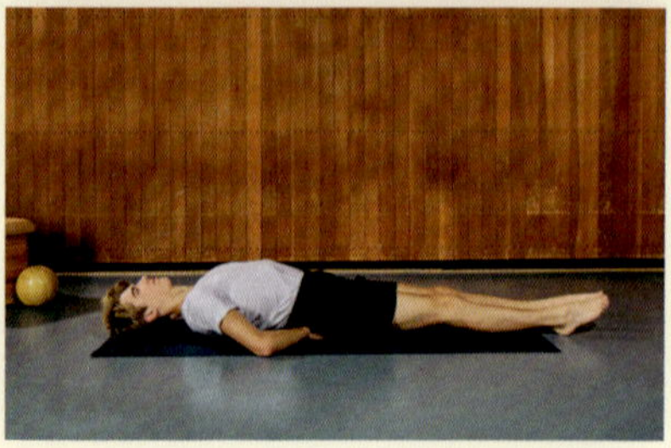

5.8 Happy Hips

HAUPTINTENTIONEN

*Die Schüler lernen die Hüftöffner **Nadelöhr** und **Eidechse** kennen und führen diese korrekt aus.*

*Die Schüler integrieren (vorgegebene) Hüftöffner in den **Sonnengruß A** und **B**.*

- Eine bewegliche Hüfte steht im Zentrum dieser Stunde und spielt eine große Rolle für eine gesunde Bewegung unseres Körpers. Dafür müssen die Hüftbeuger entspannt sein, um das Becken aufzurichten. Entspannte Hüftstrecker sowie Gesäßmuskeln tragen zur Rückengesundheit bei.
- Die Stunde setzt diese anatomischen Grundsätze um. Bereits in der Mobilisierung dehnen die Schüler die Muskeln der Hüfte sanft. Die sich anschließenden *Sonnengrüße* bereiten die Hüfte gut auf die Sequenz „Happy Hips" vor. Lassen Sie die Schüler bereits im *herabschauenden Hund* immer wieder ein Bein heben, die Hüfte öffnen und schließen.
- Die vorgeschlagenen Partnerübungen können Sie in den Ablauf integrieren oder aber vor- bzw. nachschalten.
- Für die selbstständige Erarbeitungsphase sollen die Schüler in den *Sonnengruß A* und *B* zusätzliche Hüftöffner (wie zum Beispiel den *Baum, Krieger 2*, den *Halbmond*) integrieren. Sie können die Asanas dazu vorgeben oder die Schüler eigenständig entscheiden lassen, welche Haltungen sie wählen.

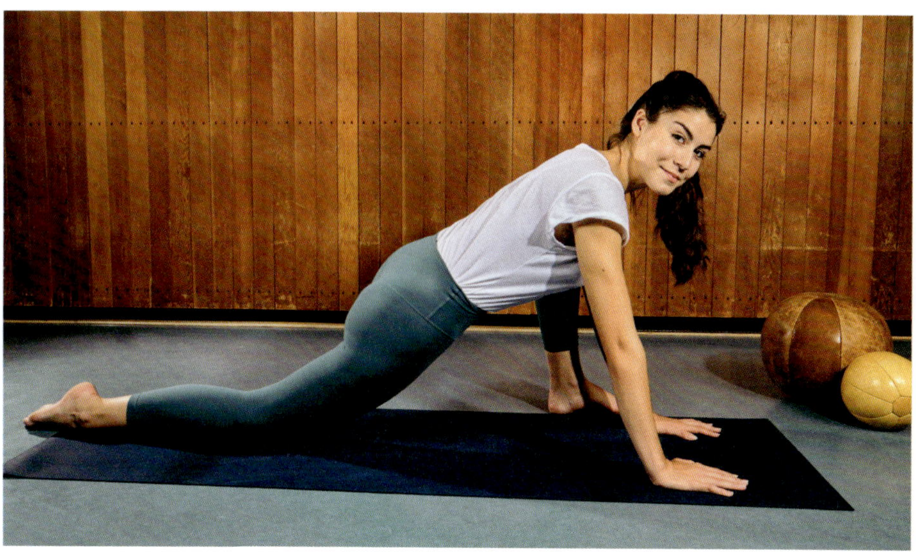

Die komplette Stunde „Happy Hips"

1. Ankommen: einfacher Sitz
2. Mobilisieren: hier zusätzlich *Nadelöhr*
3. Schwung:

- Zwei Runden *Sonnengruß B*
- Abfolge „Happy Hips"
    - Variante A im Seitenwechsel
    - Variante B im Fluss
- Gegebenenfalls Erarbeitungsphase (AB „Hüftöffende Asanas in die Sonnengrüße einbinden 2", Seite 218/219)
- Gegebenenfalls Partnerübung: *doppeltes Boot*
- Gegebenenfalls Thai-Yoga-Übung

4. Entspannung: Schlusssequenz
5. Leichtigkeit: *Savasana*

Mögliche Impulse für die Reflexion

- Welche Asanas sind besonders herausfordernd für euch?
- Woran liegt das?
- Welche Asanas fallen euch leicht?
- Worin liegen die Gründe?
- Wie ist euch die Integration von hüftöffnenden Asanas in die *Sonnengrüße* gelungen?

NEUE ASANAS: *Nadelöhr, Eidechse*

NADELÖHR *Sucirandhrasana*

1. In Rückenlage die Füße hüftweit aufstellen; liegend den linken Knöchel bei gebeugtem linken Bein auf den rechten Oberschenkel bringen. Den linken Fuß flektieren.
2. Das rechte Bein anziehen und die Hände hinter dem rechten Oberschenkel oder dem Schienbein verschränken. Sanft mit dem linken Oberarm das rechte Knie nach außen drücken.
3. Den Kopf in Verlängerung der Wirbelsäule auf dem Boden halten.

Der zweite Blick:

- Den unteren Rücken am Boden halten.
- Den rechten Fuß entspannen.

Variante:

- Kommen die Hände nicht an den Oberschenkel bzw. hebt sich dann der Kopf bzw. Rücken an, Gurt oder Tuch verwenden.

Fünf Atemzüge halten, Seitenwechsel.

Die Asana verlassen: Ausatmend die Hände lösen und die Füße absetzen.

Wirkung: Die Asana dehnt die tiefe Hüftmuskulatur sowie die Rücken- und Gesäßmuskulatur.

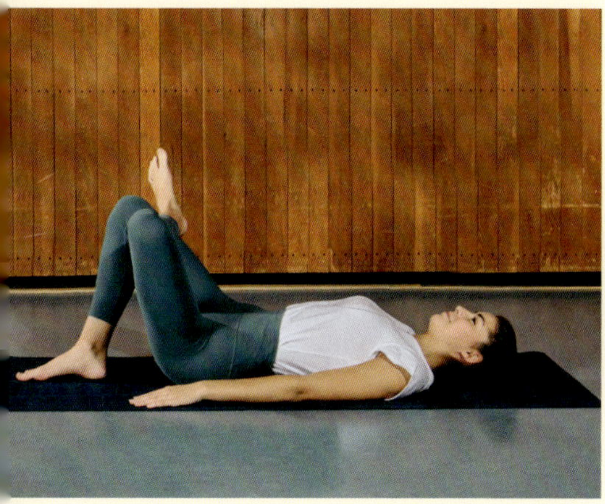

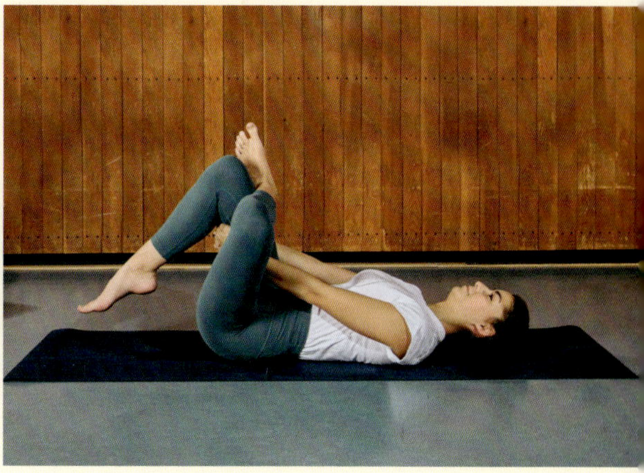

EIDECHSE *Utthan Pristhasana*

1. Im Ausfallschritt beide Hände an die Innenseite des vorderen Fußes setzen. Die Innenseite des Unterschenkels und die Außenseite des inneren Arms aneinanderschmiegen.
2. Das hintere Bein kraftvoll nach hinten schieben. Die Bauchmuskeln aktivieren und das Becken aktiv halten und nicht eindrehen.
3. Wenn möglich, die Unterarme gebeugt zum Boden bzw. auf die Blöcke senken.
4. Den Kopf in der Verlängerung der Wirbelsäule halten.

Der zweite Blick:

- Die Schulterblätter zueinander aktivieren.
- Die Unterarme nur absenken, wenn beide Unterarme zum Boden kommen und das Becken nicht ausweicht!

Variante:

- Die Arme gegebenenfalls gestreckt halten.
- Das hintere Knie gegebenenfalls ablegen.

3-5 Atemzüge halten, Seitenwechsel.

Die Asana verlassen: Einatmend auf die Hände kommen.

Wirkung: Die Haltung dehnt die Oberschenkelvorderseiten, Hüftbeuger und Leisten. Die tiefe Haltemuskulatur im Rumpf wird gekräftigt.

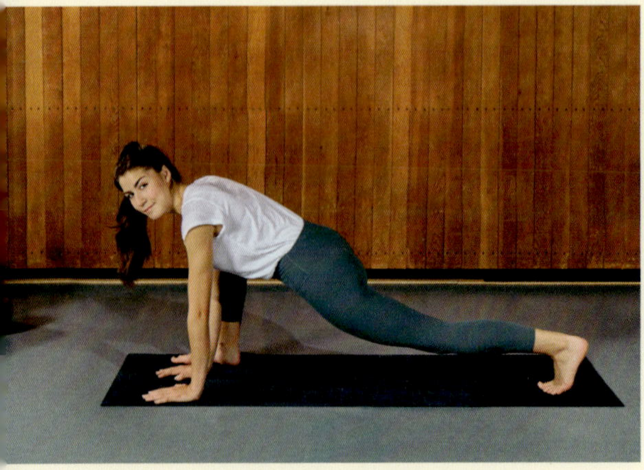

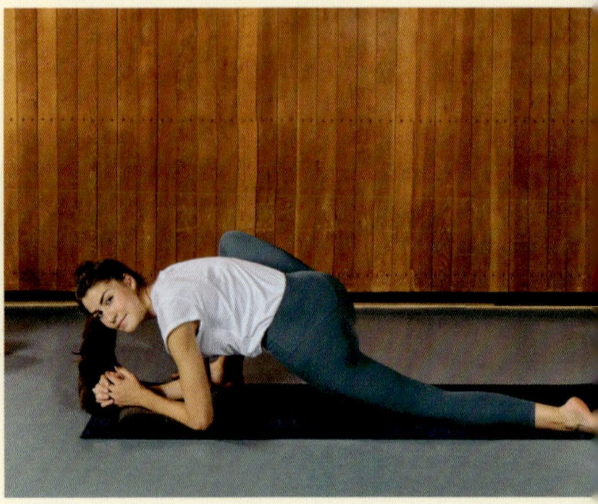

Abfolge „HAPPY HIPS"

IM SEITENWECHSEL	IM FLUSS	
Baum links, rechts	*Baum* • Das angewinkelte Bein nach hinten parallel zum kurzen Mattenende absetzen und strecken. • Das vordere Bein beugen. Die Arme nach vorne und hinten strecken.	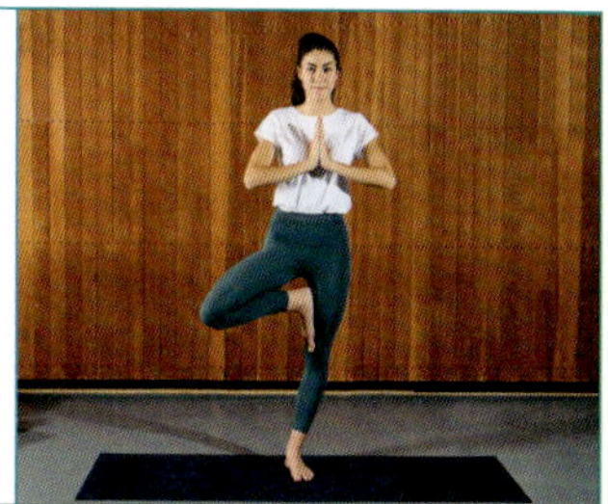
Krieger 2 links, rechts	*Krieger 2* • Das vordere Bein strecken. • Den Oberkörper in Richtung vorderes Bein verschieben. • Den Oberkörper absenken. Den unteren Handrücken an die Wade legen.	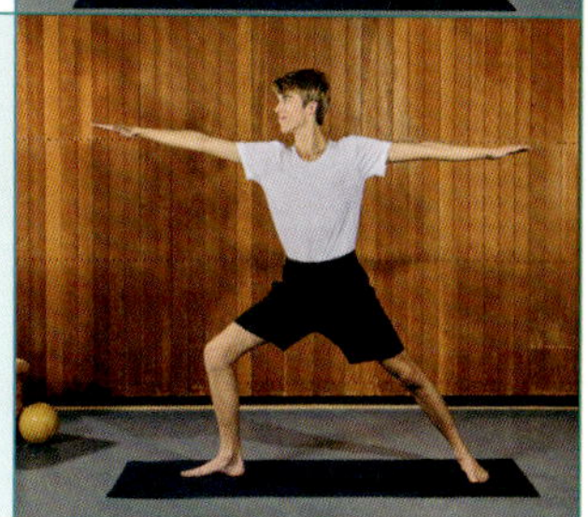
Dreieck links, rechts	*Dreieck* • Den Oberkörper aufrichten.	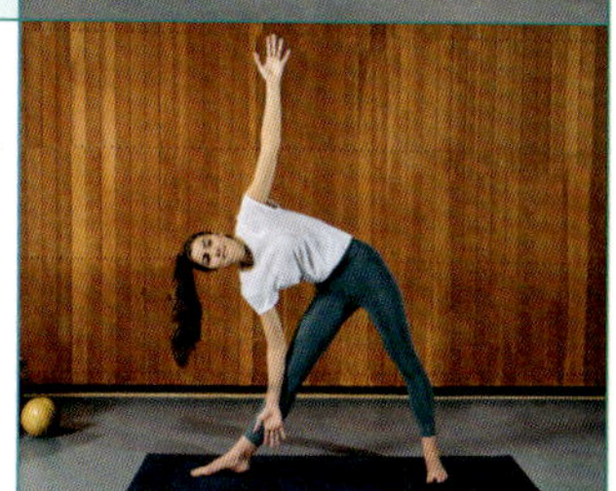
Krieger 2 links, rechts	*Krieger 2* • Die hintere Hand an die Hüfte legen, das Gewicht auf den vorderen Fuß legen. • Den Oberkörper nach vorne neigen und die vordere Hand mit 20-30 Zentimeter Abstand zum vorderen Fuß am Boden absetzen. • Das hintere Bein gestreckt in die Waagerechte bringen. Das vordere Bein strecken und den oberen Arm nach oben strecken.	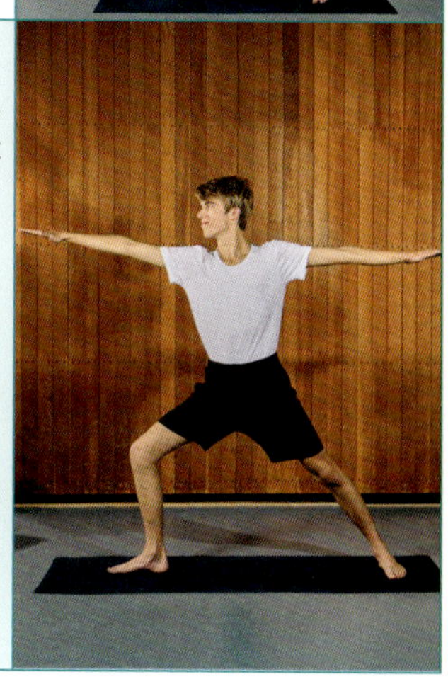

Halbmond links, rechts	*Halbmond* • Den hinteren Fuß neben den vorderen stellen. Den Oberkörper zum Boden neigen. • Sich in den *Berg* aufrichten. • Einen Schritt zurücksetzen.	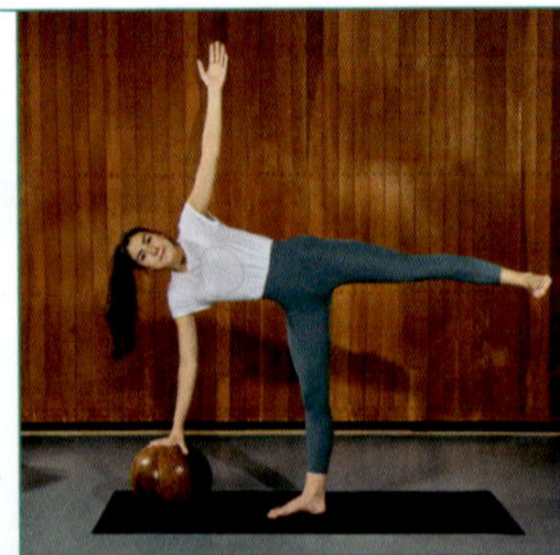
Pyramide links, rechts	*Pyramide* **Seitenwechsel** *Sonnengruß* bis in den *herabschauenden Hund* *Dreibeiniger Hund*	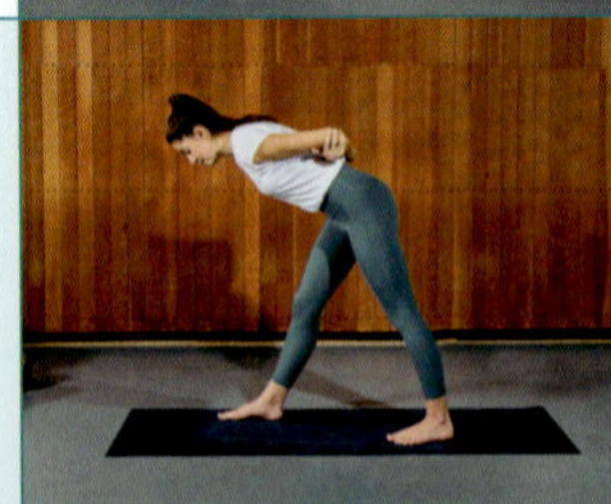 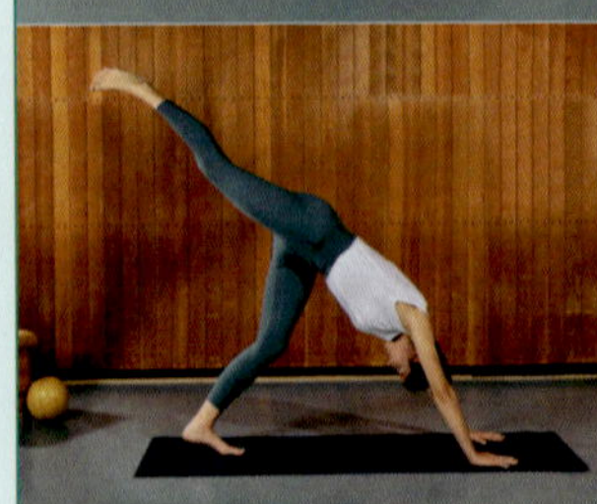
Ausfallschritt links, rechts *Eidechse* links, rechts	*Ausfallschritt* *Eidechse* **Seitenwechsel** • Auf die Hände kommen und in den *herabschauenden Hund* finden.	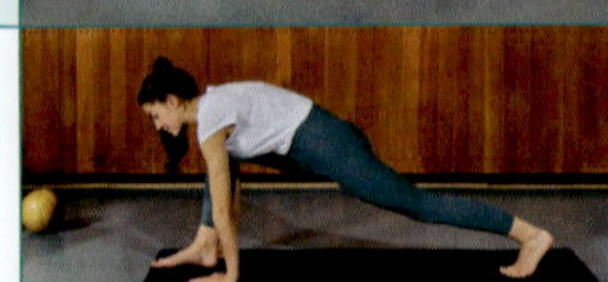 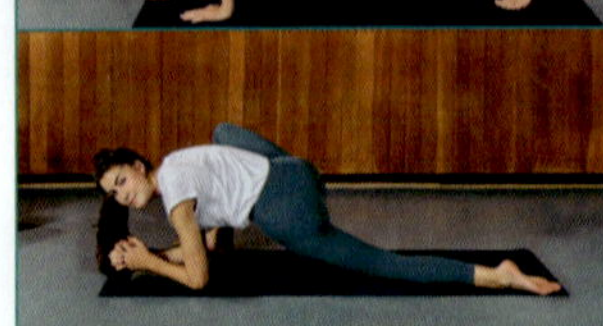
Vierfüßlerstand Die Füße überkreuzen und zum Sitzen kommen.		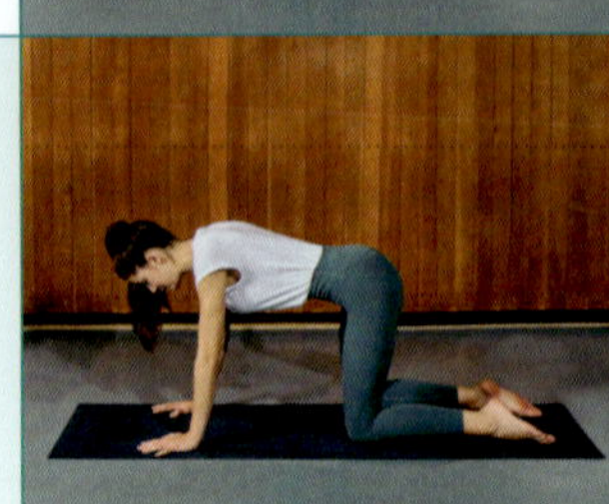

Stocksitz	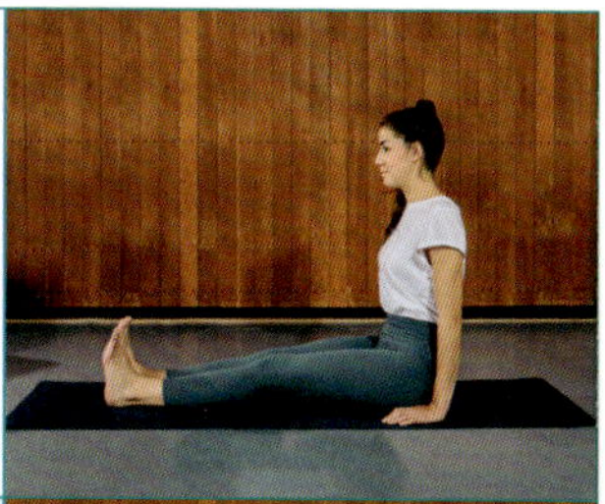
Sitzende Vorbeuge	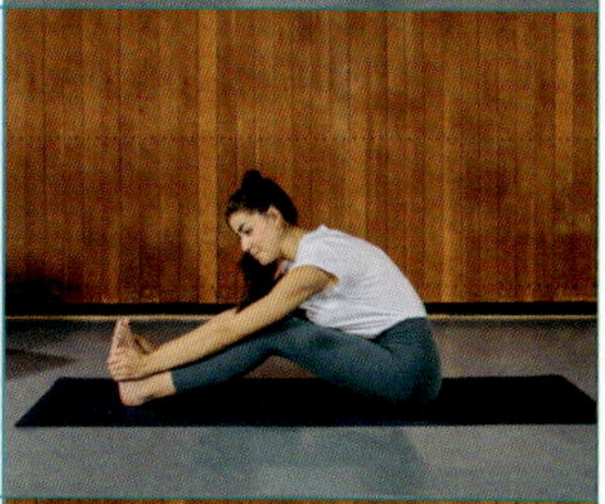
Kopf-zu-Knie-Haltung auf beiden Seiten	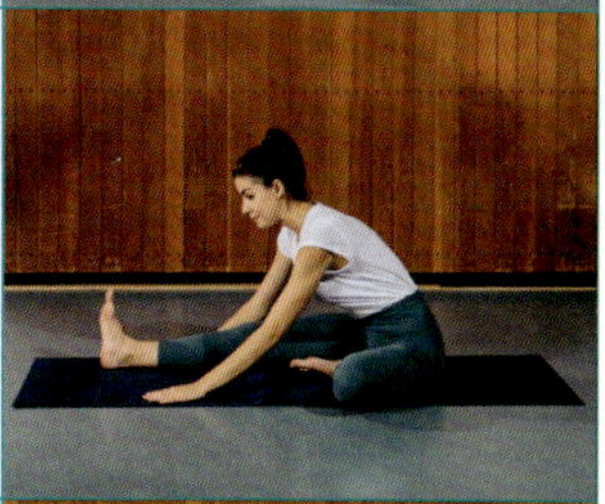
Drehsitz auf beiden Seiten	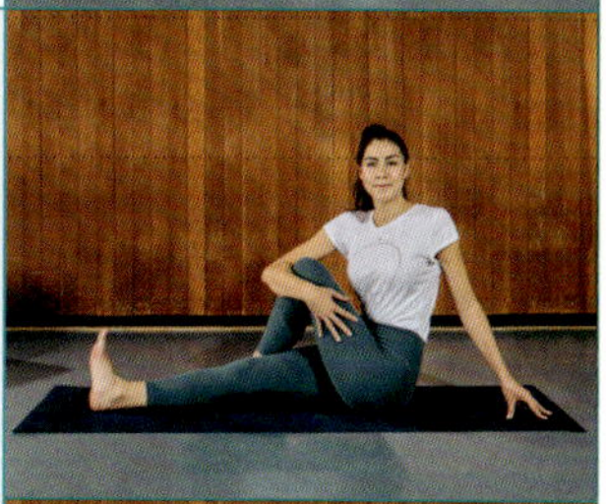 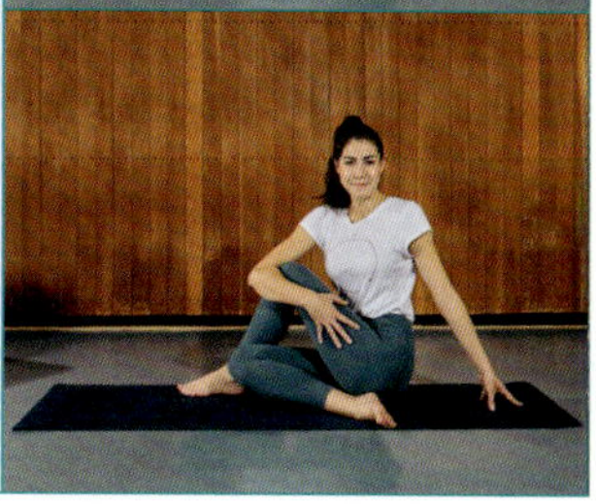

Partnerübung: Doppeltes Boot

1. Sitzt euch einander mit aufgerichteter Wirbelsäule und aufgestellten Füßen gegenüber. Hebt die Knie an und zieht sie zur Brust, um dann die Fußsohlen aneinanderzulegen.
2. Fasst euch an den Händen und etabliert einen gemeinsamen Atemrhythmus.
3. Streckt die Beine mit einer Ausatmung nach oben, so gut es geht. Dabei lehnt ihr euch mit angehobenem Brustbein leicht zurück; die Schultern ziehen zurück. Eventuell müsst ihr den Abstand zwischen euch ändern.
4. Haltet den Rücken weiterhin aufrecht. Ist euch das nicht möglich, beugt die Knie.
5. Probiert aus, ob es einfacher ist, die Beine innerhalb oder außerhalb der Arme zu halten.
6. Um die Position zu verlassen, beugt die Knie und stellt die Füße wieder ab. Löst die Hände.

Geht achtsam und behutsam miteinander um, um euch nicht zu verletzen.

Drei Atemzüge halten.

5.9 Stark und beweglich

HAUPTINTENTIONEN

Die Schüler lernen die Asana ***Krähe*** *kennen und führen diese korrekt aus.*

Die Schüler entwickeln zu den einzelnen Asanas aus der Abfolge „Stark und beweglich" passende Affirmationen.

Die Schüler erfahren in ihrem Körper das Prinzip von ***Stiram Sukam Asanam****.*

- Die folgende Yogasequenz ist die letzte der Sequenzen und kombiniert bereits erlernte Asanas, die unsere Beweglichkeit und gleichzeitig unsere Kraft fordern. Hier rückt das wichtige Prinzip *Stiram Sukam Asanam* in den Mittelpunkt der Praxis. Aus dem ständigen Wechselspiel von An- und Entspannung entsteht am Ende Wohlspannung im Körper und Geist und lässt die Schüler entspannt und gelassen ins *Savasana* sinken.
- Die Rumpfmuskulatur wird bereits zu Beginn des Unterrichts durch die Variation der *schwebenden Katze-Kuh-Abfolge* in der Mobilisierung gestärkt und mobilisiert. Die

Sonnengrüße setzen dieses Prinzip fort: Halten Sie das *Brett* hier länger als gewohnt. Üben Sie dann wie gewohnt entweder im Seitenwechsel oder lassen Sie die Schüler von einer Asana zur nächsten fließen. Vermutlich werden einige Haltungen innerhalb des Flows eine größere Muskel- und Willenskraft erfordern als andere Asanas, die für mehr Leichtigkeit stehen. Sie können hierbei den Grad der Anstrengung und Leichtigkeit selbst bestimmen: Je länger Sie die Asanas halten lassen, desto anstrengender wird es.

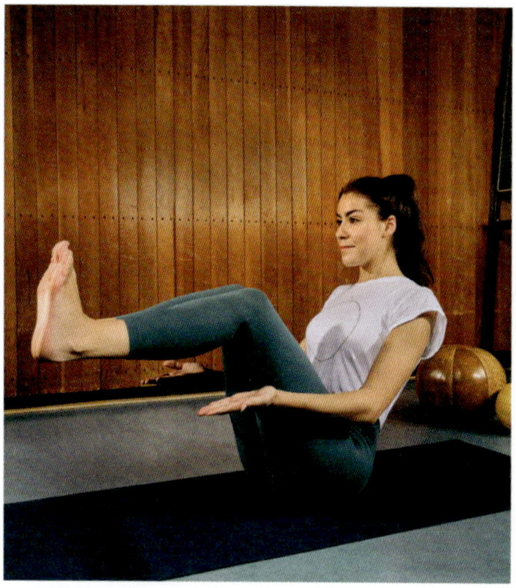

- Führen Sie nach den *Sonnengrüßen* die *Gorillaatmung* durch.
- Am Ende dieser Stunde wird die leicht erlernbare Armbalance der *Krähe* eingeflochten, für die es Kraft in den Armen, Händen und im Rumpf braucht und die Beweglichkeit im Oberkörper erfordert.
- Weisen Sie Ihre Schüler während des Übens auf die Stabilität im Becken und in den Beinen und auf die Beweglichkeit der Wirbelsäule hin.
- In der Erarbeitungsphase soll die Wirkmacht der Asanas nicht nur auf körperlicher Ebene erlebt, sondern auch die psychische Komponente erfahrbar gemacht werden. Die Schüler finden daher in Kleingruppen zu den Asanas der Abfolge „Stark und beweglich" passende Affirmationen. Anschließend sagen sie dann jeweils anderen Kleingruppen ihren Flow mit den Affirmationen an und führen ihn selbstständig durch. Es empfiehlt sich, die Erarbeitungsphase nach der Abfolge „Stark und beweglich" umzusetzen.
- Die Partnerübung des *doppelten herabschauenden Hundes* ist vor allem für den oberen Partner relativ fordernd. Daher sollten Sie sie vor der Abfolge „Stark und beweglich" durchführen. Achten Sie darauf, dass die Partner ungefähr gleich groß sind.
- Um alle Muskeln nach dieser herausfordernden Sequenz zu entspannen, bietet sich eine progressive Muskelentspannung vor *Savasana* an.

Die komplette Stunde „Stark und beweglich"

1. Ankommen: einfacher Sitz mit Ujjay-Atmung
2. Mobilisieren: hier zusätzlich schwebende *Katze-Kuh*-Abfolge
3. Schwung:

- Zwei Runden *Sonnengruß B*
- Gorillaatmung
- Gegebenenfalls Partner-/Gruppenübung: *doppelter herabschauender Hund*, Gorillaatmung
- Abfolge „Stark und beweglich"
    - Variante A im Seitenwechsel
    - Variante B im Fluss
- Gegebenenfalls Erarbeitungsphase (AB „Affirmationen zu den Asanas finden", Seite 220)
- Gegebenenfalls Thai-Yoga-Übung

4. Entspannung: Schlusssequenz
5. Leichtigkeit: Progressive Muskelentspannung und *Savasana*

Mögliche Impulse für die Reflexion:

- Welche Asanas wirken kräftigend?
- Welchen Bereich des Körpers kräftigen sie?
- Welche Asanas bewirken eine Dehnung?
- Welchen Bereich dehnen sie?
- Welchen Effekt haben die Affirmationen auf das Ausüben der Asanas?

NEUE ASANAS: *schwebender Vierfüßlerstand, Krähe*

SCHWEBENDER VIERFÜSSLERSTAND

1. Im Vierfüßlerstand die Zehen aufstellen und die Knie 2-3 Zentimeter vom Boden anheben.
2. Den Rücken ausatmend in einen Katzenbuckel schieben; die Wirbelsäule runden.
3. Einatmend den Brustkorb in ein sanftes Hohlkreuz heben.
4. Hände und Füße aktiv in den Boden drücken. Die Schultern weg von den Ohren ziehen.

Der zweite Blick:

- Den Nabel nach innen und oben ziehen.
- Den Beckenboden aktivieren.
- Die Schultern in einer Linie mit den Hand- und Ellbogengelenken halten.

3-5 Runden

Die Asana verlassen: Ausatmend die Knie absetzen.

Wirkung: Neben der Mobilisierung der gesamten Wirbelsäulenmuskulatur vom Steißbein bis zur Halswirbelsäule wird in dieser Variante der Abfolge *Katze-Kuh* die Bauchmuskulatur gekräftigt.

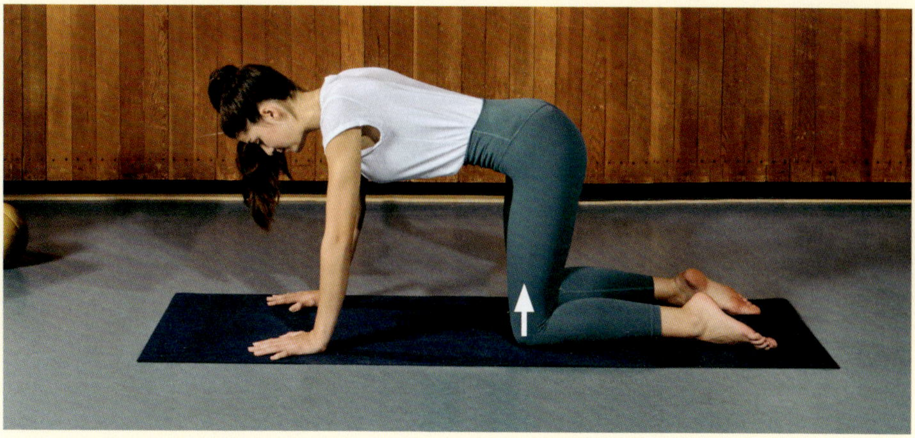

Krähe *Bakasana*

1. In eine tiefe Hocke kommen, die Hände unter den Schultern zwischen den gespreizten Knien auf den Boden setzen.
2. Die Arme beugen, die Knie auf dem Oberarm auf der Höhe des Trizepses ablegen.
3. Die Füße enger zusammenbringen.
4. Das Gewicht auf die Hände verlagern, den Oberkörper nach vorne verlagern, nach vorne blicken.
5. Einen Fuß zum Gesäß anheben, dann den Fuß wechseln. Gegebenenfalls beide Füße anheben und die Füße zusammenbringen.

Der zweite Blick:

- Die Finger aufspreizen und die Handgewölbe aktivieren.
- Die Ellbogen nach hinten beugen.
- Die Schultern weg von den Ohren ziehen.

3-5 Atemzüge halten.

Die Asana verlassen: Die Füße langsam und gleichmäßig zum Boden bringen.

Wirkung: Die Asana kräftigt Handgelenke, Arme sowie Schultern. Außerdem werden die Bauchmuskeln gestärkt. Sie schult das Gleichgewicht.

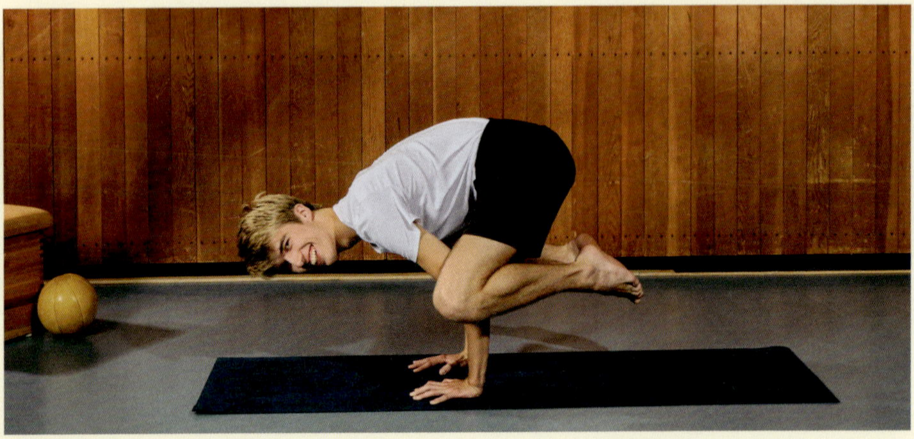

Abfolge „Stark und beweglich"

IM SEITENWECHSEL	IM FLUSS	
Stuhl links, rechts	• Aus dem *Stuhl* ein Bein um die Wade des Standbeins wickeln. • Die Arme in die Adlerarme bringen.	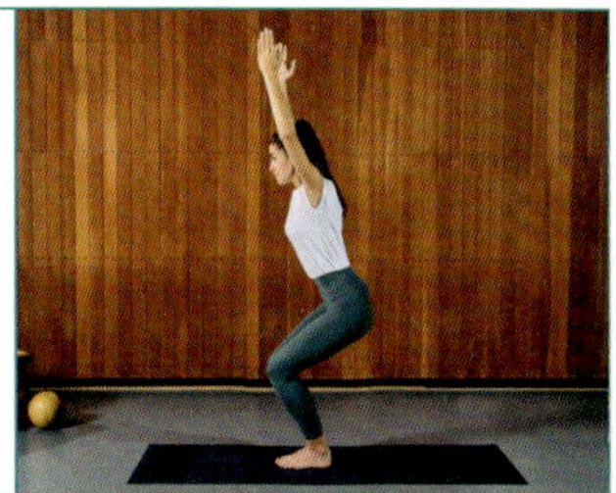
Adler links, rechts	*Adler* • Das umwickelte Bein anheben und nach hinten setzen. Das vordere Bein bis zu 90 Grad beugen. • Die Arme über die Seite nach oben anheben.	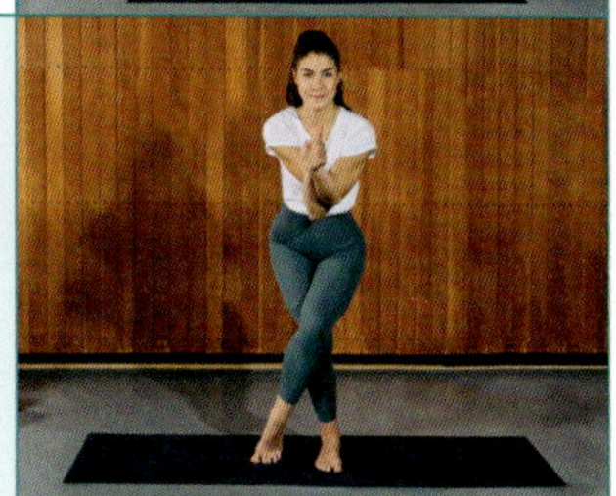
Krieger 1 links, rechts	*Krieger 1* • Die Hüfte öffnen und den hinteren Fuß parallel zum kurzen Mattenende ausrichten. • Die Arme in die Waagerechte nach vorne und hinten strecken.	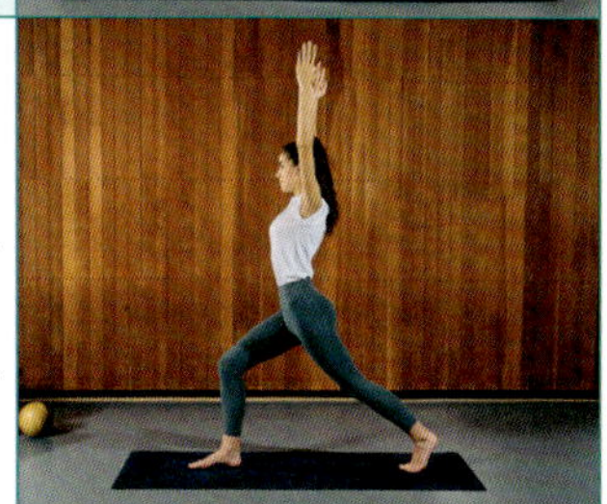
Krieger 2 links, rechts	*Krieger 2* • Den vorderen Arm und den Oberkörper anheben. • Den hinteren Arm auf das Gesäß oder auf dem hinteren Oberschenkel ablegen.	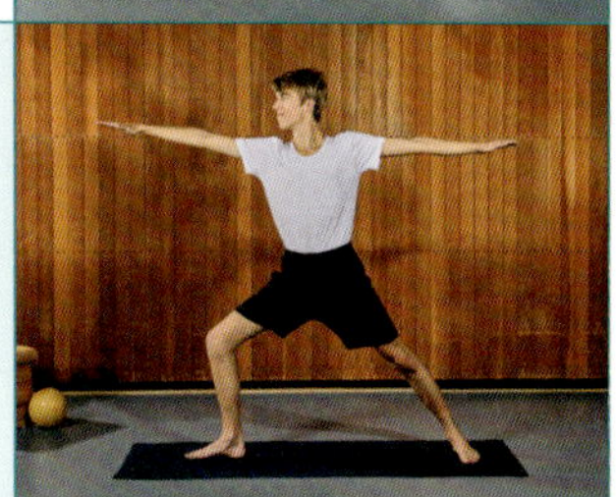
Tanzender Krieger links, rechts	*Tanzender Krieger* • Den Oberkörper und die Arme senken.	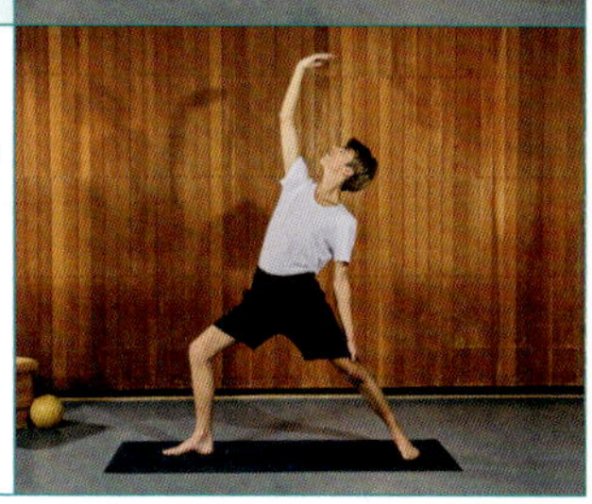

Krieger 2 links, rechts	*Krieger 2* • Die hintere Hand an die Hüfte legen und das Gewicht auf den vorderen Fuß legen. • Den Oberkörper nach vorne neigen und die vordere Hand mit 20-30 Zentimeter Abstand zum vorderen Fuß am Boden absetzen. • Das hintere Bein gestreckt in die Waagerechte bringen. Das vordere Bein strecken und den oberen Arm nach oben strecken.	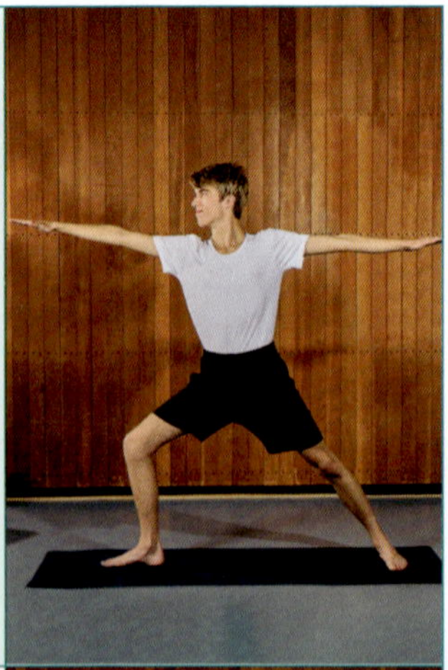
Halbmond links, rechts	*Halbmond* • Den Oberkörper gegen den Boden ausrichten. • Die Arme sind links und rechts neben dem Rumpf.	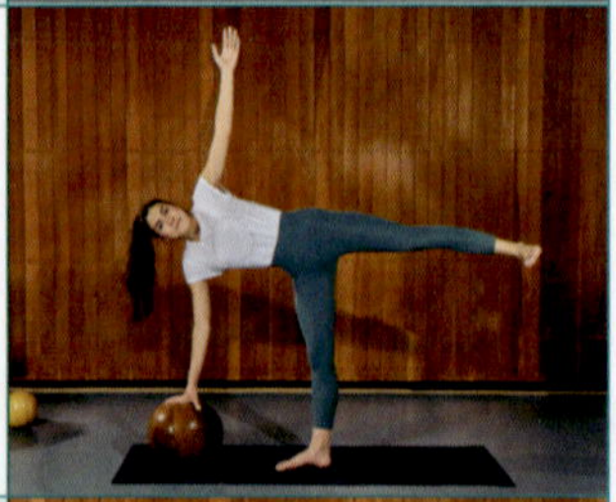
Krieger 3 links, rechts	*Krieger 3* • Den hinteren Fuß auf die Zehenspitzen stellen. • Das vordere Bein beugen. • Den Oberkörper anheben und die Arme in die Luft heben.	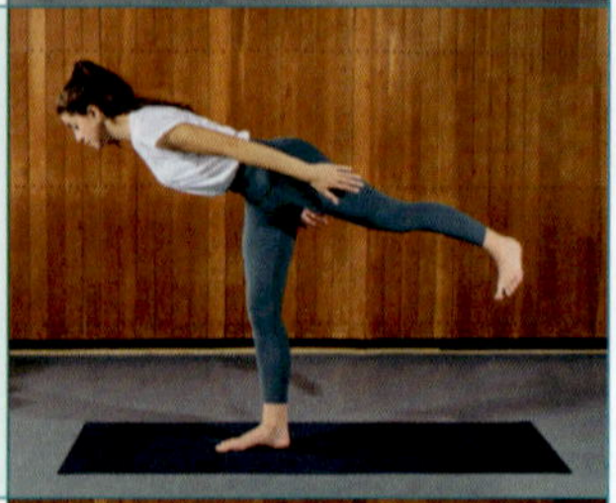
Krieger 1 links, rechts	*Krieger 1* • Die Hände neben dem vorderen Bein absetzen. • Den vorderen Fuß neben den hinteren Fuß stellen.	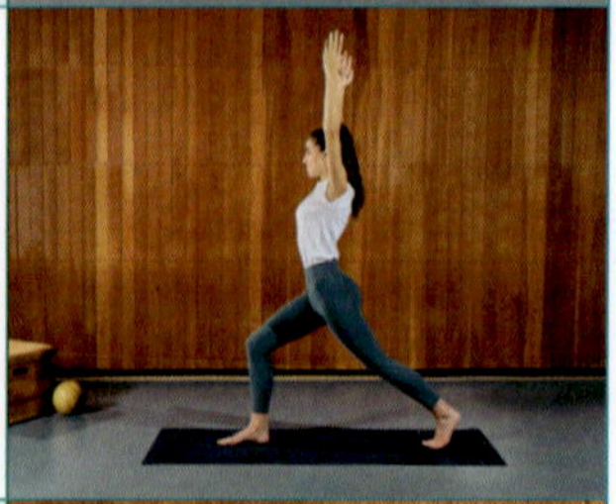
Herabschauender Hund		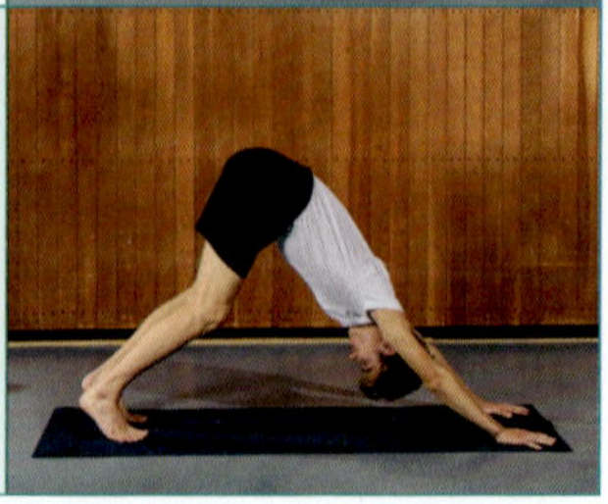

	Dreibeiniger Hund	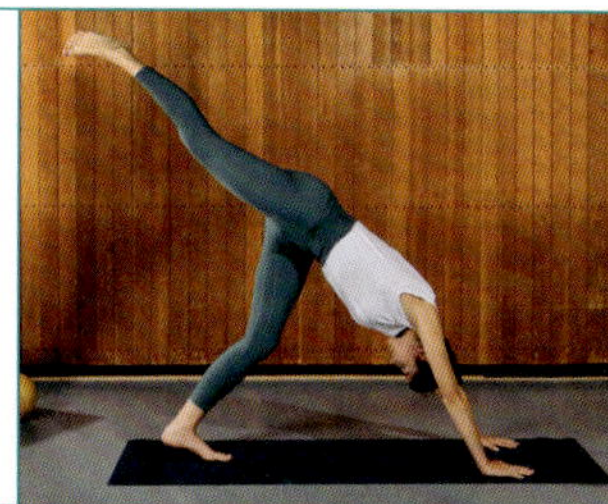
Ausfallschritt *Eidechse* links, rechts	*Ausfallschritt* Eidechse • Die Kraft ins vordere Bein bringen. • Den Oberkörper in den Stand aufrichten.	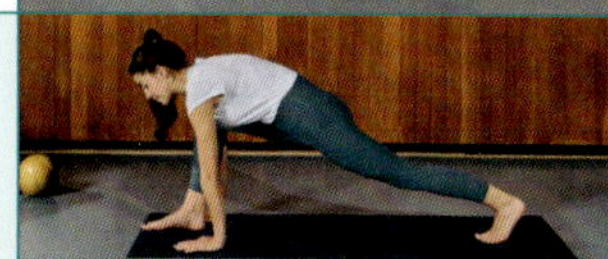 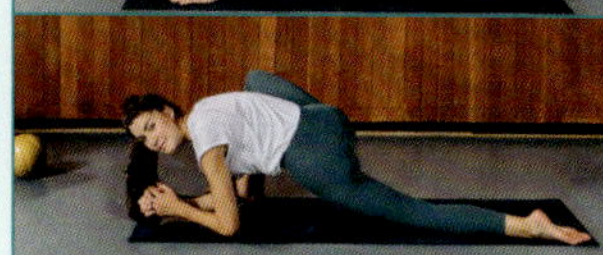
Baum links, rechts	*Baum* **Seitenwechsel**	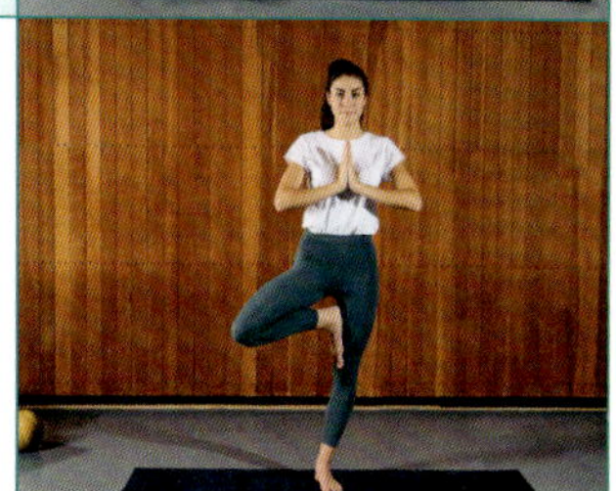
Bei beiden Varianten ***Sonnengruß A*** *bis zum Sitzen*		
Boot		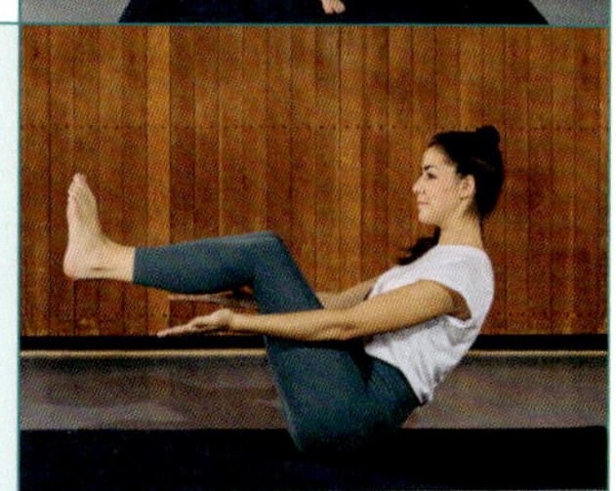
Krähe • Die Füße absetzen. • Das Gesäß zum Boden bringen. • Die Beine weit öffnen.		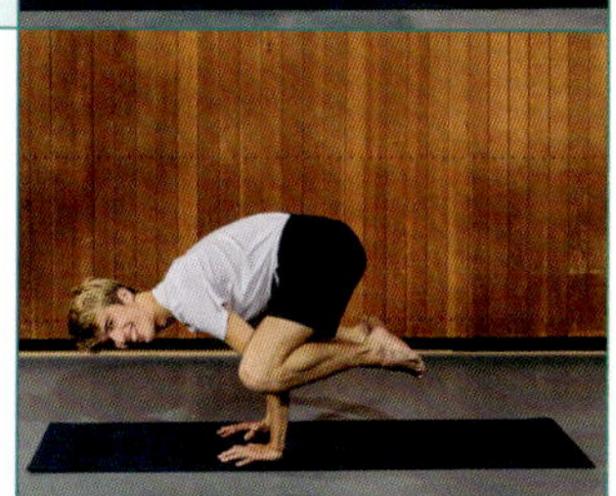
Sitzende weite Grätsche		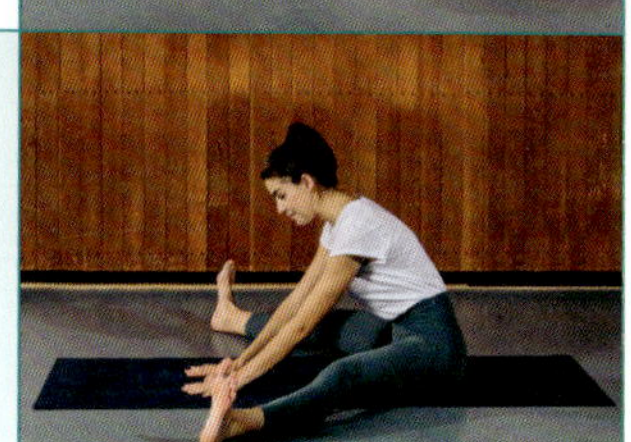

Partnerübung: Doppelter herabschauender Hund

1. Einigt euch, wer zuerst den „normalen" *herabschauenden Hund* übt. Dieser Partner nimmt die Position des *herabschauenden Hundes* ein.
2. Der andere Partner bringt seine Hände vor den Händen des unteren Partners zum Boden.
3. Dann hebt dieser Partner erst ein Bein und stellt den Fuß behutsam auf das Kreuzbein des unteren Partners; dann das andere. Dadurch entsteht ein *doppelter herabschauender Hund*. Eventuell müsst ihr den Abstand zwischen den Händen modifizieren.
4. Um aus der Position zu kommen, stellt der obere Partner die Füße wieder ab.

- **Variante:** Aus dem *doppelten Hund* kann der oberen Partner ein Bein für einen halben Handstand in die Luft strecken.

Geht achtsam und behutsam miteinander um, um euch nicht zu verletzen.

Sie können aus der Partnerübung auch eine Gruppenübung zu viert machen.

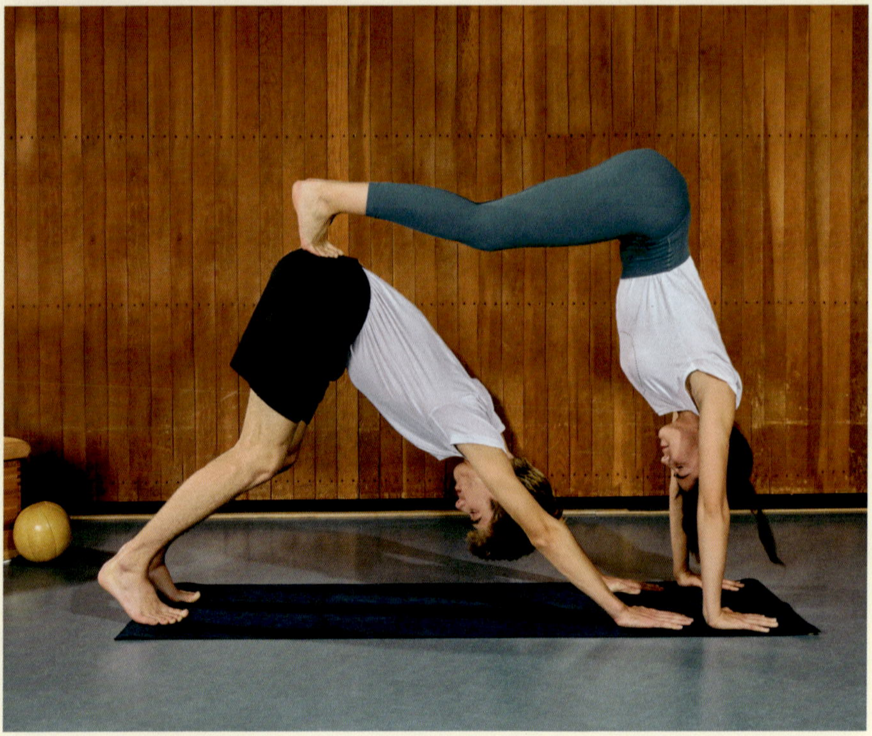

Gorilla- oder Löwenatmung mit einem Partner oder einer Gruppe

- Klopft euch vorsichtig bei der Ausatmung gegenseitig den Rücken aus: Klopft dabei nicht auf die Wirbelsäule, sondern nur vorsichtig links und rechts von ihr.
- Für die Löwenatmung mit der Ausatmung die Zunge rausstrecken, die Augen aufreißen und die Hände zu Tatzen formen. Dabei wie ein Löwe brüllen.

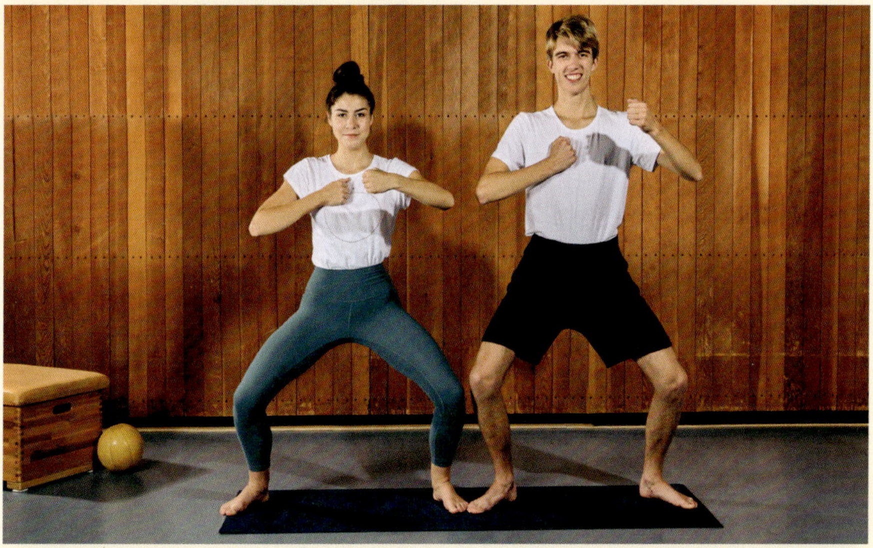

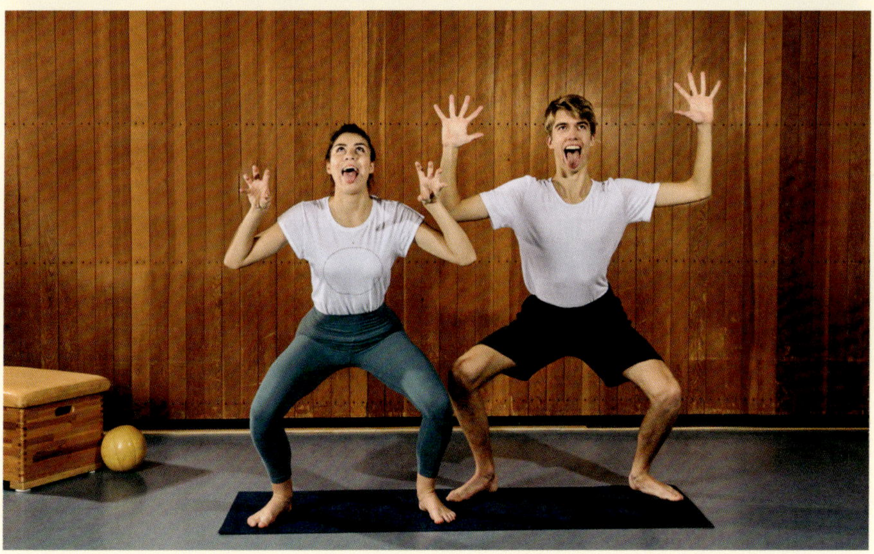

5.10 Du, ich und wir

HAUPTINTENTIONEN

Die Schüler stimmen sich in Atmung und Bewegung mit einem Partner bzw. in der Gruppe aufeinander ab.

Die Schüler entwickeln eigene Partner- bzw. Gruppenhaltungen.

Die Schüler erfahren sich einerseits als Individuum, andererseits als Teil einer Gruppe bzw. eines Paares.

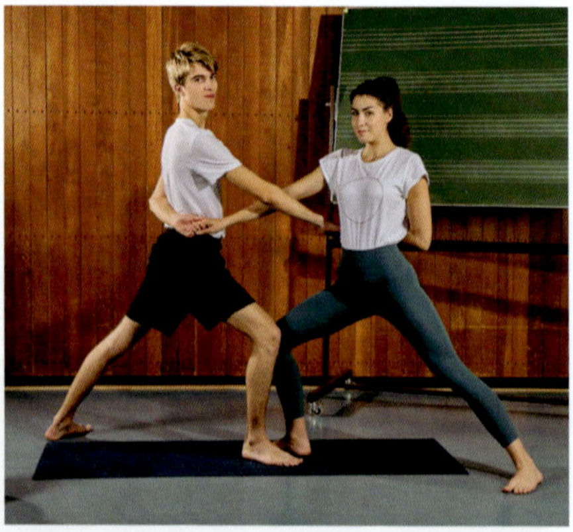

- In dieser Stunde werden alle Asanas mit einem Partner oder in einer Gruppe geübt, was den Schülern erfahrungsgemäß viel Freude bereitet.
- Bereits das Ankommen wird gemeinsam praktiziert: Die Schüler sitzen in einem großen Kreis im einfachen Sitz zusammen und legen jeweils eine Hand mit der Handfläche nach oben auf den Oberschenkel ihrer Nachbarn. In dieser Formation wird ein gemeinsamer Atemrhythmus etabliert.
- Die Mobilisierungsphase hat in dieser Stunde einen spielerischen Charakter: Die Schüler spiegeln sich gegenseitig und ahmen die Bewegungen des Partners nach. Dabei kann auf das gesamte Repertoire von Asanas zurückgegriffen werden bzw. können diese auch kreativ erweitert werden.
- Als Alternative führen Sie sogenanntes *Blind Yoga* durch: Die Schüler üben einfache Abfolgen mit verbundenen Augen. Diese Variante können Sie als Partnerübung durchführen: Ein Partner sagt einfache Abfolgen an, die der Partner mit verbundenen Augen ausführt. Der „sehende" Partner passt dabei gut auf den anderen auf.
- Die gut bekannten *Sonnengrüße* üben die Schüler zusammen mit einem Partner synchron und ohne Worte möglichst in demselben Atemrhythmus.
- Daran schließen sich von Ihnen angeleitete Partner- und Gruppenübungen zu einzelnen Asanas und Yogaspiele an.
- In der Erarbeitungsphase entwickeln die Schüler weitere mögliche Asanas mit einem Partner oder für die Gruppe und üben diese gemeinsam und stellen sie dann im Plenum vor.
- Die Stunde schließt mit mehreren Thai-Yoga-Übungen ab und wird mit einem gemeinsamen *Savasana* in Kreisform beendet.

Die komplette Stunde „Du, ich und wir"

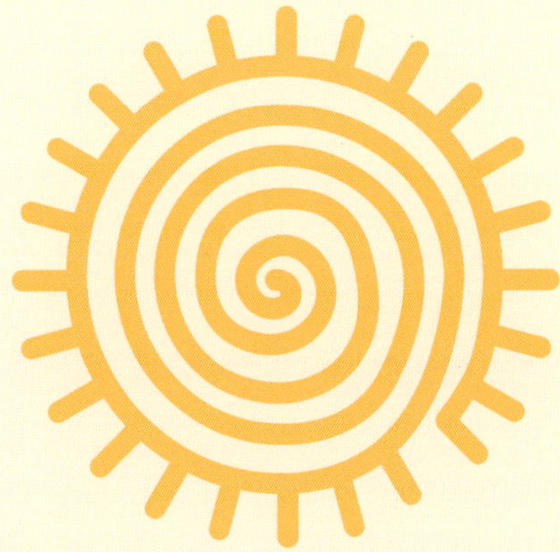

1. Ankommen: einfacher Sitz im Kreis
2. Mobilisieren: Yoga-Spiegel-Spiel (vgl. Kap. 5.12)
3. Schwung:
   - Zwei Runden *Sonnengruß A* und *B* spiegelbildlich gemeinsam mit einem Partner in Stille
   - Abfolge „Du, ich und wir"
   - Gegebenenfalls Erarbeitungsphase: vor oder nach den *Sonnengrüßen* (AB „Partner-Asanas entwickeln", Seite 221, „Gruppen-Asanas entwickeln", Seite 222)
4. Entspannung: Reihe von Thai- Yoga-Übungen
5. Leichtigkeit: *Savasana* im Kreis

Mögliche Impulse für die Reflexion

- Worin liegen die Vorteile des Übens mit dem Partner bzw. in der Gruppe?
- Worin seht ihr mögliche Nachteile des Übens mit dem Partner bzw. in der Gruppe?
- Welche Asana übt ihr besonders gerne mit einem Partner?
- Welche Asana ist euch aus welchen Gründen leichtgefallen?
- Welche Asana übt ihr nicht gerne mit einem Partner?
- Welche Asana ist euch schwergefallen?
- Woran liegt das?

Abfolge „Du, ich und wir“

Rücken an Rücken	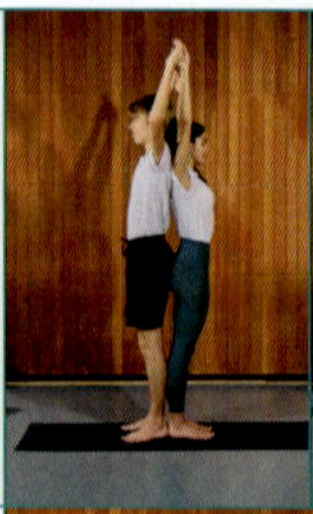 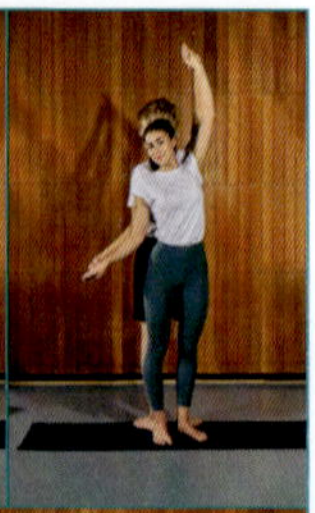
Doppelte Gorilla- und Löwenatmung	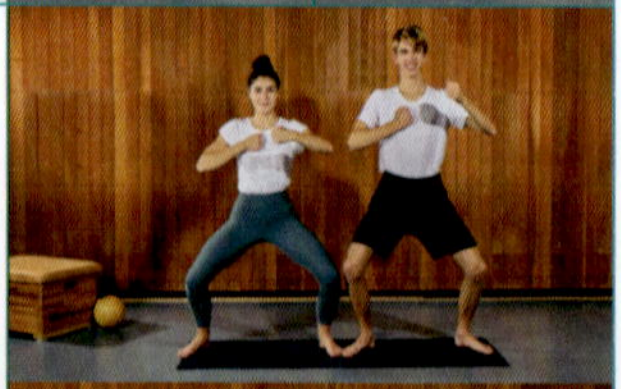 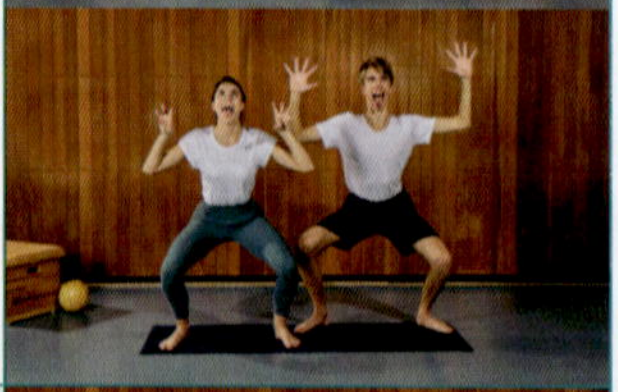
Doppelte halbe Vorbeuge	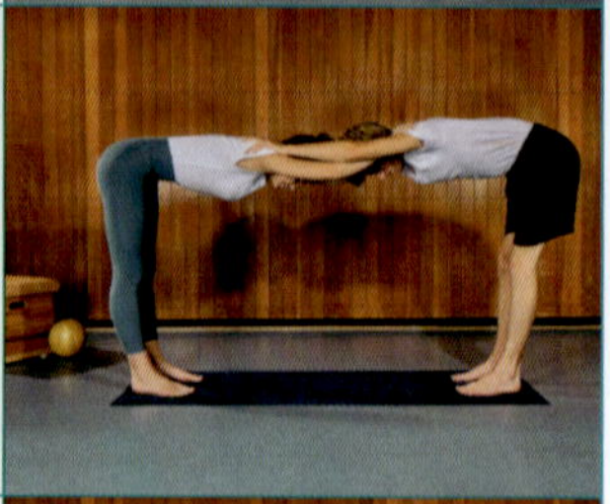
Doppelter Baum	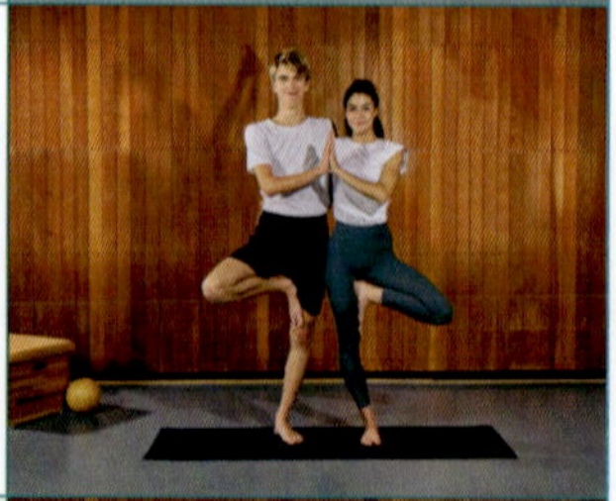
Doppelter Adler	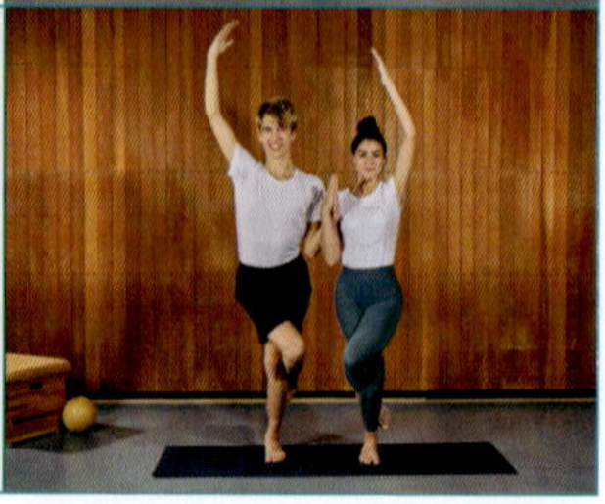

Doppelter Tänzer	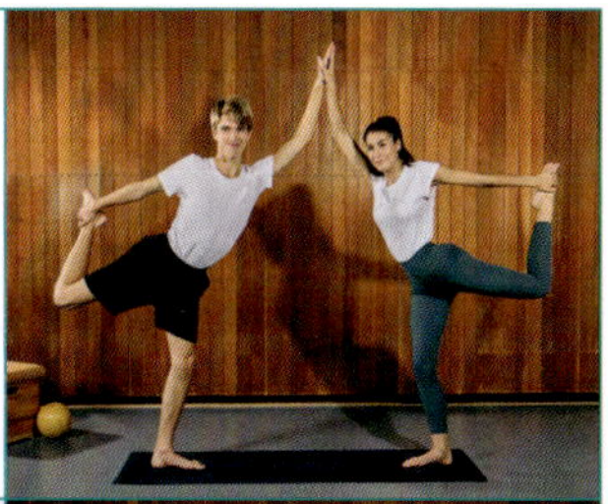
Doppelter Krieger 3	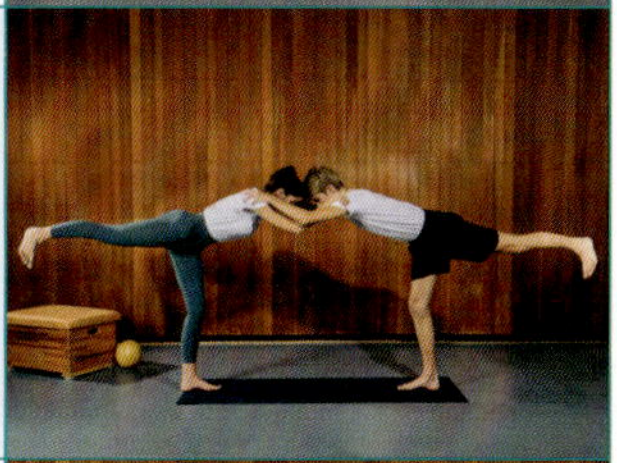
Halbmond zu zweit mit Hilfestellung	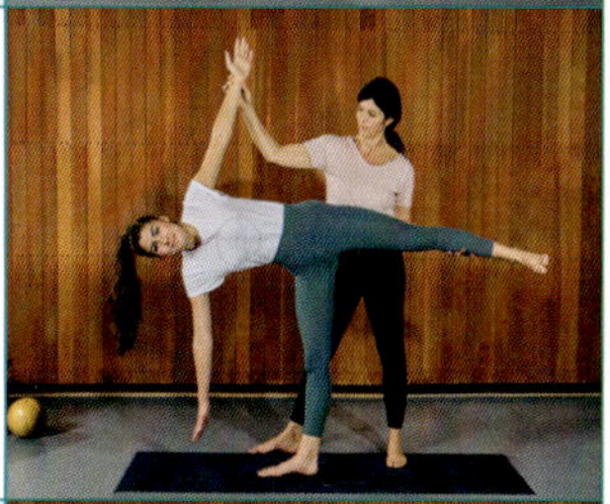
Doppelter herabschauender Hund	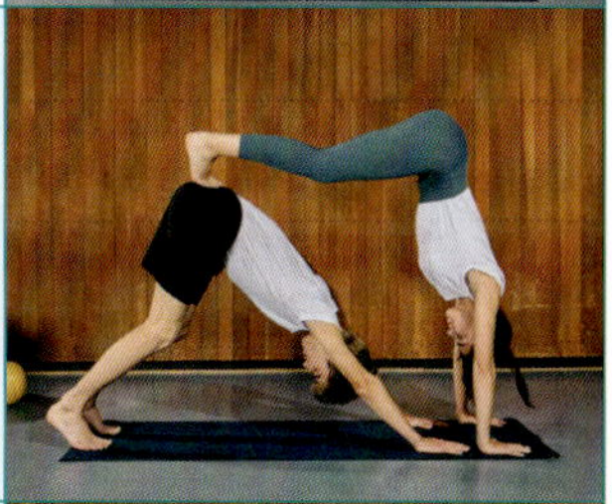
Doppelte sitzende weite Grätsche	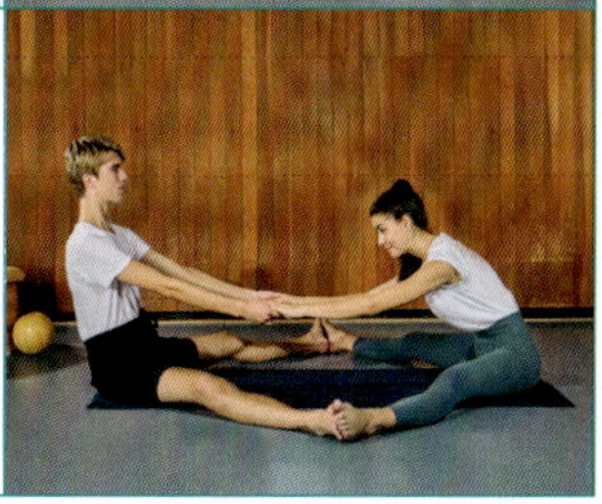

Doppelte Vor- und Rückbeugen

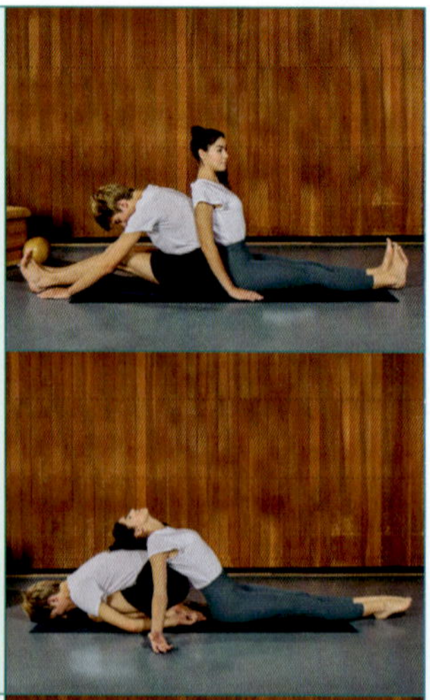

Doppelter Drehsitz

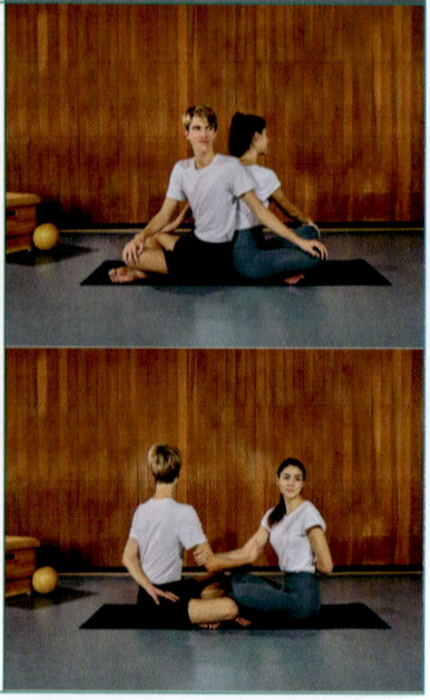

5.11 Hier geht's rund: Lernen an Stationen

HAUPTINTENTIONEN

Die Schüler üben zusammen mit einem Partner selbstständig Pranayama, Asanas und Abfolgen.

Die Schüler wiederholen und vertiefen ihre Kenntnis über Pranayama und Asanas.

Die Schüler erweitern in der Zusammenarbeit mit dem Partner ihre Sozialkompetenz.

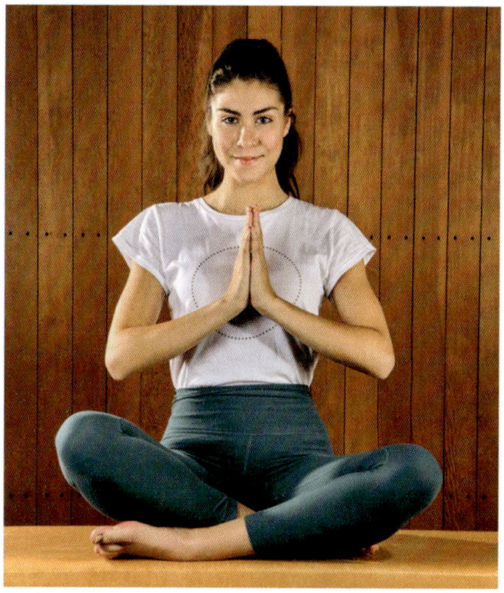

- Lernen an Stationen bietet die Möglichkeit, individuell zu üben. Die Schüler wiederholen und vertiefen selbstgesteuert Pranayama und Asana-Folgen. Alle Phasen des AMSEL-Prinzips werden in dieser Stunde in Stationen durchlaufen. Lediglich *Savasana* wird wie gewohnt gemeinsam nach einer Reflexionsphase durchgeführt.
- In diesem Lernarrangement werden vielfältige und abwechslungsreiche Bewegungsbereiche in einer Stunde angeboten. Zum Teil müssen die Schüler dabei eigene Abfolgen gestalten. Sie können aus vielen verschiedenen Stationen wählen und festlegen, welche obligatorisch und welche fakultativ zu absolvieren sind. Pro Stunde empfehle ich, maximal acht Bewegungsstationen auszuwählen.
- Während der Arbeit an den Stationen können Sie als Lehrer individuelle Hilfestellungen und Unterstützungen anbieten.
- Einige Stationen sind differenziert und beinhalten Hilfsmaterial, das am besten an einem zentralen Ort aufbewahrt wird.
- Wenn Sie die Stationen mit den Schülern zusammen aufbauen, halten Sie eine Skizze über den Aufbau parat. Wenn es räumlich möglich ist, sollten die Pranayama-Stationen mit einigem Abstand zu den anderen Stationen aufgebaut werden. An den Pranayama-Stationen sind Stoppuhren bzw. Sanduhren hilfreich.
- Je nach Klassengröße stellen Sie mehrere Stationen zu einem Themenbereich auf. Stellen Sie sicher, dass genügend Pranayama- und Mobilisierungsstationen vorhanden sind, da diese beiden Stationen zuerst geübt werden.
- Erklären Sie den Schülern, dass sie zunächst eine Pranayama- und Mobilisierungsstation durchlaufen müssen, bevor sie in selbstgewählter Reihenfolge die weiteren Stationen üben.
- Anstelle einer Reflexion können Sie auch eine Präsentation der Ergebnisse durchführen. Hier bietet sich vor allem die Station „Unser eigenes Thema" an.
- Vereinbaren Sie mit den Schülern feste Regeln (Lautstärke, achtsamer Umgang mit sich und anderen) sowie die Anzahl der obligatorischen und fakultativen Stationen.

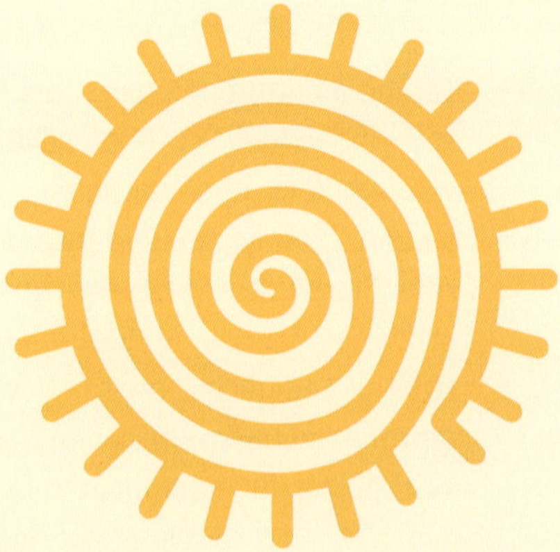

Die komplette Stunde „Hier geht's rund"

1. (Gemeinsames) Aufbauen der Stationen
2. Erklären des Ablaufs, der Regeln und Austeilen des „Laufzettels"
3. Die Schüler absolvieren die Stationen in Partnerarbeit
4. Gemeinsames Abbauen der Stationen
5. (Gemeinsame) Reflexion
6. Gemeinsames *Savasana*

Mögliche Impulse für die Reflexion

- Welche Asanas erfordern besonders viel Kraft?
- Welche Asanas fordern das Gleichgewicht heraus?
- Welche Asanas fördern die Beweglichkeit?
- Welche Asanas geben Selbstvertrauen?
- Welche Asanas wirken entspannend?

5.12 Yogaspiele

Asana-Stopptanz

Die Schüler bewegen sich mit oder ohne Musik durch den Raum und kommen auf Ansage in eine Asana. Alternativ können Sie auch eine Abbildung der Asana zeigen.

Asana-Pantomime

Ein Schüler macht eine Asana vor; die anderen ahmen diese nach.

Asana-la-Ola-Welle

Im Kreis macht einer eine Asana vor; die anderen wiederholen die Asana wie eine La-Ola-Welle und bleiben in der Asana stehen, bis sie wieder bei der Person ankommt, die sie gesendet hat. Dann kommt die nächste Person dran.

Yoga mit verbundenen Augen

Wenn die Schüler einzelne Abfolgen gut beherrschen, üben sie die Abfolgen mit verbundenen Augen. Alternativ kann diese Variante auch mit einem Partner durchgeführt werden: Der eine Partner sagt dem Partner mit den verbundenen Augen die Asanas an und achtet gleichzeitig auf ihn.

Yoga-Spiegel

Ein Schüler führt Asanas und Bewegungen in Abfolgen aus; der Partner ahmt die Bewegung möglichst synchron nach.

Anhang

1 Kopiervorlagen zu den Arbeitsblättern

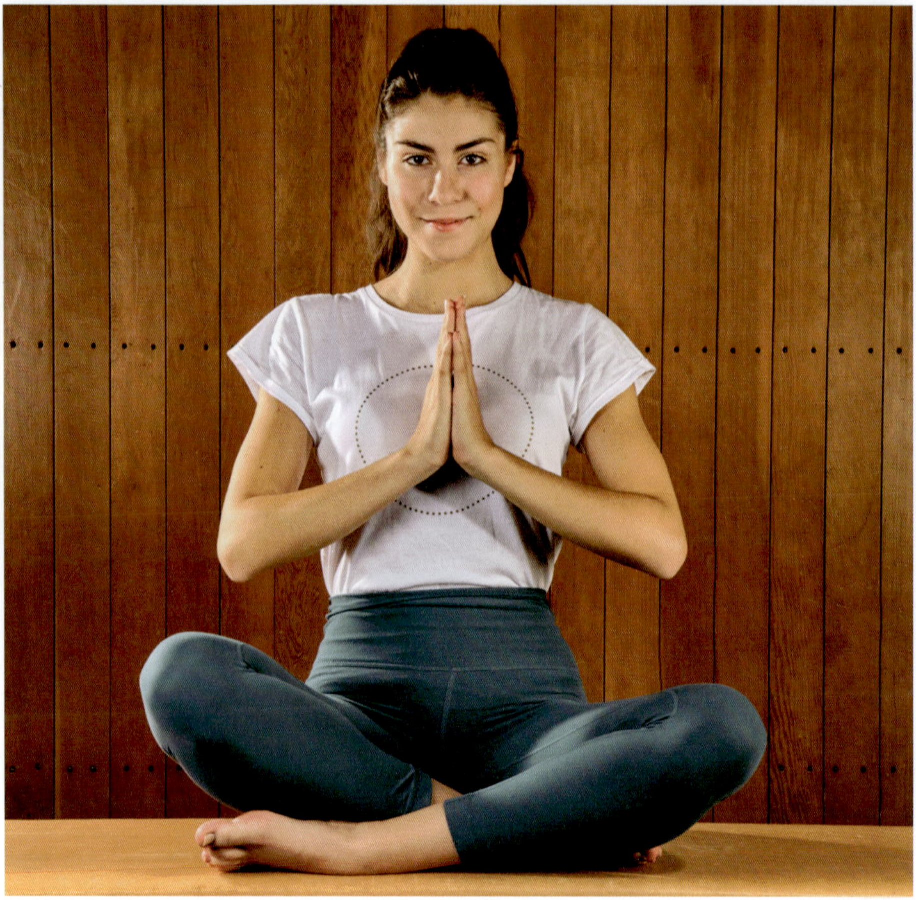

Arbeitsblatt zu Stunde 1 „Atmung und Bewegung synchronisieren"

Atmung und Bewegung im *halben Sonnengruß*

Findet euch zu zweit zusammen und übt den *halben Sonnengruß*. Geht wie folgt vor:

1. Einigt euch, wer zunächst die Asanas ansagt und wer sie ausführt. Konzentriert euch zunächst nur auf die Durchführung der Asana und lasst die Atmung außen vor.
2. Vergleicht die Ausführung der Asanas mit den Abbildungen und weist euch gegenseitig auf korrekte bzw. nicht korrekte Ausführungen hin. Versucht, eure Haltung dann zu korrigieren. Wechselt dann die Rollen.
3. Sagt im nächsten Schritt Asanas und Atmung an.

	Berg
Ein	Gestreckter Berg
Aus	Tiefe stehende Vorbeuge
Ein	Halbe stehende Vorbeuge
Aus	Tiefe Vorbeuge
Ein	Gestreckter Berg
Aus	Berg

Reflektiert gemeinsam: Was fiel euch leicht? Was fiel euch schwer? Woran lag das?

Arbeitsblatt zu Stunde 2 „Das Zusammenspiel von Atmung und Bewegung vertiefen"

Atmung und Bewegung im *Sonnengruß A*

Findet euch zu zweit zusammen und übt den *Sonnengruß A*. Geht wie folgt vor:

1. Einigt euch, wer zunächst die Asanas ansagt und wer sie ausführt. Konzentriert euch zunächst nur auf die Durchführung der Asana und lasst die Atmung außen vor.
2. Vergleicht die Ausführung der Asanas mit den Abbildungen und weist euch gegenseitig auf nicht korrekte Ausführungen hin. Versucht, eure Haltung zu korrigieren. Wechselt die Rollen.
3. Sagt im nächsten Schritt Asanas und Atmung an.

	Berg
Ein	Gestreckter Berg
Aus	Tiefe stehende Vorbeuge
Ein	Halbe stehende Vorbeuge
Aus	Rechtes Bein zurücksetzen
Ein	Linkes Bein zurück in den Vierfüßlerstand bzw. ins Brett
Aus	Weg zum Boden
Ein	Kobra
Aus	Herabschauender Hund
Ein	Rechter Fuß vor
Aus	Linker Fuß vor
Ein	Halbe stehende Vorbeuge
Aus	Tiefe stehende Vorbeuge
Ein	Gestreckter Berg
Aus	Berg

Reflektiert gemeinsam: Was fiel euch leicht? Was fiel euch schwer? Woran lag das?

Arbeitsblatt 1 zu Stunde 3 „Körperachsen wahrnehmen"

Die Mobilisierungsphase anleiten

Findet euch in Vierergruppen zusammen und leitet die Mobilisierung selbstständig an. Geht wie folgt vor:

1. Findet zu den einzelnen Asanas eine passende Anleitung und tragt diese in das Arbeitsblatt ein. Berücksichtigt dabei auch die Atmung.
2. Überlegt euch passende Übergänge zwischen den einzelnen Asanas.
3. Einigt euch, wer zunächst anleiten und wer zunächst üben möchte. Wechselt euch ab.
4. Nehmt euch nach jeder Runde Zeit, um zu reflektieren, was gut gelungen ist und was optimiert werden könnte. Teilt euch gegenseitig eure Ergebnisse mit.

Asana	Anleitung	Atmung
Einfacher Sitz		
Drehsitz		
Seitneige		
Katze		
Kuh		
Tiger		
Hund		
Kind		

Reflexion der Anleitungen

Name	Gut gelungen ist uns	Das könnten wir besser machen

Arbeitsblatt 2 zu Stunde 3 „Körperachsen wahrnehmen"

Einen Bewegungsablauf für die Mobilisierungsphase gestalten

Findet euch in Vierergruppen zusammen und erstellt eine Mobilisierung mit maximal sieben Asanas. Geht wie folgt vor:

1. Entscheidet euch für eine sinnvolle Reihenfolge und notiert diese in der Tabelle.
2. Findet eine passende Anleitung für die einzelnen Asanas, bei der ihr auch die Atmung berücksichtigt.
3. Gestaltet sinnvolle Übergänge zwischen den Asanas.
4. Einigt euch, wer anleiten möchte und wer übt. Wechselt euch ab.
5. Reflektiert nach jeder Runde, was gelungen ist und was optimiert werden könnte. Notiert dies und teilt euch eure Ergebnisse mit.

Unsere Mobilisierung

Name	Anleitung	Atmung	Übergang
1.			
2.			
3.			
4.			
5.			
6.			
7.			

Reflexion der Anleitungen

Name	Gut gelungen ist uns	Das könnten wir besser machen

Arbeitsblatt 1 zu Stunde 4 „Mehr Standfestigkeit erfahren"

Standhaltungen verbinden 1

Findet euch in Vierergruppen zusammen und verbindet Standhaltungen zu einer kleinen Abfolge. Geht wie folgt vor:

1. Einigt euch auf eine sinnvolle Reihenfolge der Asanas: *Berg, Baum, Adler, Krieger 1, Krieger 2* und *Krieger 3*.
2. Findet sinnvolle Übergänge zwischen den Asanas. Denkt dabei auch an die Atmung.
3. Übt gemeinsam die Durchführung eurer Abfolge und wechselt euch mit den Ansagen ab.
4. Überlegt gemeinsam, was an eurem Bewegungsablauf gut gelungen ist und was optimiert werden sollte.

Reihenfolge	Anleitung der Asanas	Überleitungen und Atmung

Gut gelungen ist uns	Das könnten wir besser machen

Arbeitsblatt 2 zu Stunde 4 „Mehr Standfestigkeit erfahren"

Standhaltungen verbinden 2

Findet euch in Vierergruppen zusammen und entwickelt einen Ablauf zum Thema Standfestigkeit. Geht wie folgt vor:

1. Einigt euch auf die Standhaltungen, die ihr üben wollt.
2. Bringt die Asanas in eine für euch sinnvolle Reihenfolge.
3. Findet sinnvolle Übergänge zwischen den Asanas. Denkt dabei auch an die Atmung.
4. Übt gemeinsam die Durchführung eurer Abfolge und wechselt euch mit den Ansagen ab.
5. Überlegt gemeinsam, was an eurem Bewegungsablauf gut gelungen ist und was optimiert werden sollte.

Reihenfolge	Anleitung der Asanas	Überleitungen und Atmung

Gut gelungen ist uns	Das könnten wir besser machen

Arbeitsblatt 1 zu Stunde 5 „Neue Perspektiven durch Drehhaltungen“

Gedrehte Asanas entwickeln 1

Aus der Mobilisierungsphase kennt ihr bereits den *Drehsitz* aus dem einfachen Sitz. Findet euch in Vierergruppen zusammen und entwickelt aus den Asanas Drehungen. Geht wie folgt vor:

1. Entwickelt zu den Asanas Drehungen mit entsprechenden Anleitungen: *Berg, Baum, Ausfallschritt, Krieger 1, Krieger 3, herabschauender Hund* und *Boot*. Fertigt eine Strichmännchenzeichnung der Asanas an.
2. Gestaltet eine Abfolge mit den Asanas mit sinnvollen Übergängen.
3. Überlegt gemeinsam, was an eurem Bewegungsablauf gut gelungen ist und was optimiert werden sollte.

Asanas	Zeichnung der gedrehten Asana	Anleitung
Berg		
Baum		
Ausfallschritt		
Krieger 1		
Krieger 3		
Herabschauender Hund		
Boot		

Unsere Reihenfolge:

Gut gelungen ist uns	Das könnten wir besser machen

Arbeitsblatt 2 zu Stunde 5 „Neue Perspektiven durch Drehhaltungen"

Gedrehte Asanas entwickeln 2

Aus der Mobilisierungsphase kennt ihr bereits den *Drehsitz* aus dem einfachen Sitz. Findet euch in Vierergruppen zusammen und entwickelt aus den Asanas Drehungen. Geht wie folgt vor:

1. Entwickelt zu selbstgewählten Asanas Drehungen mit entsprechenden Anleitungen. Fertigt eine Strichmännchenzeichnung der Asanas an.
2. Gestaltet eine Abfolge der Asanas mit sinnvollen Übergängen.
3. Übt gemeinsam die Durchführung eurer Abfolge und wechselt euch mit den Ansagen ab.
4. Überlegt gemeinsam, was an eurem Bewegungsablauf gut gelungen ist und was optimiert werden sollte.

Asanas	Zeichnung der gedrehten Asana	Anleitung

Unsere Reihenfolge:

Gut gelungen ist uns	Das könnten wir besser machen

Arbeitsblatt 1 zu Stunde 6 „Vorbeugen erleben und vertiefen"

Vorbeugen erforschen

Findet euch in Vierergruppen zusammen und erforscht gemeinsam die Wirkung der Vorbeugen. Geht wie folgt vor:

1. Übt die folgenden Asanas: *tiefe stehende Vorbeuge, stehende Grätsche, sitzende Vorbeuge, sitzende weite Grätsche, Kopf-zu-Knie-Haltung.*
2. Reflektiert, in welchen Bereichen des Körpers eine Dehnung wahrnehmbar ist. Markiert diesen Bereich in dem Körperumriss.
3. Besprecht untereinander, in welcher Asana für euch die jeweils stärkste Dehnung wahrnehmbar ist.

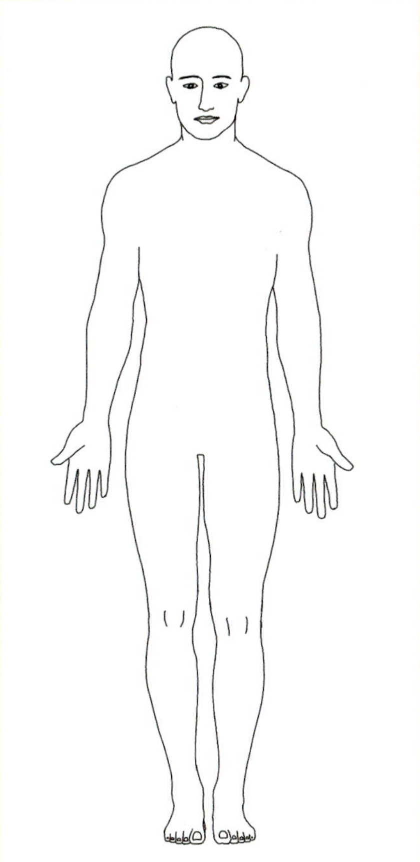

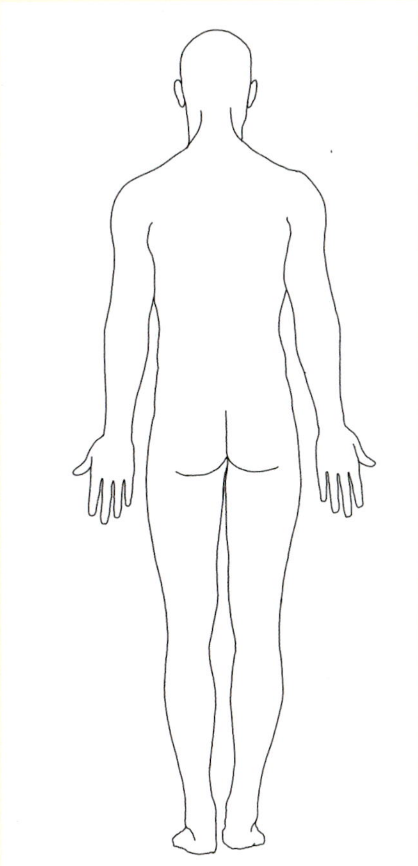

Arbeitsblatt 2 zu Stunde 6 „Vorbeugen erleben und vertiefen"

Eigene Abläufe gestalten

Findet euch in Vierergruppen zusammen und gestaltet, ausgehend von der Asana *Baum* (Gruppe 1), *gestreckter Berg* (Gruppe 2), *Kind* (Gruppe 3), *herabschauender Hund* (Gruppe 5) sowie *Krieger 2* (Gruppe 6), einen Bewegungsablauf mit mindestens fünf Asanas. Geht wie folgt vor:

1. Entscheidet, welche Asanas sich gut mit eurer Ausgangs-Asana verbinden lassen. Tragt diese in die Tabelle ein.
2. Findet passende Ansagen für eure Asanas und tragt diese in die Tabelle ein.
3. Übt gemeinsam eure Abfolge und wechselt euch mit den Abfolgen ab.
4. Überlegt gemeinsam, was an eurem Bewegungsablauf gut gelungen ist und was optimiert werden sollte.

Unser Bewegungsablauf

Asanas	Ansagen
Ausgangs-Asana:	

Gut gelungen ist uns	Das könnten wir besser machen

Arbeitsblatt 1 zu Stunde 7 „Mit Rückbeugen den Herzraum öffnen"

Die Schlusssequenz selbstständig anleiten

Findet euch in Vierergruppen zusammen und bereitet die Anleitung der Schlusssequenz vor. Geht wie folgt vor:

1. Überlegt euch zu den einzelnen Übungen eine passende Anleitung und tragt diese in das Arbeitsblatt ein. Berücksichtigt dabei auch die Atmung.
2. Einigt euch, wer zunächst anleitet und wer zunächst übt. Wechselt euch ab.
3. Nehmt euch nach jeder Runde Zeit, um zu reflektieren, was gut gelungen ist und was optimiert werden sollte. Teilt euch gegenseitig eure Ergebnisse mit.

Asana	Anleitung	Atmung
Schulterbrücke		
Knie zur Brust		
Seestern		
Krokodil		
Einfacher Schulterstand		

Reflexion der Anleitungen

Name	Gut gelungen ist uns	Das könnten wir besser machen

Arbeitsblatt 2 zu Stunde 7 „Mit Rückbeugen den Herzraum öffnen"

Einen Bewegungsablauf für die Schlusssequenz gestalten

Findet euch in Vierergruppen zusammen und erstellt eine Mobilisierung mit maximal sieben Asanas. Geht wie folgt vor:

1. Entscheidet euch für eine sinnvolle Reihenfolge und notiert diese in der Tabelle.
2. Findet eine passende Anleitung für die einzelnen Asanas, bei der ihr auch die Atmung berücksichtigt.
3. Gestaltet sinnvolle Übergänge zwischen den Asanas.
4. Einigt euch, wer zunächst anleitet und wer übt. Wechselt euch ab.
5. Reflektiert nach jeder Runde, was gelungen ist und was optimiert werden sollte. Notiert dies und teilt euch eure Ergebnisse mit.

Unsere Mobilisierung

Name	Anleitung	Atmung	Übergang
1.			
2.			
3.			
4.			
5.			
6.			
7.			

Reflexion der Anleitungen

Name	Gut gelungen ist uns	Das könnten wir besser machen

Arbeitsblatt 3 zu Stunde 7 „Mit Rückbeugen den Herzraum öffnen“

Vom *Berg* in den *Tänzer*

Findet euch in Vierergruppen zusammen und gestaltet einen Bewegungsablauf mit mindestens fünf Asanas, die, ausgehend vom *Berg*, in der Asana des *Tänzers* münden. Geht wie folgt vor:

1. Entscheidet, welche Asanas gut zum *Tänzer* hinführen.
2. Findet passende Ansagen für eure Asanas und tragt diese in einer sinnvollen Reihenfolge in die Tabelle ein.
3. Übt gemeinsam eure Abfolge und wechselt euch mit den Abfolgen ab.
4. Überlegt gemeinsam, was an eurem Bewegungsablauf gut gelungen ist und was optimiert werden sollte.

Unser Bewegungsablauf

Asanas	Ansagen
Berg	
Tänzer	

Gut gelungen ist uns	Das könnten wir besser machen

Arbeitsblatt 1 zu Stunde 8 „Happy Hips"

Hüftöffnende Asanas in die *Sonnengrüße* einbinden 1

Ihr kennt einige hüftöffnende Asanas. Integriert mindestens vier von diesen Asanas in die *Sonnengrüße A* und *B*. Geht wie folgt vor:

1. Entscheidet, welche der folgende Asanas ihr in den *Sonnengruß A* oder *B* integrieren wollt und kreist diese ein: *Baum, Krieger 2, Dreieck, gestreckter Winkel, Ausfallschritt, tiefer Ausfallschritt, Halbmond, Eidechse.*
2. Entscheidet dann, an welcher Stelle sich die Asanas gut integrieren lassen und fertigt auf der Rückseite eine Zeichnung eurer Abfolge an.
3. Übt gemeinsam die Durchführung eurer Abfolge und wechselt euch mit den Ansagen ab.
4. Überlegt gemeinsam, was an eurem Bewegungsablauf gut gelungen ist und was optimiert werden sollte.

Gut gelungen ist uns	Das könnten wir besser machen

Arbeitsblatt 2 zu Stunde 8 „Happy Hips"

Hüftöffnende Asanas in die *Sonnengrüße* einbinden 2

Ihr kennt einige hüftöffnende Asanas. Integriert mindestens vier von diesen Asanas in die *Sonnengrüße A* und *B*. Geht wie folgt vor:

1. Entscheidet, welche Asanas ihr in den *Sonnengruß A* oder *B* integrieren wollt:

2. Entscheidet dann, an welcher Stelle sich die Asanas gut integrieren lassen und fertigt auf der Rückseite eine Zeichnung eurer Abfolge an.
3. Übt dann gemeinsam die Durchführung eurer Abfolge und wechselt euch mit den Ansagen ab.
4. Überlegt gemeinsam, was an eurem Bewegungsablauf gut gelungen ist und was optimiert werden sollte.

Gut gelungen ist uns	Das könnten wir besser machen

Arbeitsblatt 1 zu Stunde 9 „Stark und beweglich"

Affirmationen zu den Asanas finden

Yoga wirkt nicht nur auf körperlicher Ebene. Um das zu erfahren, findet in Vierergruppen passende Affirmationen zu den einzelnen Asanas. Zum Beispiel: *Ich bin stark wie ein Baum*. Geht wie folgt vor:

1. Findet zu den unten stehenden Asanas passende Affirmationen und tragt diese in die Tabelle ein.
2. Überlegt euch passende Übergänge zwischen den Asanas.
3. Übt dann gemeinsam die Durchführung eurer Abfolge und wechselt euch mit den Ansagen ab.
4. Überlegt gemeinsam, was an eurem Bewegungsablauf gut gelungen ist und was optimiert werden sollte.

Asana	Affirmation	Übergang
Stuhl		
Adler		
Krieger 1		
Krieger 3		
Tanzender Krieger		
Krieger 2		
Halbmond		
Herabschauender Hund		

Arbeitsblatt 1 zu Stunde 10 „Du, ich und wir"

Partner-Asanas entwickeln

Einige Asanas habt ihr schon als Partnerübungen kennengelernt. Überlegt euch zu zweit weitere Partnerübungen. Geht wie folgt vor:

1. Entscheidet, welche Asanas ihr in eine Partner-Asana verwandeln möchtet.
2. Überlegt euch, wie die Asana aussehen würde und fertigt eine Zeichnung an.
3. Übt dann gemeinsam die Durchführung eurer Asanas zu zweit.

Unsere Partner-Asanas:

Arbeitsblatt 2 zu Stunde 10 „Du, ich und wir"

Gruppen-Asanas entwickeln

Einige Asanas habt ihr schon als Gruppenübungen kennengelernt. Überlegt euch zu viert weitere Gruppenübungen. Geht wie folgt vor:

1. Entscheidet, welche Asanas ihr in eine Gruppen-Asana verwandeln möchtet.
2. Überlegt euch, wie die Asana aussehen würde und fertigt auf der Rückseite eine Zeichnung an.
3. Übt dann gemeinsam die Durchführung eure Asanas.

Unsere Gruppen-Asanas:

2 Kopiervorlagen: Lernen an Stationen

STATION ATMUNG 1: Tiefer, langer Atem

Material: Kästen zum Sitzen, Sand- oder Stoppuhr

Aufgabe:

- An dieser Station etabliert ihr für eine optimale Sauerstoffversorgung euren tiefen, langen Atem.
- Setzt euch auf die Kästen und etabliert den tiefen, langen Atem für drei Minuten.

Braucht ihr Hilfe? Fragt euren Lehrer nach der Anleitung für diese Atmung.

STATION ATMUNG 2: Wechselatmung

Material: Kästen zum Sitzen, Sand- oder Stoppuhr

Aufgabe:

- An dieser Station etabliert ihr für Ruhe und Ausgeglichenheit die Wechselatmung.
- Setzt euch auf die Kästen und etabliert die Wechselatmung für drei Minuten.

Braucht ihr Hilfe? Fragt euren Lehrer nach der Anleitung für diese Atmung.

STATION ATMUNG 3: Ujjayi-Atmung

Material: Kästen zum Sitzen, Sand- oder Stoppuhr

Aufgabe:

- An dieser Station etabliert ihr für eine tiefere Atemkapazität euren Ujjayi-Atem.
- Setzt euch auf die Kästen und aktiviert eure Atmung für drei Minuten in die Ujjayi-Atmung.

Braucht ihr Hilfe? Fragt euren Lehrer nach der Anleitung für diese Atmung.

STATION ATMUNG 4: Atmung und Bewegung synchronisieren

Material: Kästen zum Sitzen, Sand- oder Stoppuhr

Aufgabe:

- An dieser Station synchronisiert ihr Atmung und Bewegung.
- Setzt euch auf die Kästen und etabliert den tiefen, langen Atem. Führt dann dazu jeweils synchrone Bewegungen aus. Ihr könnt die Arme über die Seite nach oben heben, euch in den Drehsitz begeben oder freie Bewegungen im Rhythmus eurer Atmung etablieren.

Braucht ihr Hilfe? Fragt euren Lehrer nach der Anleitung für diese Atmung.

STATION MOBILISIERUNG 1

Material: Yogamatten

Aufgabe:

- An dieser Station mobilisiert ihr euren Körper und bereitet ihn auf die Yogapraxis vor.
- Gestaltet aus folgenden Asanas eine Mobilisierung: *einfacher Sitz, Drehsitz, Seitneige, Katze, Kuh, herabschauender Hund*.
- Übt dann eure Abfolge gemeinsam und gebt euch gegenseitig Rückmeldung über die korrekte Ausführung.

Erinnert ihr euch nicht mehr an alle Asanas? Euer Lehrer hält Bilder zu den Asanas für euch bereit.

STATION MOBILISIERUNG 2

Material: Yogamatten

Aufgabe:

- An dieser Station mobilisiert ihr euren Körper und bereitet ihn auf die Yogapraxis vor.
- Gestaltet eine eigene kurze Mobilisierung zum Aufwärmen eures Körpers.

STATION MOBILISIERUNG 3 Spiegel-Yoga

Material: Yogamatten

Aufgabe:

- An dieser Station ahmt ihr die Bewegungen des Partners nach.
- Einer von euch beginnt, langsame Bewegungen auszuführen, die der andere jeweils nachahmt. Ihr könnt euch im Sitzen, Liegen, im Stehen oder auch in Rücken - und Bauchlage bewegen.

STATION SONNENGRÜSSE

Material: Yogamatten

Aufgabe:

- An dieser Station bringt ihr euren Kreislauf mit den *Sonnengrüßen* in Schwung.
- Übt gemeinsam dreimal den *Sonnengruß A* sowie den *Sonnengruß B*.

Erinnert ihr euch nicht mehr an die genaue Abfolge im *Sonnengruß A* oder *B*? Euer Lehrer hält die Abfolgen für euch bereit.

STATION PARTNERYOGA 1

Material: Yogamatten

Aufgabe:

- An dieser Station übt ihr gemeinsam mit eurem Partner.
- Praktiziert gemeinsam drei Partneryogaübungen eurer Wahl und haltet die Asanas gemeinsam für jeweils fünf Atemzüge. Zur Auswahl stehen euch der *doppelte Baum*, der *doppelte Tänzer*, das *doppelte Boot*, der *doppelte Adler*, der *doppelte Krieger 2*, der *doppelte Drehsitz*, der *doppelte herabschauende Hund*, das *gemeinsame Wiegen*.

Erinnert ihr euch nicht mehr an alle Asanas? Euer Lehrer hält Bilder zu den Asanas für euch bereit.

STATION PARTNERYOGA 2

Material: Yogamatten

Aufgabe:

- An dieser Station übt ihr gemeinsam mit eurem Partner.
- Praktiziert gemeinsam drei Partnerübungen eurer Wahl und haltet die Asanas gemeinsam für jeweils fünf Atemzüge. Zur Auswahl stehen euch der *doppelte Baum*, der *doppelte Tänzer*, das *doppelte Boot*, der *doppelte Adler*, der *doppelte Krieger 2*, der *doppelte Drehsitz*, der *doppelte herabschauende Hund*, das *gemeinsame Wiegen*.
- Entwickelt dann zu weiteren Asanas eurer Wahl Partner-Asanas und haltet diese ebenfalls für fünf Atemzüge.

Erinnert ihr euch nicht mehr an alle Asanas? Euer Lehrer hält Bilder zu den Asanas für euch bereit.

STATION PARTNERYOGA 3 Yoga mit verbundenen Augen

Material: Yogamatten, Schals, Tücher oder Ähnliches

Aufgabe:

- An dieser Station übt ihr mit verbundenen Augen die Asanas aus, die euch euer Partner ansagt.
- Einigt euch, wer zunächst mit verbundenen Augen übt und wer die Asanas ansagt.
- Der ansagende Partner sagt die Asanas und Abfolgen, wie zum Beispiel den *Sonnengruß*, langsam an und achtet darauf, dass sich der andere nicht verletzt.
- Übt daher nur einfache Bewegungen, die ihr gut beherrscht.
- Wechselt dann die Rollen.

STATION STARKE KRIEGER

Material: Yogamatten

Aufgabe:

- An dieser Station könnt ihr eure Kraft in der Kriegersequenz spüren.
- Entwickelt eine Abfolge aus den Asanas *Krieger 1, 2, 3* sowie aus dem *tanzenden Krieger*. Baut eventuell zwischen den Kriegern weitere Asanas ein.
- Haltet in der ersten Runde die Asanas 3-5 Atemzüge und fließt dann für zwei weitere Runden durch eure Abfolge, ohne die Asanas zu halten.

Erinnert ihr euch nicht mehr an alle Asanas? Euer Lehrer hält Bilder zu den Asanas für euch bereit.

STATION IM GLEICHGEWICHT 1

Material: Yogamatten

Aufgabe:

- An dieser Station erprobt ihr euer Gleichgewicht.
- Übt die Asanas *Krieger 1, Krieger 2, seitlicher Winkel, Krieger 3* und den *Halbmond* zunächst auf einer Seite.
- Haltet in der ersten Runde die Asanas 3-5 Atemzüge und fließt dann für zwei weitere Runden durch eure Abfolge, ohne die Asanas zu halten.

Erinnert ihr euch nicht mehr an alle Asanas? Euer Lehrer hält Bilder zu den Asanas für euch bereit.

STATION IM GLEICHGEWICHT 2

Material: Yogamatten

Aufgabe:

- An dieser Station erprobt ihr euer Gleichgewicht.
- Entwickelt aus den Asanas *Krieger 1, Krieger 2, seitlicher Winkel, Dreieck, Halbmond* und dem *Baum* eine Abfolge. Baut gegebenenfalls weitere Asanas ein.
- Haltet in der ersten Runde die Asanas 3-5 Atemzüge und fließt dann für zwei weitere Runden durch eure Abfolge, ohne die Asanas zu halten.

Erinnert ihr euch nicht mehr an alle Asanas? Euer Lehrer hält Bilder zu den Asanas für euch bereit.

Station Thai-Yoga

Material: Yogamatten

Aufgabe:

- An dieser Station tut ihr eurem Partner etwas Gutes.
- Wählt aus den euch bekannten Thai-Yoga-Übungen drei aus und wendet sie jeweils bei eurem Partner an. Geht achtsam und behutsam miteinander um.

Erinnert ihr euch nicht mehr an alle Übungen? Euer Lehrer hält Bilder zu den Übungen für euch bereit.

Station Meine Lieblings-Asanas

Material: Yogamatten

Aufgabe:

- An dieser Station überlegt ihr eure Lieblings-Asanas für verschiedene Situationen.
- Asana für gute Laune:
- Asana für Mut:
- Asana für Konzentration:
- Asana für Kraft und Stärke:
- Asana für Ruhe:

STATION UNSER EIGENES THEMA

Material: Yogamatten

Aufgabe:

- An dieser Station entwickelt ihr eine eigene Abfolge.
- Überlegt euch ein Thema, das ihr üben möchtet.
- Wählt dazu mindestens fünf passende Asanas aus und bringt diese in eine sinnvolle Reihenfolge
- Haltet in der ersten Runde die Asanas 3-5 Atemzüge und fließt dann für zwei weitere Runden durch eure Abfolge, ohne die Asanas zu halten.

STATION FÜR MEHR BEWEGLICHKEIT

Material: Yogamatten

Aufgabe:

- An dieser Station fördert ihr eure Beweglichkeit.
- Übt die Asanas *sitzende Vorbeuge, sitzende weite Grätsche* und *Kopf-zu-Knie-Haltung* langsam und behutsam.
- Legt euch nach dem Üben für 10 tiefe Atemzüge entweder auf den Rücken oder in die Haltung des *Kindes.*

Erinnert ihr euch nicht mehr an alle Asanas? Euer Lehrer hält Bilder zu den Asanas für euch bereit.

PAUSENSTATION

Material: Yogamatten

Aufgabe:

- An dieser Station macht ihr eine Pause.
- Kommt für einige Atemzüge in die Haltung des *Kindes.*

3 Bewertungsbögen

Bewertungsbogen: Einzelleistungen Asanas

	Name			
Kriterium				
Anatomische Ausrichtung ++ + 0 - --				
Harmonische Gesamtkörper-haltung ++ + 0 - --				
Grundkörper-haltung und -spannung ++ + 0 - --				
Einleitung und Steuerung der Bewegung ++ + 0 - --				
Schwierigkeits-grad der Asanas ++ + 0 - --				
Synchronisation von Atmung und Bewegung ++ + 0 - --				
Gesamt-bewertung				

Bewertungsbogen: Einzelleistung Abfolgen (*Sonnengruß*)

	Name			
Kriterium				
Anatomische Ausrichtung ++ + 0 - --				
Bewegungs-können ++ + 0 - --				
Harmonische Gesamtkörper-haltung ++ + 0 - --				
Grundkörper-haltung und -spannung ++ + 0 - --				
Einleitung und Steuerung der Bewegung ++ + 0 - --				
Koordination der Bewegungen ++ + 0 - --				
Harmonische Übergänge ++ + 0 - --				
Kontrolle der eigenen Bewe-gung ++ + 0 - --				
Synchronisation von Atmung und Bewegung ++ + 0 - --				
Gesamt-bewertung				

Bewertungsbogen: Gestaltung und Anleitung vorgegebener Abfolgen

	Name			
Kriterium				
Anatomische Ausrichtung ++ + 0 - --				
Bewegungs-können ++ + 0 - --				
Harmonische Gesamtkörper-haltung ++ + 0 - --				
Grundkörper-haltung und -spannung ++ + 0 - --				
Einleitung und Steuerung der Bewegung ++ + 0 - --				
Koordination der Bewegungen ++ + 0 - --				
Harmonische Übergänge ++ + 0 - --				
Kontrolle der eigenen Bewe-gung ++ + 0 - --				
Synchronisation von Atmung und Bewegung ++ + 0 - --				
Funktionale Ansagen zu den Asanas ++ + 0 - --				
Funktionale Ansagen zu den Übergängen ++ + 0 - --				

	Name			
Kriterium				
Bewegungsfluss und Dynamik ++ + 0 - --				
Spannungsaufbau: Betonung Einschnitte, Wechsel von Bewegung und Stillstand, Höhe- und Ruhepunkte ++ + 0 - --				
Zusammenarbeit innerhalb der Gruppe ++ + 0 - --				
Gesamtbewertung ++ + 0 - --				

Bewertungsbogen Gestaltung und Anleitung einer eigenen Abfolge

	Name			
Kriterium				
Anatomische Ausrichtung ++ + 0 - --				
Bewegungskönnen ++ + 0 - --				
Harmonische Gesamtkörperhaltung ++ + 0 - --				
Grundkörperhaltung und -spannung ++ + 0 - --				
Sinnvolle Auswahl der Asanas ++ + 0 - --				
Sinnvolle Reihenfolge der Asanas ++ + 0 - --				

	Name			
Kriterium				
Einleitung und Steuerung der Bewegung ++ + 0 - --				
Koordination der Bewegungen ++ + 0 - --				
Harmonische Übergänge ++ + 0 - --				
Kontrolle der eigenen Bewegung ++ + 0 - --				
Synchronisation von Atmung und Bewegung ++ + 0 - --				
Funktionale Ansagen zu den Asanas ++ + 0 - --				
Funktionale Ansagen zu den Übergängen ++ + 0 - --				
Bewegungsfluss und Dynamik ++ + 0 - --				
Spannungsaufbau: Betonung Einschnitte, Wechsel von Bewegung und Stillstand, Höhe- und Ruhepunkte ++ + 0 - --				
Zusammenarbeit innerhalb der Gruppe ++ + 0 - --				
Gesamtbewertung ++ + 0 - --				

4 Zeichnungen zu den einzelnen Abfolgen

Im Folgenden finden Sie die Sequenzen zur besseren Übersicht noch einmal gezeichnet. Bitte beachten Sie, dass Übergänge und Wiederholungen auf der anderen Seite hier nicht aufgeführt sind.

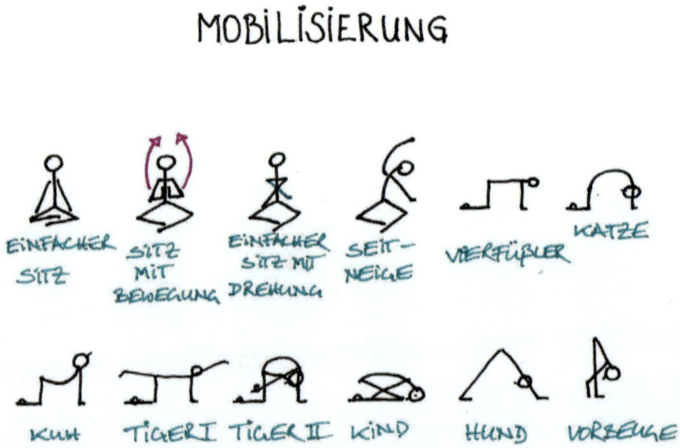

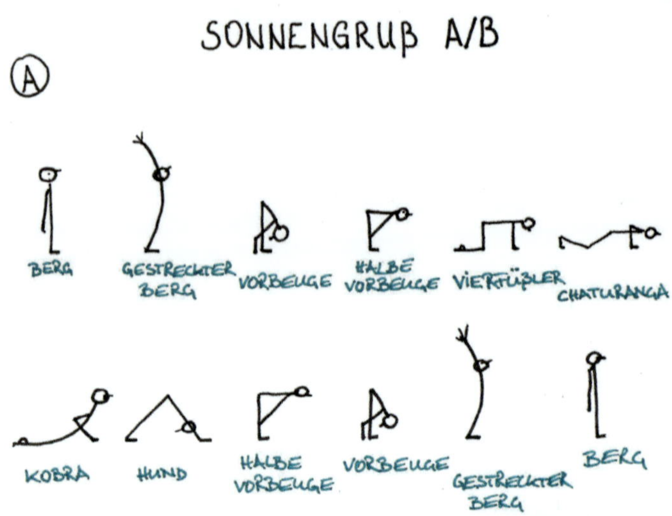

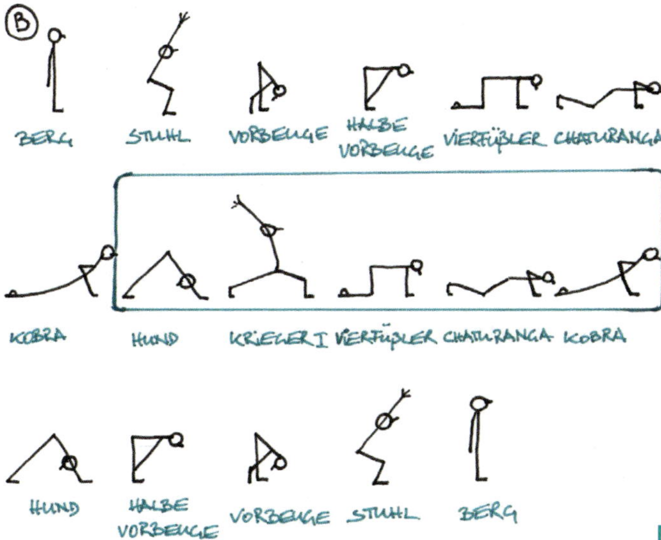

ENTSPANNUNG

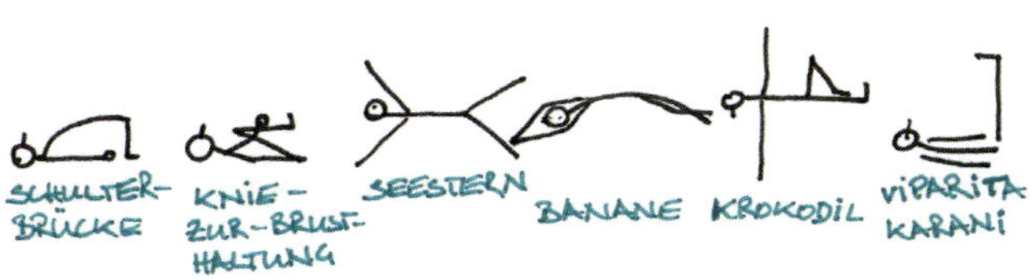

ZUSAMMENSPIEL VON ATMUNG UND BEWEGUNG

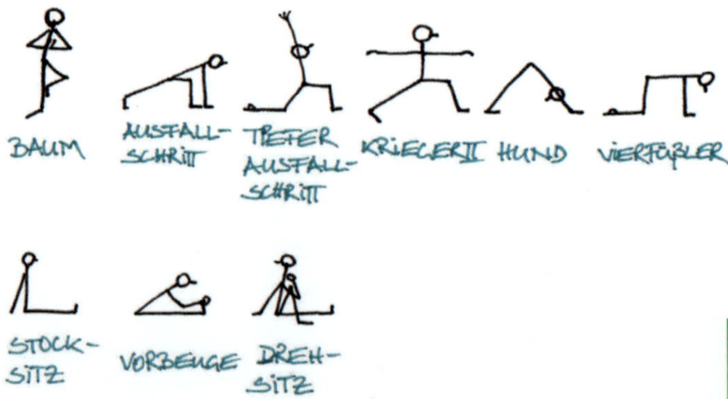

KÖRPERACHSEN WAHRNEHMEN

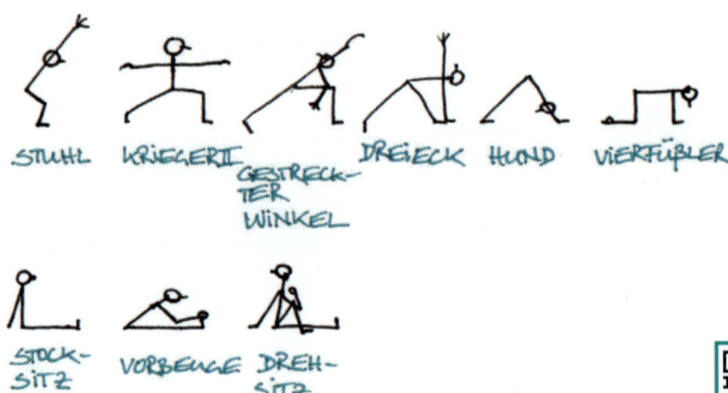

STANDFESTIGKEIT

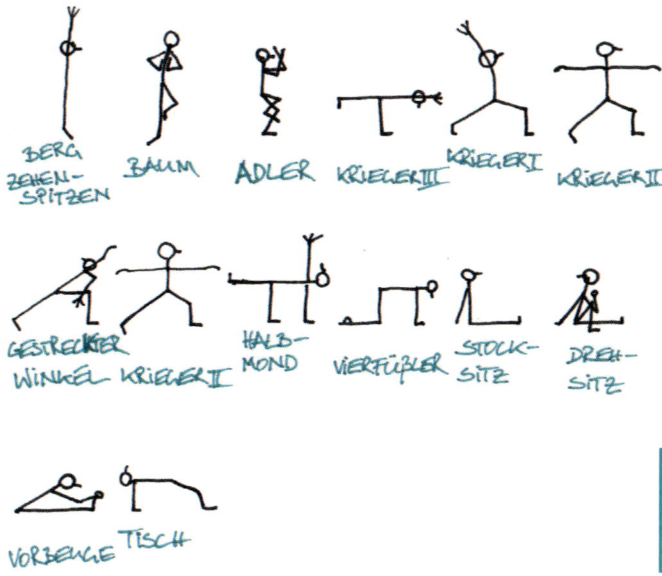

DREHHALTUNGEN

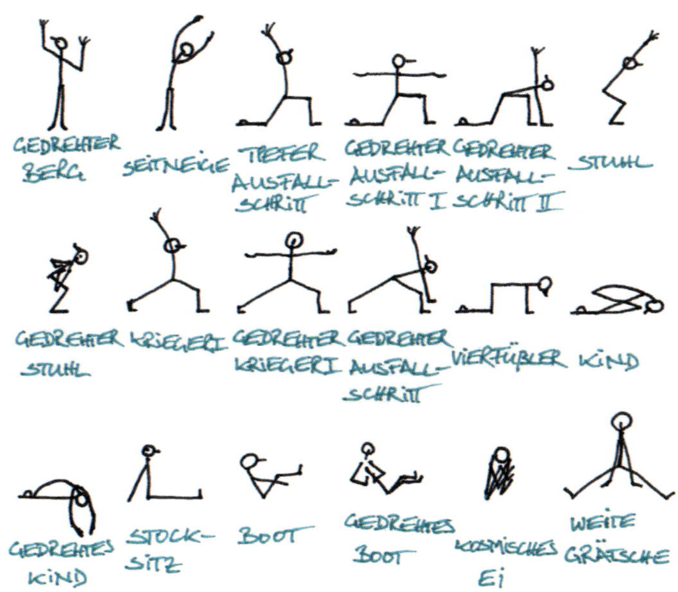

VORBEUGEN

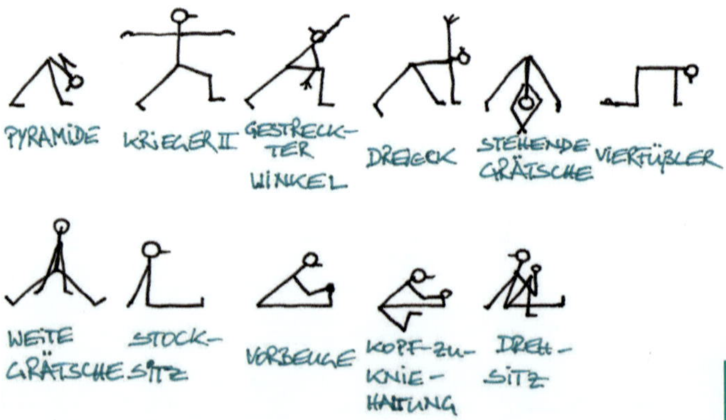

RÜCKBEUGEN

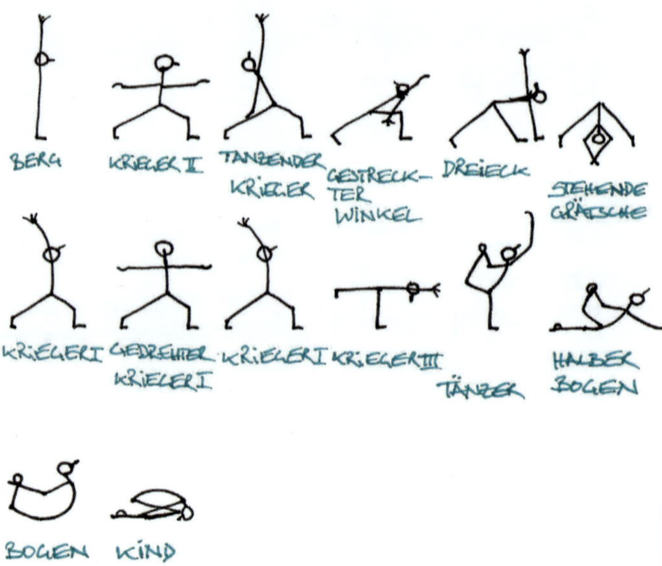

HAPPY HIPS

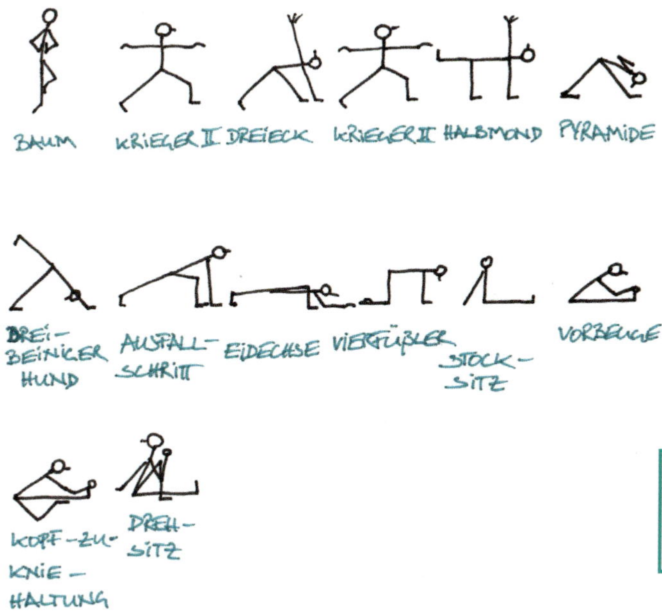

STARK UND BEWEGLICH

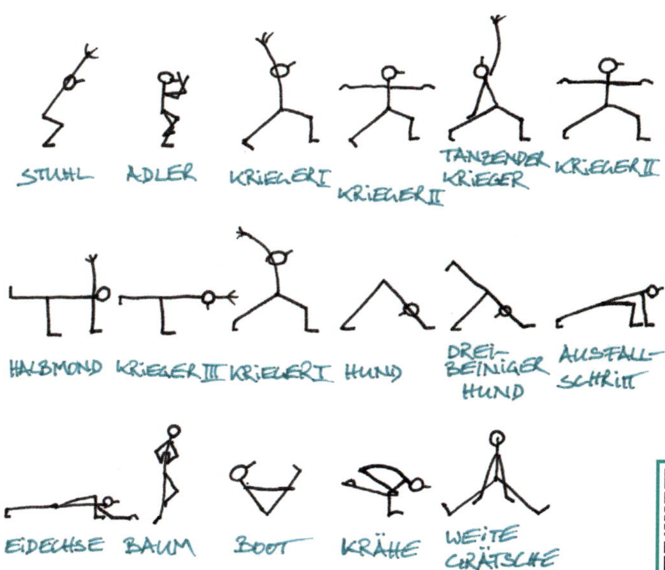
STUHL
ADLER
KRIEGER I
KRIEGER II
TANZENDER
KRIEGER
KRIEGER II
HALBMOND
KRIEGER III
KRIEGER I
HUND
DREI-
BEINIGER
HUND
AUSFALL-
SCHRITT
EIDECHSE
BAUM
BOOT
KRÄHE
WEITE
GRÄTSCHE

5 Asana- und Pranayama-Verzeichnis

A

B

D

E

G

L

N

P

R

S

T

6 Danksagung

Dieses Buch wäre ohne die Hilfe zahlreicher Menschen nicht zustande gekommen.

Dafür danke ich von Herzen.

Zuallererst gebührt meinen Modellen Paulina Bernstorff und Lovis Dietrich für ihre hervorragende Leistung und ihre Geduld sowie meiner Fotografin Sandra Mehler für die großartigen Fotos Dank!

Vielen lieben Dank an Sandra Walkenhorst für ihre Expertise und ihre fachkompetenten Texte sowie an ihre Modelle Hanna, Louis und sie selbst in den Abschnitten zu Thai Yoga und Yoga und Inklusion. Danke auch an ihren Fotografen Stefan Gutmann.

Mein besonderer Dank gilt Eva Schweikert für das Üben der Asanas und Abfolgen für die Filme. Und auch Daniel Zaidan für das Filmen der Videos und die kompetente technische Bearbeitung.

Vielen Dank auch an Frank Eilers für seine vielfältige Unterstützung, an Dorothea Hankel für ihre unermüdliche Hilfe beim Shooting, an Iris Lodde für ihre hilfreichen Hinweise, an Nicole Reese für das charmante Vorwort, an Anke Sander für die fantastischen Zeichnungen und Ideen und schließlich Dank an Thomas Roth für seine Unterstützung, Geduld und für die vielen bereichernden Einfälle sowie die Strichmännchenzeichnungen.

Außerdem danke ich meinem Verlag für sein Vertrauen und Unterstützung, meinen Yogalehrern sowie meinen Yogaschülern am Gymnasium Horn in Bremen, im Vinyaloft Bremen und am Landesinstitut für Schule in Bremen. Schließlich sei dem Landesinstitut für Schule in Bremen für die Bereitstellung der Gymnastikhalle gedankt.

7 Literaturhinweise

Bekteši, M. (2020). *Yoga in der Schule.* Aachen: Meyer und Meyer.

Heimlich, U. & Kahlert, J. (2014). *Inklusion in Schule und Unterricht: Wege zur Bildung für alle.* (2. Auflage). Stuttgart: W. Kohlhammer GmbH.

Lamm, E. (2019). *Yoga Notes. Yoga Sequenzen schnell und einfach skizzieren.* Berlin: Selbstverlag.

Meyer, J. (2017). *Sport in der gymnasialen Oberstufe.* Aachen: Meyer und Meyer.

Sriram, R. (2006). *Das Yoga Sutra von Patanjali. Eine Einführung. Übersetzung und Erläuterung von R. Sriram.* Bielefeld: Theseus.

Trökes, A. (2010). *Das große Yogabuch.* München. Gräfe und Unzer.

Walkenhorst, S. (2019). *Thai Kinderyoga. Entspannen durch achtsame Berührung und Blockaden lösen.* Aachen: Meyer und Meyer.

Walkenhorst, S. (2021). *Yoga für Jugendliche.* Aachen: Meyer und Meyer.

8 Bildnachweis

Cover- und Umschlaggestaltung: Katerina Georgieva

Layout: Katerina Georgieva

Satz: Guido Maetzing, www.mmedia-agentur.de

Lektorat: Dr. Irmgard Jaeger

Fotos: Sarah Mehler

Icons: © AdobeStock